New

Steps to Internal Medicine

Pathophysiology로 이해하는

내과학

감염학 2

村川裕二 總監修

연세대학교 의과대학 김 준 명 역

관동대학교 의과대학 이 꽃 실 역

New

Steps to Internal Medicine

도서출판 정담

저자 서문

우리를 둘러싸고 있는 환경의 다양한 요인들은 많은 진보를 이루고 있다. 생활환경의 향상, 각종 산업의 발전, 새로운 기술의 개발·진화 등 옛날에는 상상도 하지 못할 일들이 현실화되고 있다.

의학의 세계에서도 마찬가지로 수많은 발전들이 나타났다. 지금까지 원인불명이라고 간주했던 질환의 병태, 원인이 해명되었고, 더욱 효과적이며 부작용이 적은 신약이 개발되었으며 나아가서는 새로운 검사, 치료기기 등이 눈부신 진보를 이루었다. 환자에게는 더욱 좋은 의료를 받을 수 있는 환경이 갖추어지고 있지만 동시에 의학도가 공부해야 할 양도 점점 늘어나고 있다. 또한 지금까지 본 적도 없는 새로운 병태도 나타나고 있다. 특히 본서에서 취급하는 새로운 감염증 등이 그 예이다. SARS를 예로 들면, SARS가 나타났을 당시에는 의료 쪽의 대응도 통일되지 않아 수수께끼의 감염증으로 무서워했었다. 그러나 재빨리 본격적인 연구를 통해 대응 매뉴얼이 작성되기에 이르렀다. 지금까지 오랜 기간이 걸렸던 것이 단기간으로 대응할 수 있게 된 것도 진보의 하나라고 할 수 있다.

이와 같이 감염증은 옛날부터 존재하는 것 외에 새로운 것도 알고 있어야 한다. 감염학을 싫어하는 사람은 방대한 종류의 원인균, 바이러스와 거기에 대응하는 병명, 나아가서는 그에 대한 치료제도 좀체로 기억하지 못한다고 한다. 닥치는 대로 외우려고 하면 방대한 양이 되기 때문에 다른 분야도 공부해야 하는 여러분에게는 "노력에 비해서 점수 배분이 적은" 분야로 생각될지도 모르겠다.

그러나 실제로 점수 배분이 적은 것이 아니다. 호흡기, 비뇨기, 소아과, 부인과 등 여러 분야에 관련되어 있기 때문이다. 따라서 감염증을 이해하면 다른 분야의 이해가 깊어져 득점하기도 쉬워진다. "정리해 두면 득점율이 높아 효율이 높은 분야"인 것이다. 단지 암기만 하지 말고 병태를 이해하면 공부하기 쉬워진다. 본서는 최근의 새로운 데이터를 실었으며 초심자라도 이해하기 쉽게 다시 썼다. 감염증뿐만 아니라 의학을 종합적으로 이해하는 데 도움이 되리라 생각한다.

2006년 저자 일동

역자 서문

의학이라는 험산준령에서도 그 본령을 이루는 것이 내과학이라고 할 수 있다. 양적으로나 내용적으로 결코 만만치 않은 내과학을 공부하면서 여러분들은 어디에 쓸모가 있을지도 모르면서 공부해 왔던 해부학, 조직학, 생리학, 생화학, 약리학, 병리학 등의 각종 지식들이 퍼즐처럼 맞추어지는 것을 경험하게 될 것이다.

내과학은 거대한 퍼즐이다. 여러분들은 내과학을 공부하면서 펼쳐지는 온갖 질병의 퍼즐 속에서 그 동안 배워온 모든 지식을 임상 현장에서 적용할 수 있는 방법을 배워나가야 한다. 이것은 단순한 암기만으로 도달할 수 있는 경지가 아니다. 기초의학에서 배웠던 인체와 질병에 대한 모든 지식을 임상적인 지식에 접목시키고 그것을 다시 환자에 적용시킬 수 있는 수준으로 끌어올리기 위해서는 근본적인 수준에서 질병을 종합적으로 이해하지 않으면 안 된다.

「Pathophysiology로 이해하는 내과학」이 독자 여러분의 큰 성원에 힘입어 「New pathophysiology로 이해하는 내과학」으로 거듭났다.

구판에서 받은 독자 여러분의 큰 사랑에 보답하기 위하여 내용을 더욱 충실하게 보완하였다.

이 책에서는 질병이 어떤 기전에 의해 일어나는지를 알게 함으로써 다양한 질환의 병리적 상태를 이해할 수 있게 기초의학부터 임상의학까지 상세하게 설명하고 있다. 따라서 임상의가 알아야 할 의학적 지식의 수준까지는 물론 국시를 비롯한 각종 시험을 앞두고 있는 학생들에게도 큰 도움이 되리라 생각한다.

의학용어는 대한의사협회의 「필수의학용어집」, 「의학용어4집」, 「대한해부학회 의학용어사전」의 신용어를 사용하였으나 부득이한 경우 구용어와 병기한 부분도 있다는 것을 알려둔다.

아무쪼록 이 책을 통해 여러분들이 내과학적인 지식을 뛰어넘는 안목과 통찰력을 얻을 수 있기 바란다.

2008년 역자

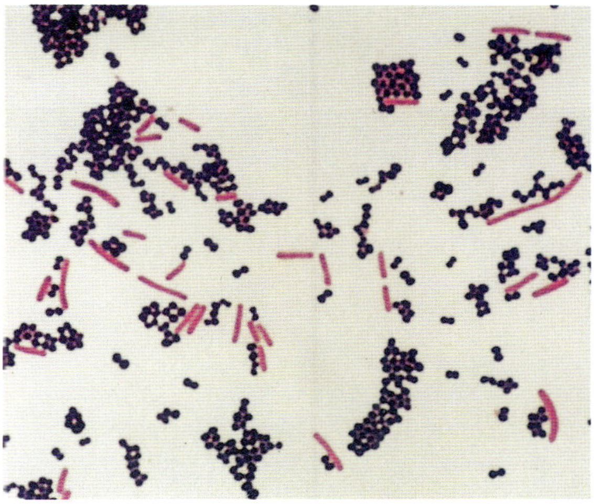

ATLAS① (본문 p.8)

Gram 염색

(故 神中寬 박사 :『戶田신세균학<제31판>』天兒和暢·南嶋洋一편, 南山堂, 1997. 허가에 의해 전재)

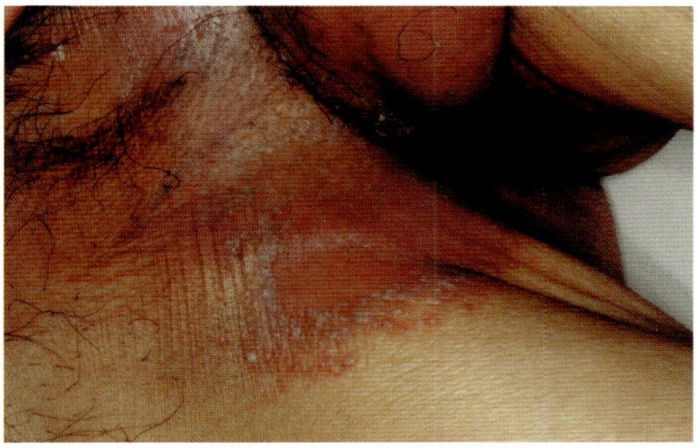

ATLAS② (본문 p.40)

Candidiasis

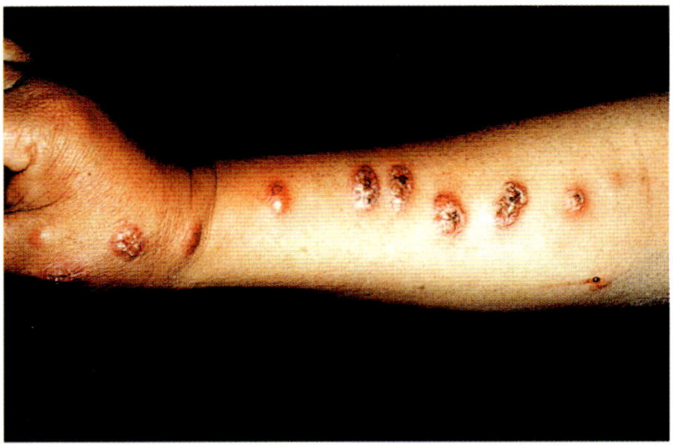

ATLAS③ (본문 p.40)

Sporotrichosis

(『국시매뉴얼100% 피부과<제4판>』의학교육출판사, 2005. 허가에 의해 전재)

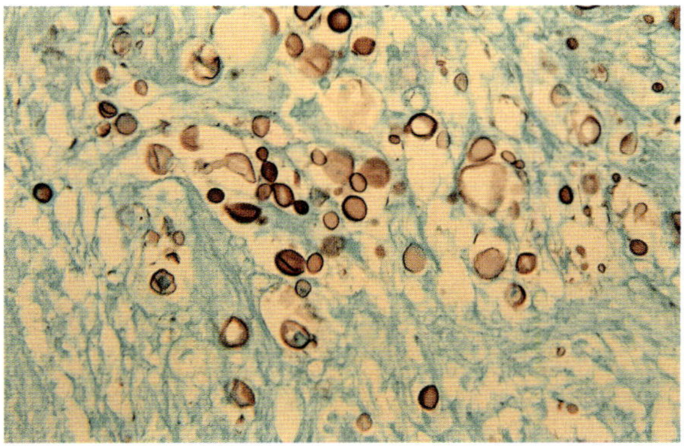

ATLAS④ (본문 p.42)

효모형 진균

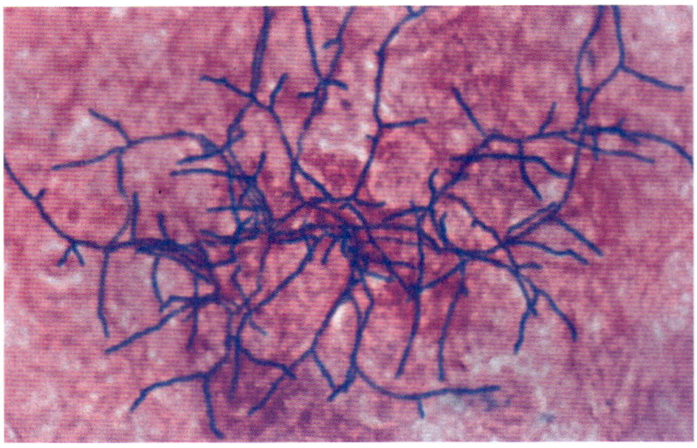

ATLAS⑤ (본문 p.43)

방선균류

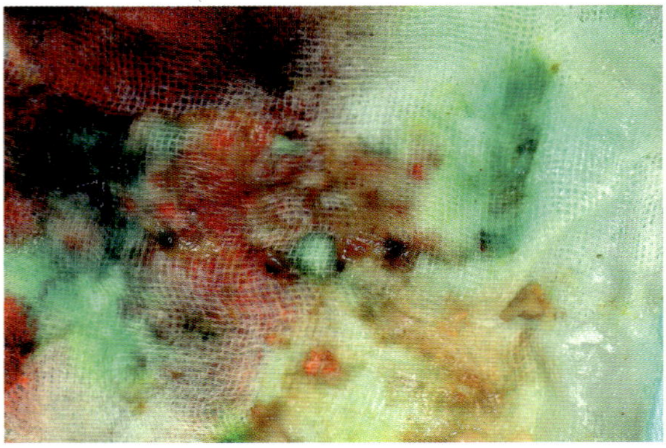

ATLAS⑥ (본문 p.99)

녹농균에 의한 거즈의 삼출액

(『국시매뉴얼100% 피부과<제4판>』 의학교육출판사,2005. 허가에 의해 전재)

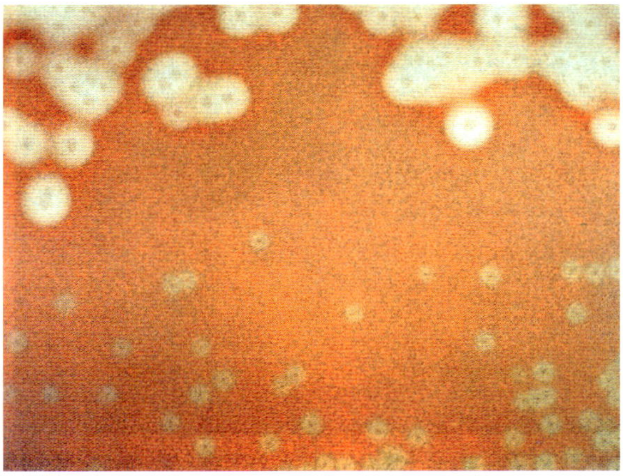

ATLAS⑦ (본문 p.138)

사슬알균에 의한 용혈(위 : β-용혈, 아래 : α-용혈)

(中山宏明 : 『戶田신세균학<제31판>』 天兒和暢·南嶋洋一편, 南山堂, 1997. 허가에 의해 전재)

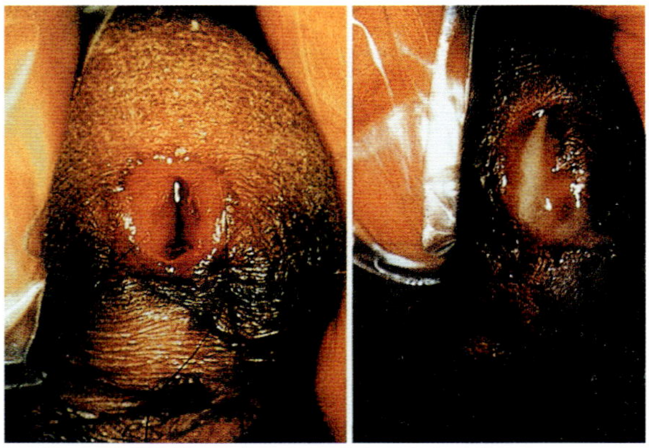

ATLAS⑧ (본문 p.195)

외요도 소견(왼쪽 : Chlamydia성 요도염, 오른쪽 : 임균성 요도염)

(小島弘敬 : 『개업의를 위한 STD』 態澤淨一편, 南山堂, p.iii,1999. 허가에 의해 전재)

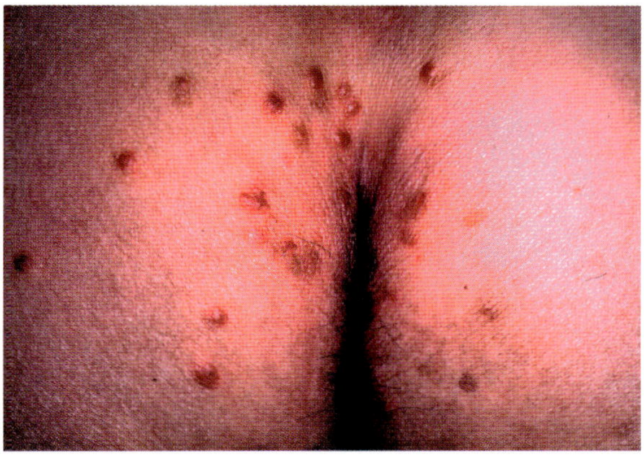

ATLAS⑨ (본문 p.195)

개선 결절

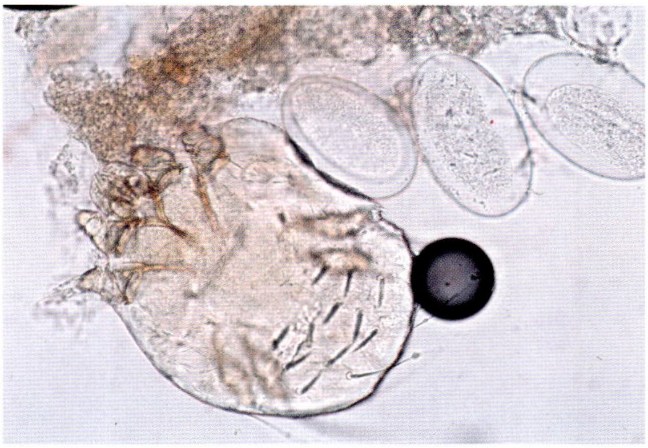

ATLAS⑩ (본문 p.195)

개선의 충체·충란

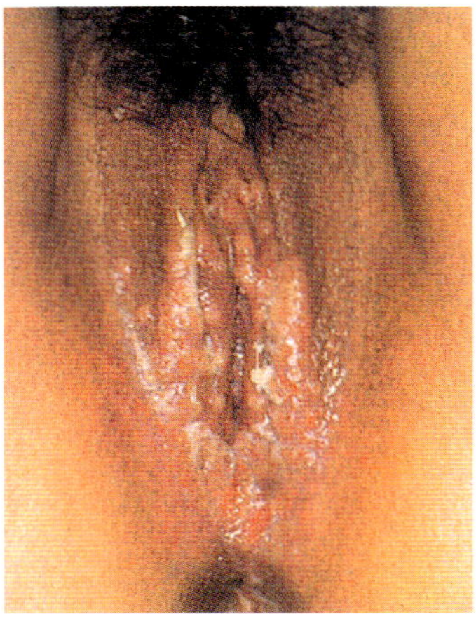

ATLAS⑪ (본문 p.202)

급성형 헤르페스

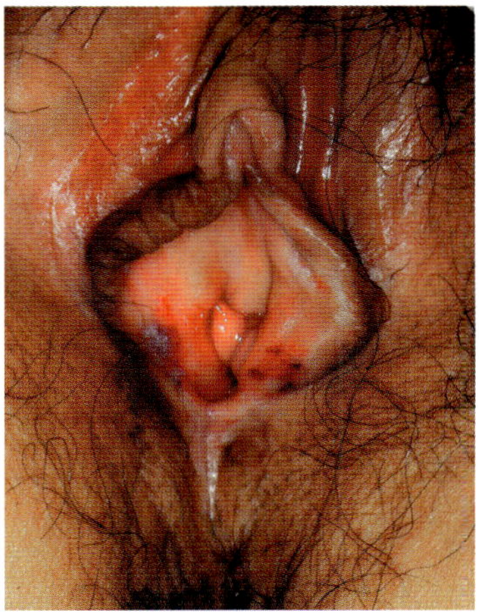

ATLAS⑫ (본문 p.202)

헤르페스

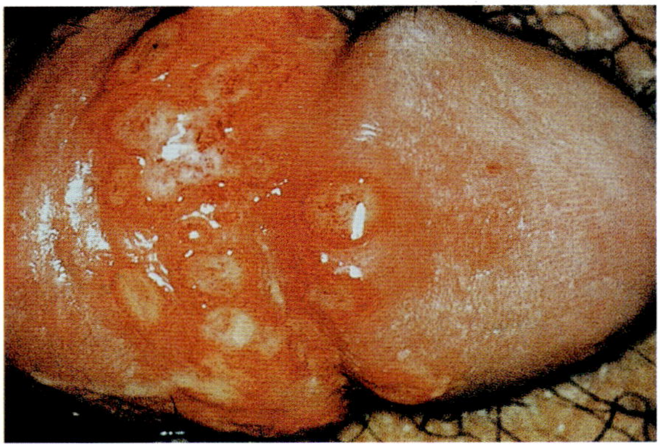

ATLAS⑬ (본문 p.202)

외음부 육안소견(첫감염 헤르페스)

(小島弘敬 :『개업의를 위한 STD』態澤淨一편, 南山堂, p.iii, 1999. 허가에 의해 전재)

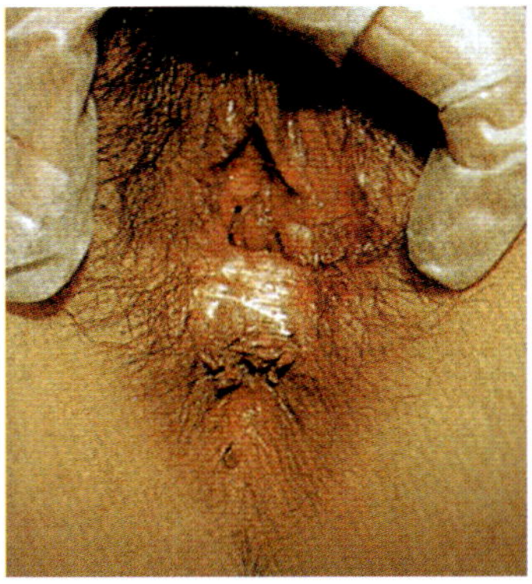

ATLAS⑭ (본문 p.204)

뾰족콘딜로마 (condyloma acuminatum)

목 차

총론

I. 세균학

II. 바이러스학

V. 미생물과의 전쟁

VI. 최근의 감염증에 대한 문제점

각론

I. 패혈증

IV. 중추신경계 감염증

V. 요로감염증

과연 그렇구나!

시작에 앞서

감염학에서 공부해야 할 내용은 매우 방대하다.

어떠한 미생물에 감염되면 인체는 다양한 반응을 나타낸다. 즉, 열이 나거나 기침을 하거나 또는 설사를 하거나 소변이 탁해진다. 이렇게 몸이 나타내는 신호로 감염증을 의심해서 적합한 치료를 선택하는 것이 의사의 역할이다.

감염증에서 다루고자 하는 주제는 다음과 같다.

- 장기 감염증
- 호흡기 감염증
- 표재조직 감염증
- 외과적 감염증(쓸개길·장관 등)
- 중추신경계 감염증
- 요로 감염증
- 성 감염증
  (sexually transmitted disease : STD)
- 주산기 감염증

임상에서 이러한 것들을 공부하기 전에 반드시 미생물학이나 면역학을 다시 한 번 복습할 필요가 있다. 우선 총론적인 내용을 임상적인 사항과 연결시키면서 설명해 나가겠다.

총 론

New Steps to Internal Medicine

I 세균학

A 미생물의 분류…세균의 정의

미생물은 다음과 같이 간단하게 분류할 수 있다.

- **바이러스**(virus)
- **세균**(bacterium)
- **진균**(fungus)
- **원충(원생동물)**(protozoa)

우선, 생물의 분류(**그림 1**)부터 살펴보자. 생물은 진핵생물과 원핵생물의 2가지로 분류할 수 있다. 진핵생물에는 동물(인간 포함), 식물, 조류, 진균, 원충이 있다. 원핵생물에는 세균과 남조류(cyanophyceae)가 있다. 바이러스는 에너지를 생산하지 못하고 또 스스로 복제도 할 수 없기 때문에 생물로서 취급하지 않는다. 또 남조류는 의학도들과는 별로 관련이 없는 생물이기 때문에 '원핵생물=세균'으로 간주하여 설명해 나가겠다.

그러면 원핵생물과 진핵생물의 차이가 무엇인지 **그림 1**을 살펴보기 바란다. 이것을 토대로 세균과 인간의 차이점에 중점을 두어 설명하겠다.

표 1과 같이 세균에는 핵막이 없고 염색체가 1개 밖에 없는 등 원핵생물에서만 볼 수 있는 특징이 있지만, 임상적인 측면에서 중요한 점은 다음 2가지이다.

그림 1 생물의 분류

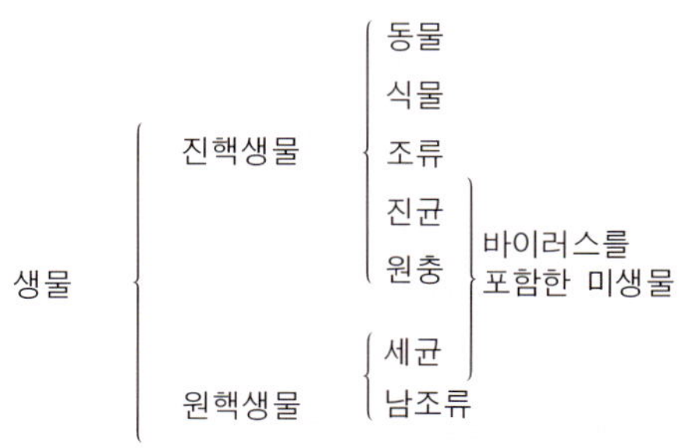

* 바이러스는 생물이 아니다

표 1 진핵생물과 원핵생물의 차이

	원핵생물 (세균, 남조류)	진핵생물 (조류, 진균, 원충, 식물, 동물)
핵막	−	+
유사분열	−	+
염색체수	1개	다수
미토콘드리아	−	+
리보솜	70S [50S, 30S]	80S [60S, 40S]
아메바운동	−	+
세포벽	+	+ 또는 −
세포벽의 기본성분	peptidoglycan	chitin 또는 cellulose

① **세균에는 세포벽이 있다.**

…사람 세포에는 세포벽이 없다

② **세균이 갖는 ribosome과 사람 세포의 ribosome은 다르다**

이 2가지 차이는 항생제의 작용점을 생각해 볼 때 중요하다. 세포벽에 대해서는 「세균의 구조」에서 자세하게 설명하겠다(p.5).

I

잠깐! 한 말씀

리보솜(ribosome)이란?

ribosome이란 생체내에서 단백질 합성에 관여하는 세포내 기관으로 ribosomal RNA와 단백질이 결합한 물질이다. RNA에는 messenger RNA, transfer RNA, ribosomal RNA의 3종류가 있다. transfer RNA는 아미노산을 운반하는(transfer) 운반체이다. 이 transfer RNA에 아미노산이 1개 결합한 것을 aminoacyl tRNA 라고 한다.

단백질 합성에는 messenger RNA, transfer RNA, ribosome이 반드시 필요하다.

messenger RNA에 ribosome이 결합해 codon을 해독한다. codon이란 연속된 3개의 핵산으로서, 각 codon에는 대응할 아미노산이 정해져 있다(**표 2**). 아미노산을 운반해 오는 것은 transfer RNA이다. ribosome은 messenger RNA로부터 codon을 해독해서 대응할 aminoacyl tRNA와 차례로 결합하여 단백질을 합성한다.

항생제 중에는 세균의 ribosome에만 선택적으로 결합해 단백질 합성을 억제해서 세포의 활성을 잃게 하며, 사람의 ribosome에는 비교적 해가 없는 것이 있다. 그 항생제에 감수성이 있는 세균은 단백질 합성이 멎게 되어 생명활동도 정지된다. 이와 같이 ribosome에만 선택적으로 결합하는 항생제에는 아래와 같은 것이 있다.

- aminoglycoside
- tetracycline
- macrolide
- chloramphenicol

표 2 코돈(codon)과 그것이 규정하는 아미노산

암호	아미노산
AAA, AAC	라이신(Lysine)
AAC, AAU	아스파라긴(Asparagine)
ACA, ACC, ACG, ACU	트레오닌(Threonine)
AGC, AGU UCA, UCC, UCG, UCU	세린(Serine)
AUA, AUC, AUU	이솔로이신(Isoleucine)
AUG	메티오닌(Methionine), 개시암호
CAA, CAG	글루타민(Glutamine)
CAC, CAU	히스티딘(Histidine)
CCA, CCC, CCG, CCU	프롤린(Proline)
CGA CGC CGG CGU AGA AGG	아르기닌(Arginine)
CUA CUC CUG CUU UUA UUG	류신(Leucine)
GAA GAG	글루탐산(Glutamic acid)
GAC GAU	아스파르트산 (Aspartic acid)
GCA GCC GCG GCU	알라닌(Alanine)
GGA, GGC, GGG, GGU	글리신(Glycine)
GUA, GUC, GUG, GUU	발린(Valine)
UAA, UAG UGA	종결암호
UAC, UAU	티로신(Tyrosine)
UGC, UGU	시스테인(Cysteine)
UGG	트립토판(Tryptophan)
UUC, UUU	페닐알라닌 (Phenylalanine)

B 세균의 구조

세균의 일반적인 구조에 대해 먼저 살펴보자. 중요한 것은 세포막, 세포벽과 같은 세포의 표면에 대한 지식이다. 예외가 많이 있지만, 우선은 일반적인 사항에 대해서 공부해 나가도록 하자.

세균은 염색체가 1개뿐이며 핵막이 없다

1 세포의 외측

세균의 모든 세포도 '세포막'이라 불리는 '지질 이중층(lipid bilayer)'으로 세포외부와 세포내부가 격리되어 있다. 세균의 경우는 그 세포막 외측에 다시 '세포벽'이라 불리는 단단한 막이 존재한다.

앞에서 언급한 바와 같이 이 세포벽은 사람의 세포에는 없다. 이 외에도 세균에 따라서는 협막(capsule), 점액층(mucin), S-layer protein, 편모, 섬모」 등과 같은 구조를 갖는 것이 있다. 이들 구조는 외부 환경으로부터 몸을 보호하고 운동을 하며 숙주에 부착하는 데 도움을 준다. 세포 외측의 구조를 도식으로 나타내면 **그림** 2와 같다.

2 세포벽의 구조

세포벽의 구조는 Gram 양성균과 Gram 음성균이 다르다. 그러나 peptidoglycan이라는 공통의 구성물질도 가지고 있는데, 이것은 당과 peptide가 혼합된 거대한 분자이다.

a. peptidoglycan (PG)

Peptidoglycan의 기본적인 구조식은 **그림** 3과 같

그림 2 **세균의 외측 모형도**

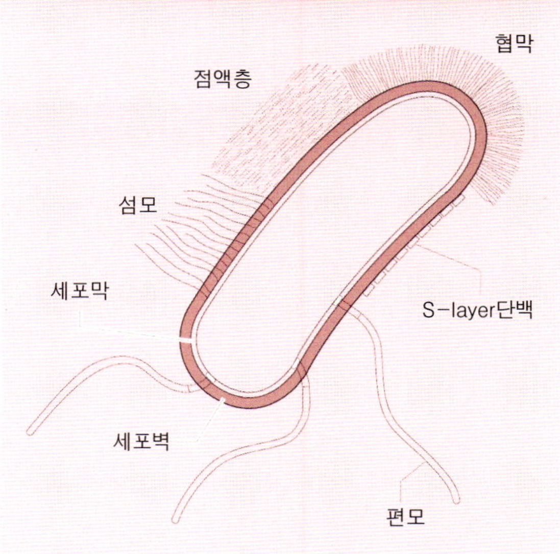

그림 3 **peptidoglycan의 구조식**

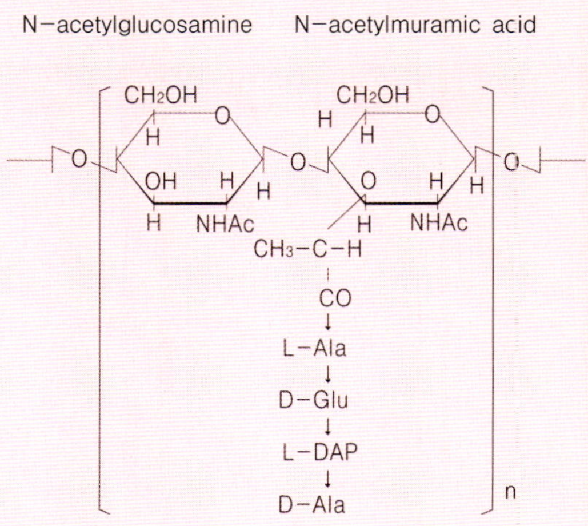

으며, 모식도로 나타내면 **그림** 4와 같다. 그림에서 볼 수 있듯이 peptidoglycan은 몇 개가 평행으로 달려 peptide의 부분에서 가교(crosslink)한다. 가교에는 peptide가 사용된다. 이렇게 되면, 꼬챙이 모양이었던 peptidoglycan이 집합체가 되어, 1장의 종이 모양이 된다. 이 종이가 몇 장이고 포개져 두꺼운 벽이 되는 것이다.

'peptidoglycan layer'는 어떠한 도움을 주는가?

세균의 내부와 외부는 삼투압이 다르며, 대부분의 경우 외부보다 내부의 삼투압이 높다. 그래서 삼투압의 차이로부터 몸을 지키기 위해서 존재하는 것이 'peptidoglycan layer'이다.

실제로 β-lactam계 항생제를 투여하면 peptidoglycan layer는 파괴된다. 그리고 peptidoglycan layer를 잃어버린 세균은 삼투압 차이에 의해 물을 계속 세포내로 끌어들여 빵빵하게 팽창되어 결국은 파열되어 버린다(**그림** 5).

그럼, β-lactam계 항생제는 어떠한 기전으로 peptidoglycan layer를 파괴하는 것일까? peptidoglycan의 가교는 transpeptidase라는 효소에 의해 이루어진다. transpeptidase는 peptidoglycan의 끝에 있는 Alanine(Ala)을 기질로 해서 가교한다. β-lactam계 항생제는 Alanine과 비슷하기(**그림** 6) 때문에 transpeptidase와 결합해서 가교를 방해한다.

그림 4 **peptidoglycan의 모식도**

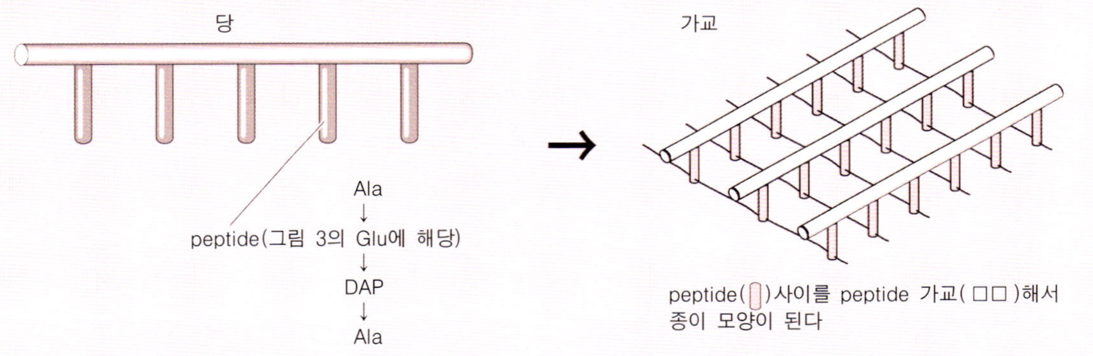

그림 5 **세균에 β-lactam계 항생제가 작용했을 때 나타나는 현상**

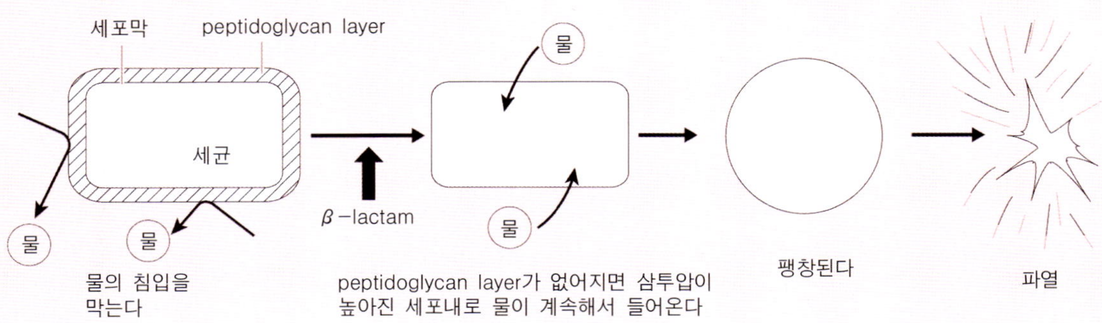

peptide 가교가 방해를 받으면 peptidoglycan 시트는 완성되지 않는다. 다시 말해, peptidoglycan layer가 파괴되는 것이다.

- **세포벽에는 peptidoglycan layer가 있다.**
- **peptidoglycan layer가 삼투압 차이로부터 세포를 지켜주고 있다.**
- **β-lactam계 항생제는 peptidoglycan layer의 합성을 방해한다. 그 결과, 세균은 삼투압의 차이로 인해 파열되어 죽는다.**

b. Gram 양성균의 세포벽 구조

Gram 양성균의 세포벽은 'peptidoglycan'으로만 이루어진 1층 구조이다. 1층 구조이지만 peptidoglycan layer는 두껍다.

Gram 양성균
「세포벽=peptidoglycan layer」 (그림 7)

c. Gram 음성균의 세포벽 구조

Gram 음성균을 전자현미경으로 보면 세포벽이 2층 구조로 되어 있다(**그림 8**).

그림 6 β-lactam계 항생제의 구조식

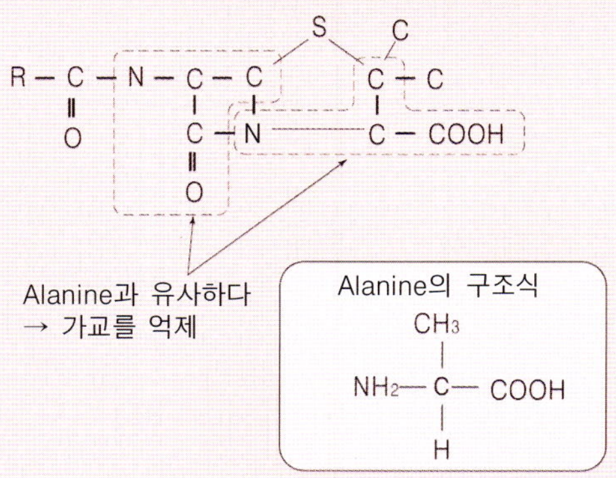

세포막 위에 'peptidoglycan layer'가 있고, 그 바깥쪽에 '외막'이라 불리는 구조가 있다. '외막'은 1층의 인지질과 1층의 리포다당(lipopolysaccharide : LPS)으로 이루어진 막이다. Gram 음성균의 경우는 이 peptidoglycan layer와 외막의 2층이 세포벽에 해당된다.

Gram 음성균
「세포벽=peptidoglycan layer+외막」 (그림 8)

Gram 음성균이라고 해도 '세포벽이 없다'는 의미가 아니므로 주의하기 바란다.

d. 세포벽에 대한 요점과 다음의 학습 포인트

세포벽에는 peptidoglycan layer가 있다는 것과 Gram 양성균과 Gram 음성균은 세포벽의 구조에 차이가 있다는 것을 공부하였다.

그림 7 Gram 양성균 세포벽의 모식도

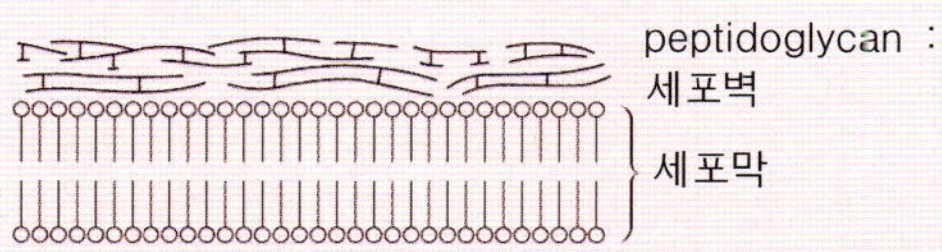

그림 8 Gram 음성균 세포막의 모식도

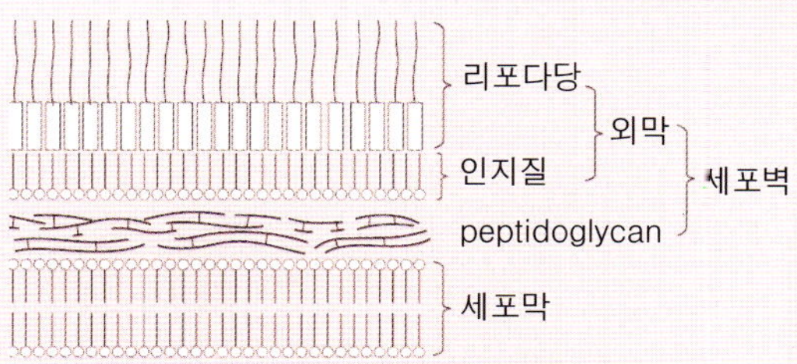

다음으로 공부할 학습 포인트는 아래의 2가지이다.

- Gram 양성균, Gram 음성균에서 Gram이란 무엇인가?
- Gram 음성균의 외막

3 Gram 염색이란 무엇인가?

지금까지 아무런 설명도 없이 'Gram 양성'이나 'Gram 음성'이라는 용어를 사용해 왔다. 여기에서 확실하게 Gram 염색에 대해서 공부해 보자.

우리가 세균에 대해서 공부할 때 'Gram 염색'은 반드시 알아야 하는 부분이다.

Gram 염색은 세균 염색법의 하나인데, 염색법이 간편하며 항생제의 선택에 중요한 지표가 된다는 점에서 모든 세균에 대해 행해지고 있는 중요한 염색법이다. 먼저, 그 원리부터 살펴보자.

그림 9 Gram 염색(ATLAS① 참조)

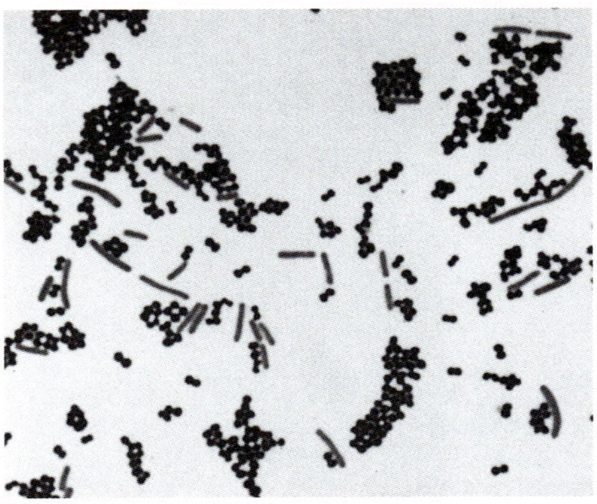

포도알균(*staphylococcus aureus*)은 Gram 양성에서 보라색으로 대장균(*Escherichia coli*)은 Gram 음성에서 붉은색으로 염색된다

(故 神中寛 박사 : 『戸田 신세균학<제31판>』)天兒和暢·南嶋洋一 편, 南山堂, 1997,에서 전재)

a. Gram 염색의 방법

Gram 염색은 다음의 3단계로 이루어진다.

① 우선, 세균을 '보라색 색소'로 염색한다.
② 다음은, 알코올로 탈색시킨다.
③ 다시, '붉은색 색소'로 염색한다.

그 결과 다음과 같이 판정한다(**그림 9**).

「보라색」=「Gram 양성」 : Gram 양성균
「붉은색」=「Gram 음성」 : Gram 음성균

b. Gram 염색의 과정

Gram 염색의 3단계를 다시 한번 살펴보자.

실은, ① 단계에서는 현미경으로 검사하면 Gram 양성균과 Gram 음성균이 모두 보라색으로 염색된다. 다음의 ② 과정에서는 색의 탈색 여부가 판정의

그림 10 Gram 염색의 3단계

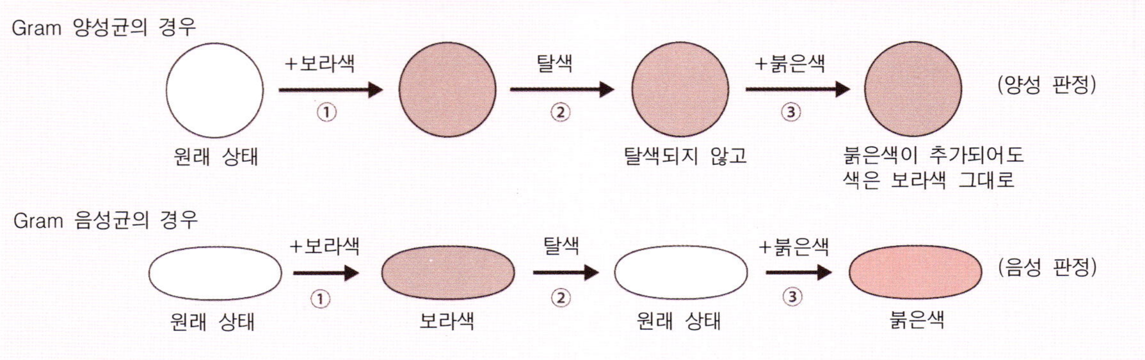

기준이 된다.

「Gram 양성균」에 결합된 보라색 색소는 ②의 과정에서 탈색이 되지 않지만 「Gram 음성균」의 색소는 탈색된다. ③의 과정에서 보라색의 Gram 양성균에 붉은 색소가 결합되어도 겉보기에는 변화가 나타나지 않고 그대로 보라색이다. 그러나 탈색된 「Gram 음성균」에는 「붉은색 색소」만 결합되어 겉보기에는 붉게 보이는 것이다(**그림 10**).

c. 세포의 구조와 염색성

Gram 염색에서 가장 중요한 점은 보라색 색소가 한쪽에서는 탈색되기 쉬운데 비해 다른 한쪽에서는 남아 있다고 하는 데에 있다. 색소의 탈색 여부는 세포벽의 조성의 차이에 의해 결정된다. Gram 음성균의 세포벽은 인지질로 구성되어 있어 지질이 많기 때문에(Gram 음성균에만 존재하는 외막에는 '지질'이 많다) 알코올에 용해되기 쉽고 그 때문에 색소가 탈색되기 쉬운 것이다.

4 Lipopolysaccharide : LPS

'외막'은 Gram 음성균에만 존재하는 구조물로서 LPS와 인지질로 이루어져 있다. LPS는 외막을 형성하는 거대한 분자이다. 따라서 LPS는 Gram 음성균에밖에 존재하지 않는다. 그러면, LPS에 대해서 좀 더 자세히 살펴보자.

그림 11 LPS의 구조

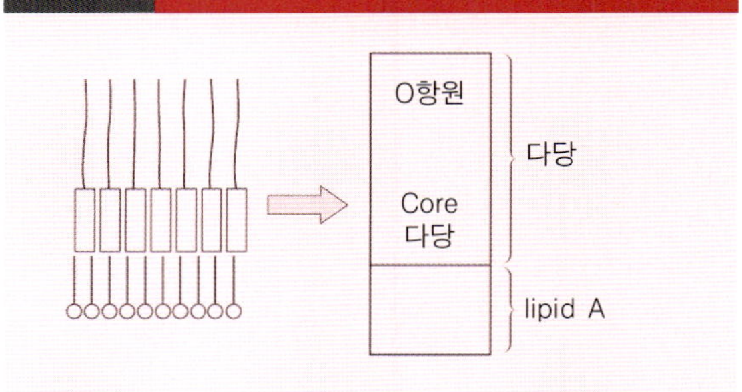

a. LPS의 구조

세균에 따라 다르지만 기본 구조는 'lipid A'와 'polysaccharide'가 주체를 이룬다(**그림 11**). lipid A는 친유성(lipophilic)이며 외막의 1층을 담당하고 있다. polysaccharide는 친수성(hydrophilic)이며 세포의 바깥쪽을 향해 튀어나와 있다.

이것은 다시 core polysacchride와 O항원특이측쇄(O Ag-specific side chain)로 나뉜다.

b. O항원

어떤 균종을 혈청학적으로 분류할 때 O항원을 이용한다. 대장균(*E. coli*)을 예로 들어보자. 대장균에는 장관내에서 무해한 것과 설사를 유발하는 대장균과 같은 유해한 것으로 나눌 수 있는데, 특히 후자의 경우 어떠한 O항원을 갖느냐에 따라 세밀하게 분류되고 있다(**표 3**).

여러분은 O157을 잘 알고 있을 것이다. 본래의 의미는 O157이라는 O항원을 가진 대장균을 가리키는 것이다. 출혈성 대장염과 용혈성 요독증성 증후군(HUS)을 나타내는 대장균의 O항원을 검색했더니 O157이 공통으로 존재했던 것이다.

O항원을 이용한 분류는 대장균, 살모넬라균, 이질균, 콜레라균 등 많은 종류의 Gram 음성균에서 이루어지고 있다.

- **O항원은 Gram 음성균만이 가지고 있다(외막에 존재한다).**
- **O항원으로 각 세균군을 혈청학적으로 분류하고 있다.**
- **O항원은 LPS의 일부이다.**

c. 내독소 endotoxin

쇼크(shock)에 대한 공부를 할 때, shock의 분류에서 반드시 나오는 것이 endotoxic shock이다.

표 3　장관병원성 대장균(넓은 의미)의 혈청형

대장균	O혈청형
EPEC(enteropathogenic *E. coli*) 장관병원성 대장균(협의)	O18, O26, O44, O55, O86, O111, O112, O114, O119, O125, O126, O127, O128a, b, O142
ETEC(enterotoxigenic *E. coli*) 장관독소원성 대장균	O4, O6, O7, O8, O9, O15, O18, O20, O25, O27, O63, O77, O78, O80, O85, O114, O115, O126, O128a, c, O139, O148, O153, O159, O167, O168, O169
EIEC(enteroinvasive *E. coli*) 장관조직침입성 대장균	O28a, c, O29, O112a, c, O124, O136, O143, O144, O152, O164, O167
EHEC(enterohemorrhagic *E. coli*) 장관출혈성 대장균	O1, O18, O91, O111, O113, O114, O115, O117, O119, O121, O128, O145, O157

'endotoxin'의 의미를 살펴보면 'endo'는 '~속의, ~내의', 'toxin'은 '독'이기 때문에 우리말로 나타내면 '내독소'가 되는 것이다.

세균이 만들어 내거나 또는 가지고 있는 독소에는 내독소 외에 '외독소(exotoxin)'가 있다.

우선, 외독소와 내독소의 정의를 정확히 이해하자(표 4).

1) 외독소 (exotoxin)

세균이 합성해서 균체 외로 방출하는 독소이다. '외독소'에는 여러 종류가 있으며 세균마다 특징적인 외독소를 방출한다. 예를 들면 *V. cholera*는 「choleratoxin : CTX」을, *C. botulinum*은 「botulinum toxin」을 O157은 「verotoxin」을 방출한다. 외독소는 ng~μg(10^{-9}~10^{-6}g)의 양(내독소의 1/1,000의 양)으로 독성을 발휘한다.

표 4　외독소와 내독소

	외독소	내독소
소재	균체내에서 합성되어 체외로 방출된다	Gram 음성균의 세포벽 구성성분
화학조성	단백질	LPS
열감수성	높다	낮다
항원성	양호	불량
작용	각 독소 특유의 작용이 있다	모든 균의 내독소는 작용이 거의 같다
독성	ng~μg 양으로 작용	μg~mg 양으로 작용
Gram	+ 또는 −	−만

2) 내독소 (endotoxin)

내독소는 「LPS」 그 자체를 의미한다. 즉, 내독소는 「LPS」 한 종류 밖에 존재하지 않기 때문이다. 내독소는 μg~mg(10^{-6}~10^{-3}g)의 양으로 독성을 발휘한다(즉, 독성을 나타내려면 외독소의 1,000배의 양이 필요하다). Gram 음성균의 세포에만 있다.

d. LPS의 요점

내독소는 Gram 음성균의 「세포벽」에 가득 차 있다. 따라서 Gram 음성균은 독 덩어리가 아닐까 하고 생각할지 모르지만, 그렇지는 않다. 장관 내에 상재균으로서 존재하는 대장균은 LPS를 전신에 감고 있지만 전혀 해가 없다. 그러나 내독소는 치명적인 상태(endotoxic shock)를 일으킬 수 있다. 왜 이러한 차이가 나타나는 것일까?

그 차이란 「내독소가 혈관 내에 존재하느냐의 여부」이다. 내독소가 혈관 내에 존재한다는 것은 「균혈증(bacteremia)」을 의미한다. 따라서 Gram 음성균이 균혈증을 나타낼 때 내독소의 독성이 발휘되는 것이다.

- LPS는 Gram 음성균에만 존재한다
- LPS는 세포벽의 구성요소이다
- LPS의 일부는 O항원이다
- LPS는 endotoxin 그 자체이다

잠깐! 한 말씀 **MRSA로 endotoxic shock?**

회진 중의 한 장면을 소개한다.

「MRSA로 인해 endotoxic shock를 일으켜…」라고 말했다면 endotoxin에 대해 전혀 이해하지 못한다는 증거이다. MRSA는 황색포도알균, 즉 Gram 양성균이기 때문에 LPS를 갖고 있지 않기 때문이다. 요컨대 endotoxin이 없는 것이다. endotoxic shock는 항상 Gram 음성균으로 인해 발생하는 것이다.

I

C 세균의 생활환경

세균들은 살아가는 환경에 대한 취향이 각기 달라, 산소가 있으면 자라지 않는 것도 있고 농도가 진한 식염수를 좋아하는 것도 있으며 산성에 약한 것도 있다. 이 중에서 특히 중요한 것은 '산소'의 유무이다. 최종적으로 '혐기균'이 무엇인지에 대해서 이해가 되었다면 그 외의 사항들은 가볍게 읽어 보아도 좋다.

1 산소

세균은 산소와의 관계에 따라 3개의 그룹으로 분류할 수 있다.

- **편성 호기균**(obligatory aerobes) : 산소가 없으면 자라지 못한다.
- **통성 호기균**(facultative aerobes) : 산소의 유무에 상관없이 자란다. 그러나 있으면 도움이 된다.
- **편성 혐기균**(obligatory anaerobes) : 산소가 있으면 자라지 않는다.

편성과 통성의 차이는 '산소에 대한 필요성'의 차이이다. 이 3가지를 그림으로 나타내 보면 다음과 같다(**그림** 12).

a. 혐기균 anaerobes

일반적으로 편성 혐기균을 줄여서 '혐기균'이라고 한다. 혐기균으로 시험에서 중요하게 다루어지는 것이 **Clostridium**이며, 그 외에는 Bacteroides, Peptostreptococcus 등이 있다. 이 혐기균도 Gram 염색을 함으로써 분류할 수가 있다.

*Clostridium*속은 Gram 양성막대균(Gram-positive bacilli)이다. *Bacteroides*속은 Gram 음성막대균이며 *Peptostreptococcus*속은 Gram 양성알균(Gram-positive cocci)이다.

b. 혐기균의 취급시 주의점

혐기균을 배양할 때 가장 중요한 것은 샘플이 산소에 노출되지 않도록 하는 것이다. 임상에서는 혐기성 용기에 샘플을 넣고 검사실까지 운반한다. 혐기성 용기에는 CO_2가 충만해 있기 때문에 산소가 존재하지 않는다. 또한, 샘플을 넣을 때에 용기가 기울어지지 않도록 해야 하는데, 용기가 기울어지면 공기보다 무거운 CO_2가 흘러나와 혐기적 환경이 파괴되기 때문이다.

I

Clostridium 속의 4가지 종

- *Clostridium tetani* 파상풍(tetanus)
- *Clostridium botulinum* 보툴리누스중독(botulism)
- *Clostridium perfringens* 가스괴저(gas gangrene)
- *Clostridium difficile* 거짓막잘록창자염(pseudomembranous colitis)

그림 12 **편성적인 균들**

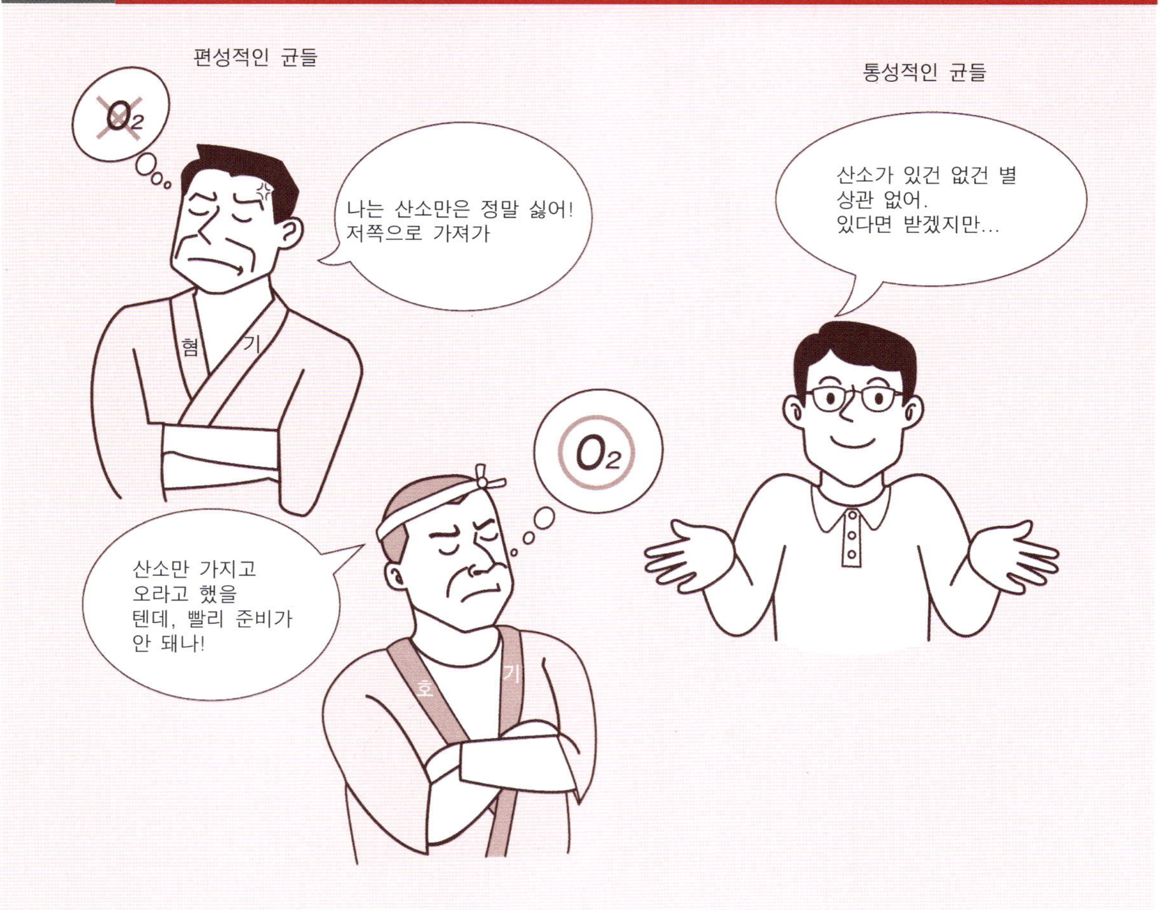
편성적인 균들
O_2
나는 산소만은 정말 싫어! 저쪽으로 가져가
혐 기
통성적인 균들
산소가 있건 없건 별 상관 없어. 있다면 받겠지만...
O_2
산소만 가지고 오라고 했을 텐데, 빨리 준비가 안 돼나!
호 기

잠깐! 한 말씀

거짓막창자염(위막성 장염)과 대장내시경

거짓막창자염은 *Clostridium difficile*의 감염으로 발생하는 질환으로 **점혈성/수양성 설사**를 주된 증상으로 한다. 대장내시경에서 **황백색 거짓막**을 증명하면 진단 내릴 수 있다. 대장내시경을 하면 설사가 개선되는 경우가 있는데 그 이유를 알고 있는가? 대장내시경 시행 중에는 시야를 확보하기 위해서 화이버로 공기를 보내 대장을 부풀어 오르게 하는데 이렇게 하면 그때까지 혐기성 상태로 살아왔던 *Clostridium difficile*를 산소가 공격하는 셈이 된다. 따라서 *Clostridium difficile*이 죽기 때문에 설사가 개선되는 것이다. 혐기균이 산소에 약하다는 것을 보여 주는 하나의 예이다.

결핵균과 산소

결핵균은 편성 호기균이다. 즉, 산소가 없으면 살 수가 없다. 결핵균은 폐첨부에 감염되는 경우가 많은데 그 이유를 알고 있는가? 폐첨부는 혈류량에 비해서 환기량이 많아 이 비율(환기·혈류비 : V_A/Q)이 가장 큰 부위이기 때문이다. 다시 말해, 폐첨부는 폐 속에서 가장 산소가 풍부한 장소인 것이다.

2 식염

세균은 Na나 Cl이 없어도 살 수 있다. 단, 바닷물에서 생식하고 있는 세균이 살기 위해서는 바닷물과 동일한 NaCl의 농도(3.5%)가 요구된다. 예를 들면, 장염 비브리오(*Vibrio parahaemolyticus*)는 바닷물에서 생식하는 세균이다. '장염 비브리오하면 날생선'이라는 키워드가 있듯이 바다에서 나는 어패류를 날로 먹었을 때에 발생하는 식중독의 원인균으로서 중요하다. 그러나 민물고기를 날로 먹었을 때 나타나는 소화기 증상에서는 장염 비브리오를 의심할 필요가 없다.

3 산

세균은 일반적으로 중성 조건을 좋아한다. 그 중에는 *V. cholera*와 같이 알칼리를 좋아하고 산에는 약한 세균도 있다. 또, *Helicobacter pylori*와 같이 위산 속에서 생육이 가능한 균도 있다.

항산균이란 무엇인가?

'항산'이란 산에 대항해서 산성 조건에서 살아갈 수 있다는 의미가 아니다. 균을 염색할 때의 특징을 나타내고 있을 뿐이다. 원래 항산균은 Gram 염색으로 염색되기 어려운 성질을 가지고 있다. 그래서 항산균을 염색할 때에 이용하는 염색액은 Gram 염색에서 사용하는 붉은 염색액보다 농도가 10배 진한 것을 사용한다. 항산균에서는 지금까지 진한 염색액을 사용해야 염색이 되었다. 그러나 항산균은 한번 염색이 되면 탈색되기 힘든 특징도 가지고 있다. 알코올로 탈색시킬 수 없고 더구나 '산'을 사용해도 탈색시킬 수가 없다. 이 때문에 항산균은 붉게 염색된 상태를 유지한다. 항산균 이외의 다른 균(Gram 양성균이나 Gram 음성균)은 일단 붉게 염색되지만 '산'에 의해 쉽게 탈색되어 무색이 된다. 항산균이라는 이름은 산을 이용해도 탈색시킬 수 없다(탈색에 저항한다)는 점에서 유래된 것이다.

4 세균의 증식 장소

콜레라를 삼킨 남자

Koch,R.의 라이벌인 모씨는 Koch가 분리배양한 콜레라균을 많은 사람들 앞에서 삼키며 "이 균은 콜레라의 원인균이 아니다"라고 주장했다고 한다. 실제로 그는 콜레라에 감염되지 않았다. 이것은 그가 '위산과다'였다는 사실과 콜레라균이 산에 약하다고 하는 사실이 서로 맞물려 그를 도운 것이다.

I

인간의 피부표면, 구강이나 장관에는 상재균이 존재하고 있다. 이들은 병원체를 낳지는 못한다. 그러나 세균이 인간을 감염시키고 증식해서 병원성을 갖게 되면 세균은 과연 인체의 어느 부분에서 증식하는 것일까?

세균에는 세포외에서 자라는 것과 세포내에서 자라는 것이 있다. 대부분의 세균은 세포외에서 자라고 세포내에서는 자라지 못하는데, 세포내에서 자라는 세균을 특히 '**세포내 기생세균**'이라고 구분해서 부른다.

또, 세포내에서 증식하는가의 여부도 앞에서 설명한 '편성과 통성'이라는 개념을 이용한다. '통성 세포내 기생세균'이란 세포내에서도 살 수 있고 세포외에서도 살 수 있는 세균이며 '편성 세포내 기생세균'이란 세포내에서만 살아갈 수 있는 세균이다.

참고로 말하면, 바이러스는 세포내에 기생하지 않으면 증식할 수 없는 미생물을 말한다.

세포내 기생세균(미생물)의 예

- 결핵균 : 통성
- *Rickettsia* : 편성
- *Chlamydia* : 편성

D 세균의 형태

각 세균의 형태를 모두 공부하려면 너무 방대해지기 때문에 꼭 알아야 할 것만 설명하겠다.

세균의 기본적인 형태는 다음의 3가지이다.

- 구슬 모양(알균 ; coccus)
- 막대기 모양(막대균 ; bacillus)
- 나선 모양(나선균 ; spirillum)

우선 형태에 대해 살펴보고 그 다음에 아포(spore)라 불리는 특수한 형태에 대해서 살펴보겠다.

1 세균의 형태와 Gram 염색

세균의 형태와 Gram 염색의 관계에는 원칙이 있다.

- Gram 양성균에는 알균이 많다.
- Gram 음성균에는 막대균이 많다.

이상의 2가지가 원칙이지만 예외가 있다는 것도 알아둘 필요가 있다. 즉, 「Gram 양성막대균」도 있고 「Gram 음성알균」도 있다.

예를 들어 아래와 같은 세균은 예외이기 때문에 정리해서 기억해 두면 편리하다.

- Gram 양성막대균
  …*Corynebacterium diphtheriae*,
  Listeria monocytogenes,
  Clostridium 속
- Gram 음성알균
  …*Branhamella catarrhalis*,
  Neisseria(*N.gonorrhea*, *N.meningitidis*)

또한 나선균은 Gram 염색에서 어떻게 염색되는지 궁금하지만 여기에서는 생략하고 임상적으로 중요한 것에 대해서만 살펴보기로 하겠다.

2 나선균

「나선균」은 균체가 꼬이는 모양이 다양하다. 나선균에는 몇 가지 종류가 있는데 균의 이름이 나선과 관계되는 것들이 많다.

- *Vibrio* 속
  라틴어 'Vibro'는 진동한다는 의미이다. Vibration은 진동이라는 의미의 영어이다. 진동 → 물결친다 → 나선이라고 연결해서 생각하자.
- *Helicobacter* 속
  그리스어 'helix(나선)'가 어원이다. Helicopter와 같은 어원을 가지고 있다.
- *Campylobacter* 속
  "활 모양으로 굽었다"라는 의미의 그리스어 'compylos'가 어원이다.
- *Spirochaeta* 속과 *Leptospira* 속
  그리스어 'speira'는 코일이라는 의미로서 영어 'spiral'의 어원이다. 따라서 *Spirochaeta* 나 *Leptospira* 라는 이름은 그 형태인 '나선'을 의미한다.

3 아포 spore

아포는 앞에서 설명한 알균, 막대균, 나선균과 같이 형태와는 전혀 의미가 다른 개념이다. 아포를 형성하는 균은 2가지가 알려져 있다. *Bacillus* 속과 *Clostridium* 속이다. 모두가 「Gram 양성막대균」인데 「아포형성막대균(spore-forming bacilli)」이라 불리는 경우도 있다.

아포형성막대균
- *Bacillus* 속
- *Clostridium* 속

a. 아포의 의미…세균의 입장에서

우리가 소위 세균이라고 인식하고 있는 상태는 「영양형」이라고 한다. 「영양형」 세균이 살기 힘든 환경이 되면 영양형에서 「아포」로 변형한다. 「아포」는 열, 건조와 같은 물리적 처리뿐만 아니라 산 등의 화학적 처리에도 매우 강한 내성을 가지고 있다. 이 기간 동안은 일체의 대사를 중단하고 환경이 호전되기를 기다리다가 환경이 좋아지면 다시 영양형으로 돌아가서 증식을 재개한다(아포는 증식이 불가능하다).

Bacillus 속과 *Clostridium* 속의 세균은 아포가 됨으로써, 불멸의 육체를 얻어 열악한 환경을 필사적으로 견디어 내는 것이다.

b. 아포의 의미…사람의 입장에서

인간에게 있어 아포는 주의를 요하는 대상이다. 영양형이라면 간단히 죽일 수 있지만, 그 속에 아포가 잠입해 있다면 이야기가 달라진다. 아포는 여간해서는 죽지 않기 때문이다.

*C. botulinum*을 예로 들어보자. 통조림 식품을 만들 때에는 충분한 소독(주로 가열)이 필요하다. 만일 소독이 불충분하다면 *C. botulinum*의 아포가 살아있을 가능성이 있어 결국 통조림 속에 아포를 남겨 놓는 것이 된다. 통조림 속에는 산소가 존재하지 않기 때문에 *C. botulinum*에 있어서 최고의 환경이 된다. 아포는 영양형으로 바뀌어 통조림 속에서 계속 증식해 간다. 그리고 botulinum toxin을 생산한다. 아포형성막대균을 살균할 때에는 반드시 아포를 죽여야 한다는 것을 유념해야 한다.

참고로, 벌꿀 속에서도 아포가 검출되기 때문에 1세 이하의 영아에게 먹여서는 안 된다는 것을 알아 두어야 한다.

잠깐! 한 말씀 — ***Bacillus* 속에서 기억해야 할 것**

Bacillus 속에서 기억해야 할 균은 탄저균(*Bacillus anthracis*)이다. 즉, 탄저(anthrax)의 원인균이다. 탄저는 법정 전염병인데, 요즈음은 테러의 생물무기로서 화제가 되고 있다.

I

E 세균의 분류

세균 분류의 기본은 Gram 양성알균과 Gram 음성막대균, 그리고 Gram 양성막대균과 Gram 음성알균의 4가지라고 생각하는 사람들이 있는데, 지금부터 그러한 생각은 버리자. 물론 Gram 염색도 중요하지만, 그것이 전부라고 생각하는 것은 위험하다는 것이다.

세균을 분류하는 데에는 다음과 같은 몇 가지 관점이 있다.

① Gram 염색에서 염색되는가 vs 염색되지 않는가
② Gram 양성 vs ③ Gram 음성
④ 혐기균 vs 그 외의 균
⑤ 아포형성막대균 vs 그 외의 균
⑥ 세포내에 기생하는가 vs 세포외에 기생하는가

분류에 들어가기 전에 「**속(genus)**」, 「**종(species)**」이라는 개념을 알아두자.

「종」이 모여서 「속」이 된다. *Vibrio* 속을 예로 들어 보자. *Vibrio* 속에는 콜레라균, 장염 Vibrio를 비롯해 많은 균들이 있다. 콜레라균의 정확한 명칭은 *Vibrio cholerae* 이며, 장염 Vibrio는 *Vibrio parahaemolyticus* 이다(**그림 13**).

그림 13 속(genus)과 종(species)

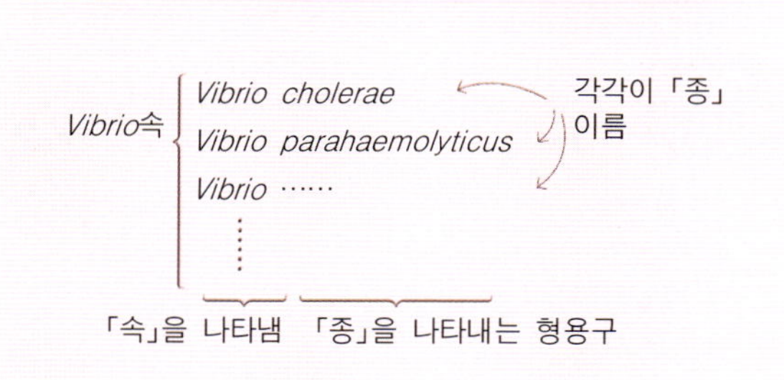

일반적으로 균의 이름은 모두 2개의 단어로 이루어져 있다. 앞쪽이 「속」을 나타내고 뒤쪽이 「종」을 나타낸다. 종은 다시 「아종(subspecies)」이나 「균종(type)」으로 분류되기도 한다. 지금까지 몇 번 등장했던 대장균은 정확히 말하면 「대장균속의 대장균」이다. 균에 따라서는 대장균과 같이 「속」으로 알려져 있는 것과 콜레라균과 같이 「종」으로 알려져 있는 것이 있다.

세균의 이름을 들었을 때 속명을 말하는 것인지 종명을 말하는 것인지 알 수 있으면 아주 훌륭하다. 그러나 우선은 세균의 이름을 아는 것이 중요하므로 이름부터 잘 기억해 두자. 세균에 따라서는 이름이 여러 개 되는 것도 있으니 잘 기억해 두자(**그림 14**).

그림 14 세균의 이름

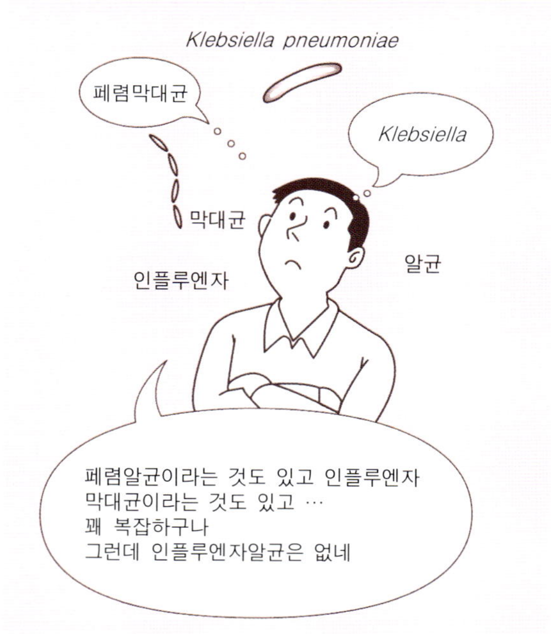

1 Gram 염색을 중요시하지 않는 균

Gram 염색이 유용하지 않은 세균이 몇 개 있다. 그러한 세균을 분류할 때에는 Gram 염색을 이용하지 않고 다른 염색 방법을 이용하는데, 그 대표적인 것이 **결핵균**이다. 결핵균은 Gram 염색방법으로는 염색되기 힘들어 염색 중에 추가로 가온조작(heating)을 해야 한다. 또 염색을 했다고 해도 Gram 양성이라는 결과가 나오기 때문에 그보다는 **항산균 염색**(Ziehl-Neelsen 염색)으로 염색하는 결과가 임상적으로 훨씬 가치가 있다. 이와 같이 Gram 염색을 중요시하지 않는 세균에는 다음과 같은 것이 있다.

- **결핵균(*Mycobacterium tuberculosis*)** : 잘 염색되지 않으나 Gram 양성이다. 일반적으로 항산균 염색(Ziehl-Neelsen 염색)으로 염색한다.
- Mycoplasma : Gram 음성이지만 작아서 보이지 않는다. Gram 염색은 하지 않는다.
- Rickettsia : 작아서 보이지 않는다. Gram 염색을 하지 않고 다른 염색 방법을 이용한다.
- Chlamydia : 작아서 보이지 않는다. Gram 염색을 하지 않고 다른 염색 방법을 이용한다.
- Spirochaetales : 잘 염색되지 않는다. Gram 음성이지만 Gram 염색은 하지 않는다. 다른 염색 방법을 이용한다.

잠깐! 한 말씀 **왜 Mycoplasma에는 β -lactam계 항생제가 효과가 없을까?**

Mycoplasma는 세포벽을 갖고 있지 않기 때문에 β-lactam계 항생제는 효과가 없다.

사람의 세포가 β-lactam계 항생제로 죽지 않는 것도 같은 이유이다.

사람의 세포는 Gram 양성? 음성?

우리 몸을 구성하는 세포에는 세포벽이 존재하지 않는다. 앞에서 세포벽의 유무로 진핵생물과 원핵생물로 분류된다고 설명하였다. 또 세포벽의 구조의 차이로, Gram 염색에서 보라색이 되거나 또는 붉은색이 된다고 설명하였다.

그럼, 세포벽이 존재하지 않는 동물의 세포에 Gram 염색을 실시하면 어떻게 될까? 이유는 분명하지 않지만, 동물의 세포는 Gram 염색에서 붉게 염색된다(음성이 된다). Mycoplasma는 바이러스와 동등한 크기의 대우 작은 미생물로 세포벽을 갖고 있지 않다. 세포벽을 갖고 있지 않기 때문에 형체가 일정하지 않다(**그림 15**). 하지만 자가증식 능력을 갖고 있기 때문에 세균으로서 취급된다. Mycoplasma는 동물의 세포와 마찬가지로 Gram 염색에서는 붉은 색으로 염색된다(Gram 음성). 그러나 Gram 염색에서 얻은 정보를 중요시하지는 않는다는 것이다.

그림 15 **Mycoplasma**

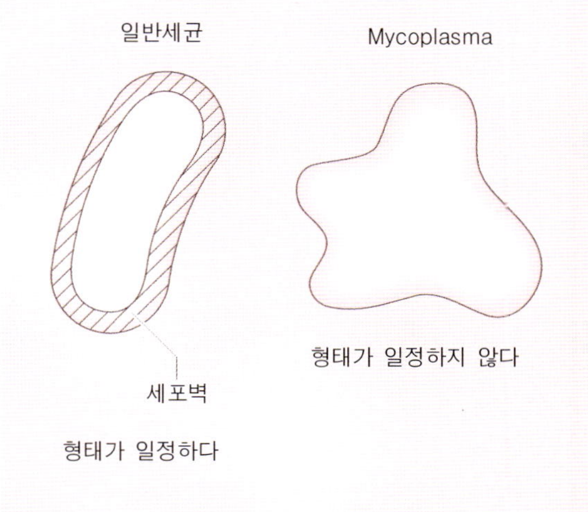

2 Gram 양성균

Gram 양성균에는 알균이 많다는 원칙을 알아 두자.

우선, Gram 양성알균에는 **포도알균(Staphylcoccus)**과 **사슬알균(Streptococcus)**이 있다는 것을 기억하자. Gram 양성막대균에는 *Clostridium* 속, *Diphtheria* 균, *Listeria* 균이 있다는 것만 기억하자.

- **Gram 양성알균**…이것이 기본
  Staphylococcus : *S. aureus*
  S. epidermidis
  Streptococcus : *S. pyogenes*
  S. pneumococcus
  enterococcus
- **Gram 양성막대균**…예외로 기억하자
  Corynebacterium diphtheria
  Listeria 균
  Clostridium 속
  Bacillus anthracis
- **Gram 음성막대균**…이것이 기본('속'과 '종'의 차이에 구애받지 말고 우선 이름에 익숙해지자)

〈임상에서 많이 볼 수 있는 것〉

E. coli
Pseudomonas aeruginasa
Klebsiella
Haemophilus influenza
Bacteroides

〈기타〉

Vibrio cholera
Shigella
Salmonella
Comphylobacter
Helicobacter 등

- **Gram 음성알균**…2가지만 기억해 두자
  수막염균(*Neisseria meningitidis*)
  임균(*Neisseria gonorrhea*)
  (모두 *Neisseria* 속이다)

3 Gram 음성균

Gram 음성균에는 막대균이 많다는 원칙을 전제로 하고 예외를 살펴보자.

Gram 음성알균에서 기억할 것은 *Neisseria* 속이다. 여기에는 수막염균(*N. meningitidis*)과 임균(*N. gonorrhea*)이 포함된다. Gram 음성막대균에는 여러 종류의 균이 존재하는데 임상에서 자주 볼 수 있는 균은 다음과 같다.

- **대장균**(*Escherichia. coli*), **녹농균**(*Pseudomonas aeruginosa*), **폐렴막대균**(*Klebsiella pneumoniae*, 간단하게 klebsiella)
- **헤모필루스 인플루엔자균**(*Haemophilus influenzae*)
  인플루엔자막대균이라고 불리기도 한다.

4 혐기균인지의 여부

Gram 염색에 의한 분류와는 전혀 다른 개념의 분류방법이다. 혐기균에는 「Gram 양성균」도 존재하고 「Gram 음성균」도 존재한다. 우선, ***Clostridium*속**만 기억해 두자. 참고로 말하면, 「*Clostridium* 속」은 Gram 양성막대균이다.

5 아포의 형성 여부

Clostridium 속은 아포(spore)를 형성한다. 아포를 만드는 세균은 제한되어 있기 때문에 기억해 두자. *Clostridium* 속은 예외 투성이라고 할 수 있다(**그림 16**).

<예외 1>

Clostridium속은 Gram 양성 막대균이다.
→ Gram 양성이라고 하면 일반적으로 알균

<예외 2>

Clostridium속은 혐기균이다.
→ 편성 혐기균은 많지 않다.

<예외 3>

Clostridium속은 아포형성 막대균이다.
→ 일반 세균은 아포를 형성하지 않는다.

그림 16 **Clostridium속은 예외 투성이**

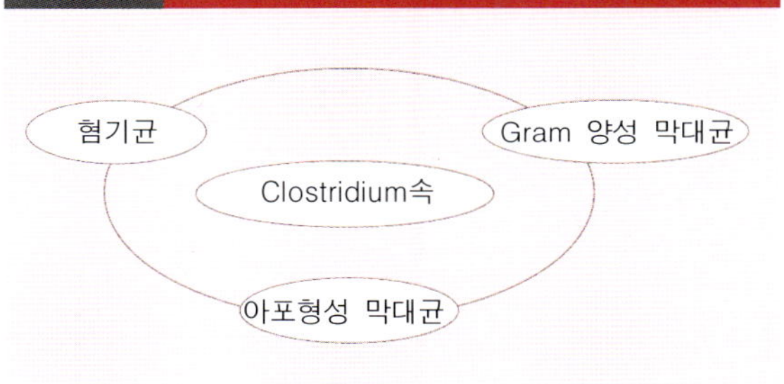

6 세포내 기생세균

면역계와 세균과의 싸움을 생각할 때 세균이 인체의 세포내에 침입한다는 것은 커다란 의미를 가지고 있다. 세포내에 숨어버린 세균에는 항체가 결합할 수 없기 때문에 「체액면역」이 효과가 없기 때문이다. 따라서 인체에서는, 침입을 당한 세포를 백혈구가 잡아먹는 「세포면역」을 발동함으로써 「세포내 기생세균」에 대처하지 않으면 안 된다. 면역과 세균과의 싸움은 p.50에서 자세히 설명하기로 하고, 지금은 우선 「**세포내 기생세균**」에 "**항산균**", "**Rickettsia**", "**Chlamydia**"가 있다는 것을 기억해 두자.

F 세균을 분류하는 방식

우선, Gram 염색을 중요시하지 않는 균들을 살펴보자. 모두 개성이 강한 균들이다.

- **항산균**
  염색상 개성이 있다. 세포내에 기생할 수 있다.
- Spirochaeta
  나선형으로 형태에 개성이 있다.
- Rickettsia
  세포에 기생하지 않으면 살 수 없다.
  매개체로 절지동물(진드기 등)을 필요로 한다.
- Chlamydia
  세포에 기생하지 않으면 살 수 없다.
  매개체로 절지동물을 필요로 하지 않는다.
- Mycoplasma
  바이러스와 비슷한 크기이다. 세포벽을 갖지 않는다.

이상의 균은 개성을 파악해서 반드시 알아두고, Gram 염색에 대해서는 간과해도 좋다. 다음으로, 위에서 설명한 균을 제외한 나머지 균에 대해서 살펴보자.

이들은 Gram 염색과 형태로 분류한다. Gram 염색과 형태와 세균의 분류에 대해서는 이미 충분히 설명하였다. Gram 염색을 중요시하는 균 중에서 혐기균이나 아포형성막대균에 초점을 맞추어 생각할 수 있으면 완벽하다고 할 수 있다.

특히 Clostridium에는 여러 가지 특징이 있기 때문에 다시 한번 살펴보자

이상을 정리하면 **그림** 17과 같다.

그림 17 **세균의 분류**

- 공부할 균
  - Gram염색을 중요시하지 않는 균
    - 항산균…세포내 기생균
    - Spirochaeta
    - Rickettsia…세포내 기생균
    - Chlamydia…세포내 기생균
    - Mycoplasma…세포벽 없음
  - Gram염색을 중요시하는 균
    - Gram 양성
      - 알균:포도알균, 사슬알균
      - 막대균:디프테리아, 클로스트리듐 등
    - Gram 음성
      - 알균:수막염균, 임균 등
      - 막대균:종류가 많다
    - → 이 중에 혐기균이나 아포형성 막대균이 있다

II 바이러스학

바이러스와 관련해서 요구되는 지식은 바이러스명과 질환명의 대응이다. 이 1 : 1 대응을 마스터한 다음에는 세부적인 지식을 조금씩 익혀 나가자.

시험에 출제되는 빈도에 따라 바이러스를 순서대로 열거하면 다음과 같다.

- Hepatitis virus
- HIV
- Herpes virus

총론에서는 바이러스의 구조, 분류에 대해 간단하게 파악해 두자. 바이러스에는 감염되면 발진이 나타나고, 열이 나는 등 감기증상이 주로 나타나는 것, 간염이 중심적으로 나타나는 것, 그리고 증상이 나타나지 않는 것 등 그 종류가 다양하다. 따라서 바이러스의 이름이 많이 나오기는 하지만 한번 읽고 나면 바이러스의 전반을 파악할 수 있어 자신이 생길 것이다.

A 바이러스의 특징

① 가장 작은 병원체

광학현미경으로는 볼 수가 없고, 전자현미경으로 관찰이 가능하다.

② 유전정보를 갖는다

유전자로서 DNA나 RNA 중, 어느 한 쪽만을 갖는다. DNA를 갖는 바이러스를 DNA virus, RNA를 갖는 바이러스를 RNA virus라고 한다.

③ 편성 세포내 기생

세포(세균을 포함)에 기생하지 않는 한, 증식이 불가능하다. 또 기생하는 세포에는 특이성이 있다. 예를 들면, HBV(hepatitis B virus)는 간세포에만 기생하고 HIV는 CD4+ cell에만 기생한다. 각각의 막 위에 있는 단백질에 특이적으로 결합한다. 각 세포에 들어가서 그 속의 물질을 사용하여 증식한다.

④ 단백질 합성계나 에너지 생산계가 없다

에너지를 스스로 생산할 수 없기 때문에 숙주에서 얻는다.

⑤ 생물이 아니다

현재 바이러스는"생물"로서 취급되지 않는다.

잠깐! 한 말씀 — **편성 세포내 기생세균**

세균 중에는 바이러스와 같이 반드시 세포내에 기생하는 것이 있다.

바로 Chlamydia와 Rickettsia이다.

B 바이러스의 형태

우선 문제부터 풀어보자.

간세포에 기생하고 있는 HBV(B형간염바이러스)의 형태를 볼 수 있는가?

「원칙적으로는 불가능하다」가 정답이다. 이유는 「바이러스의 형태는 바이러스가 세포에 기생하지 않을 때에만 관찰할 수 있기 때문」이다.

바이러스가 기생하고 있을 때란 증식하고 있을 때로서 바이러스의 형태는 이미 없는 상태이다.

1 Virion이란 무엇인가?

바이러스가 감염세포에 기생하고 있을 때에는 증식은 할 수 있어도 감염시키는 일은 불가능하다(**그림** 18).

그러나 증식 후 감염세포에서 나와, 다음으로 감염시킬 세포를 찾고 있을 때의 바이러스는 증식은 할 수 없어도 감염력은 가지고 있다. 이때의 바이러스의 형상이 「입자모양」이기 때문에 이 바이러스 입자를 「Virion」이라고 한다. 즉, Virion 형태는 증식할 재료가 없기 때문에 증식할 수는 없지만 골격이 있고 유전정보를 가지고 있기 때문에 감염시킬 수가 있는 것이다. Virion 형태는 바이러스의 종류이지만 바이러스와는 약간 다르다고 할 수 있다.

그림 18 감염세포내와 세포외

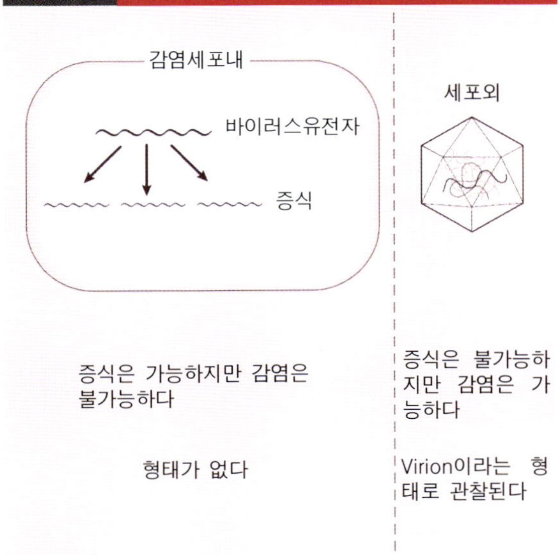

2 Virion의 기본구조

다시 설명하지만, 우리들이 알고 있는 「바이러스의 형태」는 Virion의 형태이다.

여기에서는 그 Virion의 형태를 다시 한번 살펴보기로 하자.

모든 Virion에 공통되는 기본구조는 다음 2가지이다.

- core
- capsid

「core」는 "핵"이라는 의미로 DNA 또는 RNA에 해당된다.

「capsid」는 "캡슐"이라는 의미로 core를 둘러싼 단백질로 core를 보호하는 역할을 한다. Core와 capsid를 합쳐서 「nucleocapsid」라고 한다(**그림** 19).

이 외에도 「envelope」이라는 구조가 있다. Env-

그림 19 core와 capsid

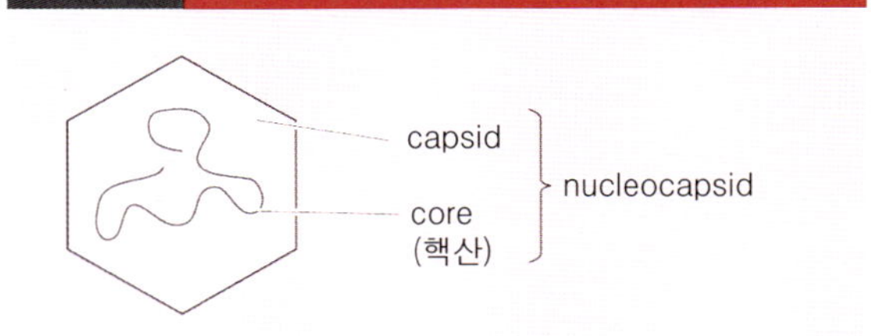

elope은 일부의 바이러스만 가지고 있다. Envelope은 2중의 막으로 되어 있으며 막에는, 바이러스 유전자에서 유래하는 spike라고 하는 당단백질이 박혀 있다(**그림** 20).

3 바이러스의 형태에 의한 분류

핵산의 종류(DNA 또는 RNA), 핵산의 개수(1개 또는 2개), capsid의 형태, envelope의 유무 등으로 바이러스를 분류한다. 먼저, 바이러스의 이름을 열거한 다음에 설명을 하겠다(**표** 5).

이러한 분류 중에서도 특히 중요한 것은 「핵산의 종류」이다. 어떤 바이러스가 「DNA 바이러스인가 아니면 RNA 바이러스인가?」를 묻는 문제가 나올 수 있기 때문이다.

DNA 바이러스만을 기억해 두면, 그 나머지는 RNA 바이러스이기 때문에 여기에서는 DNA 바이러스만을 암기하도록 하자.

DNA 바이러스의 머릿글자를 나열하면 HHAPPP가 된다. 하－프라고 기억하자.

H：Herpesvirus(HSV〈Herpes simplex virus〉,
VZV〈대상포진：Varicella zoster virus〉,
CMV〈Cytomegalovirus〉,
EBV〈Eptein-barr virus〉,
HHV-6~8〈Human Herpes virus 6~8〉)

H：Hepadnavirus(Hepatitis B virus：HBV)

A：Adenovirus

P：Poxvirus(천연두〈두창〉바이러스, 전염성 연속종바이러스)

P：Papovavirus(진행다초점백색질뇌증, 유두종)

P：Parvovirus(전염성 홍반)

그림 20 envelope

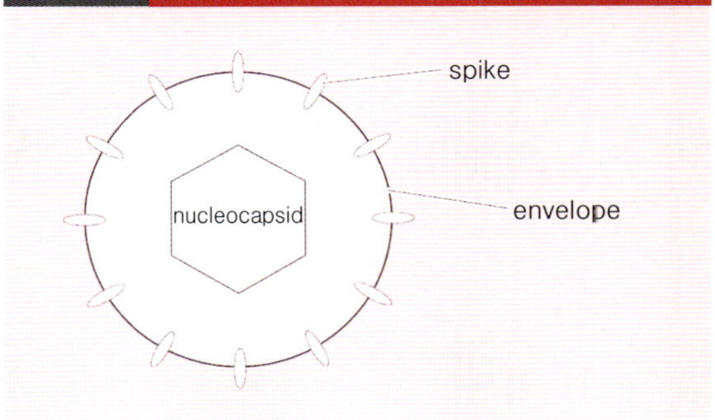

표 5 virus의 분류

<table>
<tr><th>핵산</th><th>capsid</th><th>envelope</th><th>입자의 직경
(nm)</th><th>핵산의
구조</th><th>과명</th><th>주요 바이러스</th></tr>
<tr><td rowspan="6">DNA</td><td rowspan="5">정20면체</td><td rowspan="3">없음</td><td>18~26</td><td>1쇄</td><td>parvovirus</td><td>human parvovirus B19
(전염성 홍반바이러스)</td></tr>
<tr><td>45~55</td><td>2쇄</td><td>papovavirus</td><td>HPV, JC virus</td></tr>
<tr><td>70~90</td><td>2쇄</td><td>adenovirus</td><td>adenovirus</td></tr>
<tr><td rowspan="2">있음</td><td>100</td><td>2쇄</td><td>herpesvirus</td><td>HSV, VZV, cytomegalovirus,
EB virus, human herpesvirus 6~8형</td></tr>
<tr><td>42</td><td>2쇄</td><td>hepadnavirus</td><td>HBV</td></tr>
<tr><td>복잡</td><td>복잡</td><td>230×300</td><td>2쇄</td><td>poxvirus</td><td>variola virus, vaccinia virus
Molluscum contagiosum virus</td></tr>
<tr><td rowspan="13">RNA</td><td rowspan="5">정20면체</td><td rowspan="3">없음</td><td>24~30</td><td>1쇄</td><td>picornavirus</td><td>enterovirus
poliovirus,
coxsackievirus
echovirus
enterovirus 68~71형
rhinovirus
HAV(hepatitis A virus)</td></tr>
<tr><td>35~39</td><td>1쇄</td><td>calicivirus</td><td>HEV(hepatitis E virus)</td></tr>
<tr><td>60~80</td><td>2쇄</td><td>reovirus</td><td>rotavirus</td></tr>
<tr><td rowspan="2">있음</td><td>70</td><td>1쇄</td><td>togavirus</td><td>Rubella virus</td></tr>
<tr><td>54~60</td><td>1쇄</td><td>flavivirus</td><td>일본뇌염 virus, HCV
Yellow fever virus,
Dengue virus</td></tr>
<tr><td rowspan="6">나선형</td><td rowspan="6">있음</td><td>80~120</td><td>1쇄</td><td>orthomyxovirus</td><td>influenza virus</td></tr>
<tr><td>150~300</td><td>1쇄</td><td>paramyxovirus</td><td>parainfluenza virus, mumps virus,
Morbillivirus, RSV</td></tr>
<tr><td>60×180</td><td>1쇄</td><td>rhabdovirus</td><td>rabies virus</td></tr>
<tr><td>80~90×
790~1,500</td><td>1쇄</td><td>filovirus</td><td>Marburg virus, ebolavirus</td></tr>
<tr><td>80~130</td><td>1쇄</td><td>coronavirus</td><td>coronavirus</td></tr>
<tr><td>80~100</td><td>1쇄</td><td>bunyavirus</td><td>신증후출혈열바이러스(HFRS virus),
Congo-Crimean hemorrhagic fever
virus</td></tr>
<tr><td rowspan="2">불명확</td><td rowspan="2">있음</td><td>~100</td><td>1쇄</td><td>retrovirus</td><td>HTLV virus, HIV(AIDS virus)</td></tr>
<tr><td>50~300</td><td>1쇄</td><td>arenavirus</td><td>Lassa virus, LCM virus</td></tr>
</table>

C 바이러스의 종류

바이러스의 종류에는 어떤 것이 있으며 그들은 어떤 병의 원인이 되고 있는가? 이것을 1 : 1 대응시키는 것이 여기에서의 목적이다. 앞의 **표 5**에 등장한 과명별로 간단히 설명해 나가겠다. 과명은 전혀 기억할 필요가 없다. 들어본 적이 없는 질환이 있다면 대응되는 과목에서 복습하기 바란다. 증상이나 경과 등을 이 기회에 공부하는 것도 좋을 것이다. 네모 안에 있는 내용은 꼭 기억하도록 하자.

1 DNA virus

a. Parvovirus과 (parvoviridae)

Parvo란 작다는 의미이다.

여기에서 기억할 것은 단 1가지, humanparvovirus B19 이다. 소아의 「**전염성 홍반**」의 원인이라는 것, 「적혈구의 전구세포(erythropoietin 감수성세포)」에 감염하여 **조혈장애**를 일으킨다는 것, 임산부에 감염하여 「**태아수종**」을 일으킨다는 것, 그리고 유전성 구상적혈구증(hereditary spherocytosis) 환자에 감염하여 **용혈**을 악화시킨다는 것 등 4가지가 요점이다.

parvovirus B19

- 전염성 홍반의 원인
- 급성 red cell aplasia를 일으킨다 (특히, 용혈빈혈 환자에서)
- 태아수종(hydrops fetalis) (임산부에 감염한 경우)
- 유전성 구상적혈구증(HS) 환자에게서 용혈을 악화시킨다.

b. Papovavirus과 (papovaviridae)

Papilloma virus(유두종 바이러스), polyoma virus(암, 육종다발 바이러스), SV40 virus(일명 vacuolating agent)에서 두 글자씩 취해 papova라고 명명하였다.

1) papilloma virus

Papilloma virus는 이름 그대로 「유두종」을 유발하는 바이러스이다. 사람에게 감염시키는 것을 human papilloma virus(HPV)라 하며, 여기에는 60가지 이상의 형태가 알려져 있다. 소위 「심상성 증식증(vegetation)」이나, STD(sexually transmitted disease)의 하나이기도 한 「condyloma acuminatum」의 원인이다. Condyloma acuminatum 감염자 중에서도 특히 HPV16형에서는 자궁경부암의 발병률이 높다고 알려져 있으므로 자궁경부암의 위험요인으로서 중요하다.

HPV(human papilloma virus)

- 심상성 증식증(vegetation)
- condyloma acuminatum
- 자궁경부암의 위험 요인

2) polyoma virus

Polyoma virus에서 기억해야 하는 것은 JC virus이다. 신경과에서 배우는 진행다초점백색질뇌증(progressive multifocal leukoencephalopathy : PMLE)의 원인 바이러스이다. PMLE는 악성 림프종이나 항암제 치료중의 환자에서 나타나는 경우가 있다.

JC virus

- PMLE(progressive multifocal leukoencephalopathy)…본 시리즈 『10.신경질환』을 참고하라

papova의 'va'에 대해서는 다음 기회에 공부하도록 하자.

c. Adenovirus과 (adenoviridae)

Adenoids(인두편도비대)에서 분리된 바이러스에서 유래하여 붙여진 이름이다. 형태는 40가지 이상으로, adenoid와는 전혀 관계가 없는 것도 많이 있다. 인두와 눈에 감염하는 경우가 많다. 물론 다른 증상을 유발하는 혈청형도 있지만 우선 다음의 3가지 질환을 알아두자.

adenovirus

- **인두결막열(pool fever) : adenovirus 3형, 7형**
- **유행성 각막결막염**(EKC : epidemic keratoconjunctivitis) : **adenovirus 8형**
- **급성 열성 인두염**(acute pharyngitis)

또 하나의 결막염 원인 바이러스

또 하나의 유명한 결막염으로 「급성 출혈결막염」(AHC : acute hemorrhagic conjunctivitis)이 있다. 이 질환은 「enterovirus 70형 및 coxsackievirus A군 24형」의 2가지 바이러스가 원인이 되어 발생한다. 3대 바이러스성 결막염의 원인을 정리해 보자(안과에서 중요!).

- 급성 출혈결막염(AHC)
  coxsackievirus A군 24형
  enterovirus 70형
  adenovirus 2형
- 인두결막열
  adenovirus 3형, 7형
- 유행성 각막결막염(EKC)
  adenovirus 8형

d. Herpesvirus과 (herpesviridae)

바이러스학에서 중요한 부분이다. Herpesvirus과에 속하는 바이러스는 사람에 대해서 병원성을 가지고 있는 것이 많아 대부분 잘 알고 있는 것들이다. 다음의 5가지는 잘 알려져 있는 것들이다.

- Herpes simplex virus type 1(HSV-1) : HHV-1
- Herpes simplex virus type 2(HSV-2) : HHV-2
- Varicella zoster virus(VZV) : HHV-3
- Epstein-Barr virus(EBV) : HHV-4
- Cytomegalovirus(CMV) : HHV-5

human herpesvirus 6(HHV-6)은 1986년에 발견된 virus이다. 「6」이 붙은 것은 위에서 말한 5가지 바이러스의 다음에 발견된 herpesvirus과의 virus라는 의미이다(그때까지, 사람에 대해 병원성이 있는 herpesvirus는 위의 5가지밖에 알려져 있지 않았다). 지금은 HHV-8까지 밝혀졌다.

Herpesvirus는 AIDS 등의 면역결핍 상태의 환자에게 발생하는 감염증의 원인으로서 가장 먼저 생각해야 한다. 면역결핍증 환자에서는 심각한 병태를 일으키기 때문이다. 그러나 건강한 사람에 대해서는 불현성 감염으로 끝나거나 또는 발진을 형성하는 정도이다.

Herpes simplex virus **1형**(HSV-1)

- 첫 감염은 주로 구강점막
- 3차신경절(trigeminal ganglion)에 잠복
  → 구순(입술)헤르페스, 각막 헤르페스

Herpes simplex virus **2형**(HSV-2)

- 천골신경절(sacral ganglion)에 잠복
  → 음부·항문 헤르페스

Varicella-zoster virus(VZV)

- 첫 감염은 수포창(수두)
- 그 다음 후근 신경절에 잠복, 면역저하에 의해 활성화
  → 대상포진
- 안면신경·내이신경의 슬신경절에 잠복
  → Ramsay Hunt 증후군(안면신경마비)

Cytomegalovirus(CMV)

- 태반을 통한 감염으로 세포거대포함병 (cytomegalic inclusion disease)
- 산도를 통해서도 감염되지만 거의 발병하지 않는다
- 불현성 감염이 많다
  *면역저하숙주(immunocompromised host)의 불명열의 원인 중 한 가지

*총론 IV장 참조(p.61)

Epstein-Barr virus(EBV)

- 전염단핵구증(infectious mononucleosis, kissing disease)
- Burkitt 림프종
- 상인두암(pharyngeal cancer)

human herpes virus 6형(HHV-6)

- 돌발성 발진
- DIHS : drug-induced hypersensitivity syndrome,(중증 약진)

human herpes virus 7형(HHV-7)

- 돌발성 발진
- 6형보다 약간 중증

human herpes virus 8형(HHV-8)

- Kaposi's sarcoma

e. Hepadna virus과 (hepadnaviridae)

Hepadna의 'hepa'는 간염(hepatitis)에서 유래했으며 dna는 DNA virus를 나타내고 있다.

간염 virus 중에서 DNA virus는 B형 간염(hepatitis B)바이러스뿐이다.

Hepatitis B virus(HBV)

- DNA virus
- Gianotti병

f. Poxvirus과 (poxviridae)

1980년에 WHO가 근절을 선언한「천연두 virus」는 poxvirus 종류이다. 물사마귀의 원인인「Molluscum contagiosum virus」도 poxvirus이다.

Poxvirus

- 전염성 연속종 바이러스(Molluscum contagiosum virus)
  → 물사마귀의 원인

2 RNA 바이러스

a. Picornavirus과 (picornaviridae)

'Pico'란 작다는 의미이며 rna는 RNA virus를 의미한다(참고로 말하면, 앞에서 말한 parvcvirus는 일명 picodna virus라고도 한다. 이것은「작은 DNA virus」라는 의미이다). Picornavirus과(科)에서는 많은 바이러스를 공부하게 될 것이다. 또 혈청형에 대해서도 알아 두어야 한다.

1) 속

Picornavirus과에는 5가지 속이 있다. 앞의 3가지만 기억하자.

- Enterovirus속
- Rhinovirus속
- Hepatovirus속
- Cardiovirus속
- Aphthovirus속

Rhinovirus

- "코감기"의 원인

Hepatitis A virus(HAV)

- RNA virus
- Hepatovirus속

잠깐! 한 말씀 **Enterovirus군의 정의**

장관(entero)에서 증식하는 바이러스의 총칭이다. 장관에서 바이러스를 분리할 때에는 polio, coxsackie A·B, echo로 분류한다. poliovirus에는 3가지의 혈청형, coxsackievirus에는 A군에서 24개, B군에서 6개의 혈청형, echovirus에는 34개의 혈청형이 있다는 것이 알려져 있다(전부 67개). 이와 같이 장관에서 유래하는 바이러스를 발견할 때에는 4개의 군으로 분류하는데, 68번째로 발견한 바이러스부터는 소속을 확실히 정하지 않고 단순히 enterovirus라고 부르기로 하였다. 현재 enterovirus는 68형부터 71형까지 존재한다. 사실, 앞에 나온 A형 간염바이러스는 enterovirus 72형으로 분류되어 있었지만, 1991년에 "독립"된 것이다.

속(屬)인가 과(科)인가

흔히 교과서에 enterovirus라고만 기재되어 있는 경우가 있는데 주의할 필요가 있다. 즉, coxsackie나 echo를 포함하는 「enterovirus속」(넓은 의미의 enterovirus)을 가리키고 있는지, 아니면 enterovirus 68~71형까지의 「enterovirus군」(좁은 의미의 enterovirus)을 가리키고 있는지 판별하면서 읽지 않으면 의미가 통하지 않는 경우가 종종 있기 때문이다.

2) Enterovirus속의 분류

Enterovirus속은 다시 다음과 같은 5개의 군으로 분류된다.

- poliovirus
- coxsackievirus group A
- coxsackievirus group B
- echovirus
- enterovirus

3) Enterovirus속이 일으키는 질환

enterovirus속은 여름 감기의 원인 바이러스라는 것을 전제로 한 다음, polio만을 따로 취급하고 나머지 4개의 군은 「서로 비슷한 것」으로 기억해 두자(그림 21).

Poliovirus

- polio
- 무균성 수막염

polio를 제외한 enterovirus속

다음은 모두 "여름"에 발생하는 질환이다. 계절이 중요!

① **무균성 수막염·뇌염**

coxsackie A·B군, echo, enterovirus 등이 원인이다.

② **수족구병(hand-foot-mouth disease)**

coxsackievirus A군 16형

enterovirus 71형(원인 virus가 한정되어 있다)

③ Herpangina

coxsackie A·B군, echo virus가 일으킨다.

특히 coxsackievirus A군이 주된 원인이다.

④ **급성 출혈결막염**

(acute hemorrhagic conjunctivitis : AHC)

coxsackievirus A군 24형

enterovirus 70형(원인 virus가 한정되어 있다)

⑤ **심근심막염**

coxsackievirus B군이 주된 원인이다.

이 외에도 유행성 근육통증, 설사 등이 발생한다는 정도만 알아두자.

b. Calicivirus과 (caliciviridae)

Hepatitis E virus(HEV)
분류학적으로 특별히 중요한 것은 아니다.

c. Reovirus과 (reoviridae)

유아가 겨울에 백색의 묽은 설사를 하고 토하면 우선 「rotavirus」 감염을 의심해야 한다.

rotavirus
- 겨울철의 감염증
- 유아 백색 설사의 원인(60~80%)

그림 21 enterovirus속

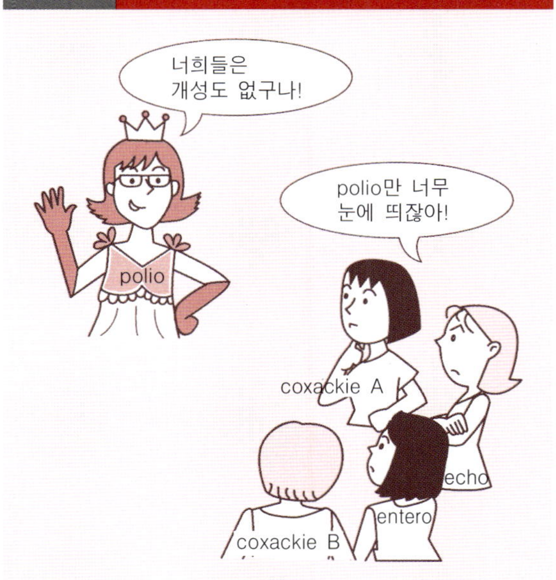
너희들은
개성도 없구나!
polio만 너무
눈에 띄잖아!
polio
coxackie A
echo
entero
coxackie B

d. Togavirus과 (togaviridae)

Rubella virus
- 풍진
- 선천성 풍진 증후군(난청, 심장기형, 백내장)

e. Flavivirus과 (flaviviridae)

HCV 외에는 공중위생에서 다시 살펴볼 기회가 있을 것이다.

Hepatitis C virus(HCV)
- RNA virus

황열 바이러스(yellow fever virus)
- 황열병(Yellow fever)
  바이러스성 출혈열(Viral hemorrhagic fever)의 한 종류

Dengue virus
- 뎅기열(Dengue fever)
  바이러스성 출혈열의 한 종류

잠깐! 한 말씀 **유아백색설사증의 원인**

모든 유아백색설사증이 rotavirus로 인해 발생하는 것은 아니다. 「adenovirus」나 「소형 구상바이러스」 등에 의해 발생하는 것도 있다.

선천성 바이러스 감염증
- 세포거대 포함병(cytomegalovirus)
- 선천성 풍진증후군(rubellavirus)
- 태아수종(parvovirus B19)

일본뇌염 바이러스(Japanese encephalitis virus)

- 일본뇌염

f. Orthomyxovirus과 (Orthomyxoviridae)

influenza virus

- 호흡기 감염증

g. Paramyxovirus과 (Paramyxoviridae)

소아에 관련된 바이러스이다.

Parainfluenza virus

- 소아의 겨울철 질환
- 인두염
- croup 증후군

Mumps virus

- 유행성 이하선염(볼거리)
- 무균성 수막염

Measles virus

- 홍역
- 지속감염으로 아급성 경화범뇌염(SSPE)

RS virus(respiratory syncytial virus)

- 소아의 겨울철 질환
- 급성 세기관지염

h. Rabdovirus (rabdoviridae)

Rabies virus

- 광견병(Rabies)
- 발병하면 100%의 치사율

i. Filovirus (filoviridae)

이름 정도만 알아두자.

Marburg virus

- Marburg disease
- 바이러스성 출혈열의 하나

Ebola virus

- ebola 출혈열
- 바이러스성 출혈열의 하나

j. Coronavirus과 (coronaviridae)

이름 정도만 알아두자.

k. Bunyavirus과 (bunyaviridae)

이름 정도만 알아두자.

신증후성 출혈열 바이러스
(hemorrhagic fever with renal syndrome virus)

- 신증후성 출혈열
- 바이러스성 출혈열의 하나

콩고-크리미아 출혈열 바이러스
(Congo-Crimean hemorrhagic fever virus)

- 콩고-크리미아 출혈열
- 바이러스성 출혈열의 하나

l. Retrovirus과 (retroviridae)

역전사효소(reverse transcriptase)를 바이러스 입자 내에 갖고 있기 때문에 retrovirus라고 명명하였다.

꼭 알아 두어야 할 virus는 다음 2가지이다.

HIV(human immunodeficiency virus)

HTLV(human T-cell leukemia virus)

HIV-I, HIV-II

(HIV-II는 1986년에 발견된 신종이며, 세계적으로 유행하고 있는 것은 HIV-I)

AIDS(후천성 면역결핍 증후군)

CD4+ cell에 감염하여 면역결핍상태를 일으킨다.

HTLV-I

- ATL(adult T-cell leukemia ; 성인 T세포 백혈병)
  ① flower cell이 말초혈액 중에 나타난다.
  ② HAM(HTLV-I-associated myelopathy)
  양쪽 다리의 건반사 항진, 양측성 경련성 대마비가 나타난다.

HTLV-II

- hairy cell leukemia

m. Arenavirus과 (arenaviridae)

Lassa virus

- Lassa fever
  바이러스성 출혈열의 하나

D 바이러스 감염증의 분류

1 시간에 의한 분류

체내의 바이러스 양과 증상의 시간경과로 분류한다. 먼저, 급성 감염과 지속 감염으로 크게 분류한다. 지속 감염은 다시 잠복 감염, 만성 감염, 지연 감염의 3가지로 분류할 수 있다(**그림** 22).

a. 급성 감염 acute infection

대개 1개월 정도의 경과로 치료되는 것을 급성 감염이라고 한다. 바이러스 감염 후, 잠복기를 거쳐 급격하게 발병하고 치유된다.

급성 감염의 특징은 감염 후에 바이러스가 체내에

그림 22 **바이러스 감염의 병형(시간)**

- 바이러스 감염
  - 급성 감염
  - 지속 감염
    - 잠복 감염
    - 만성 감염
    - 지연 감염

서 소실된다는 점이다.

구체적인 예로는

- influenza virus
- rubella virus

등이 있다.

b. 잠복 감염 latent infection

초기 감염 후의 급성기를 거친 다음, 체내의 어딘가에 잠복한다. 잠복하고 있는 동안은 바이러스를 검출할 수 없으며 전혀 증상이 나타나지 않지만, 어떤 원인에 의해 바이러스가 활성화되면 급성 증상을 나타낸다. 구체적인 예는 다음과 같다.

- Herpes simplex virus type-1, 2 (HSV-1, HSV-2)
- 수두·대상포진 바이러스 (Varicella zoster virus : VZV)
- 홍역 바이러스(SSPE)(지연 감염되는 경우가 많다)

c. 만성 감염 chronic infection

첫 감염 후(현성, 불현성을 불문하고) 장기간에 걸쳐 바이러스가 체내에서 검출되는 경우가 있다. 이것은 체내에서 바이러스의 증식이 만성적으로 진행되고 있음을 나타낸다.

만성 감염을 일으키는 바이러스는 다음과 같다.

- Hepatitis C virus(HCV)
- HIV
- HTLV
- Cytomegalovirus(CMV)

d. 지연 감염 slow infection

지금까지 지연 바이러스 감염 내에 Creutzfeldt Jakob병 등의 프리온병(prion disease)도 포괄되어 있었지만, 과학의 진보에 따라 프리온병은 독립되었다. 결국 기억해야 할 것은 2가지이다.

- 홍역 바이러스인 「SSPE」
- JC virus인 「PMLE」

2 증상에 의한 분류

바이러스에 감염되어도 발병하지 않는 경우를 「불현성 감염(inapparent infection)」이라고 하며, 감염 후에는 급성 감염과 같이 체내에서 바이러스가 소실되어 버린다. 이에 비해서 감염 후에 발병하는 것을 「현성 감염(apparent infection)」이라고 하며(**그림 23**), 감염 후에 발병할 확률을 「현성 발병률」이라고 한다. 현성 발병률이 낮은 것은 불현성 감염이 많다는 것을 의미한다. 예를 들어 우리들은 poliovirus에 감염되어도 거의 「polio」를 발병하지 않는다.

그러나 홍역 바이러스에 감염되면 거의 100%의 확률로 발병한다(**표 6**). 또한 잘 알려져 있는 헤르페스바이러스도 성인의 90%는 불현성 감염을 하고 있다. 그 중에서 일부 사람들만이 수두 등의 증상을 나타낸다. 이와 같이 바이러스에 따라 현성 발병률이 달라지는 원인에 대해서는 아직 밝혀지지 않았다.

그림 23 바이러스 감염의 병형(증상)

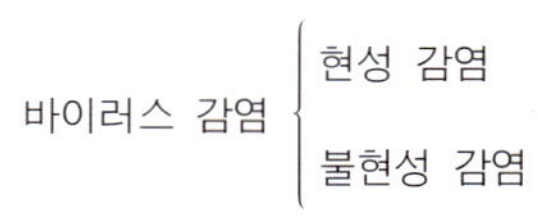

그림 24 바이러스 감염의 병형(발병부위)

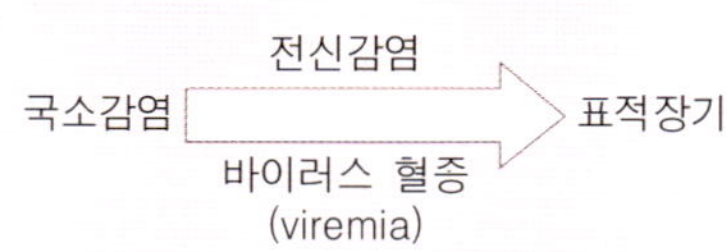

3 발병 부위에 의한 분류
(국소 또는 전신)

바이러스가 숙주에 감염해서 증식할 때의 유형은 다음과 같다(**그림 24**).

① 특정 부위에 침입해 그곳에서 증식한다.
　여기에서 멈추면 **국소감염**이다.
② 그 후, 혈류를 타고 전신으로(viremia) 간다.
　여기까지 오면 **전신감염**이다.
③ 표적 장기에서 증식한다.

①의 「특정 부위」란 피부나 기도점막, 장관점막 등 체표면이다. 여기에서 증식이 끝나면 「국소감염」에 그친다. 그러나 다시 바이러스혈증(viremia)을 거쳐 바이러스가 전신으로 흩어지면 「전신감염」으로 이행된다.

바이러스에는 국소감염에서 멈추는 것과 전신감염으로 진행하는 것이 있다. 아래에 국소감염을 일으키는 바이러스를 몇 가지 열거한다. 여기에 열거되지 않은 바이러스의 대부분은 전신감염을 일으킬 수 있는 바이러스이다.

〈국소감염을 일으키는 바이러스〉

- **피부**
  HPV(human papilloma virus)
  Condyloma virus
- **호흡기**
  Influenza virus
  Parainfluenza virus
  RS virus
  Rhinovirus
- **비뇨생식기**
  HPV(human papilloma virus)
- **장관**
  Rotavirus

표 6　각종 바이러스 감염증에서의 현성 발병률

바이러스	증상	감염시 연령	불현성/현성비	현성 발병률(%)
polio virus	마비	소아	100~1,000	0.1~
EB virus	전염성 단핵구증	1~5세 6~15세 16~25세	>100 : 1 10~100 : 1 2~3 : 1	1 1~10 25~30
HAV (hepatitis A virus)	황달	<5세 5~9세 10~15세 성인	20 : 1 11 : 1 7 : 1 2~3 : 1	5 8 12 25~30
Rubella virus	발진	5~20세	2 : 1	30
Influenza virus	발열, 기침	청년	1.5 : 1	40
Measles virus	발진, 발열	5~20세	1 : 9	90
Rabies virus	중추신경 증상	전 연령	0 : 100	100

(Evans AS et al : Epidemiologic concepts and methods. In : Viral Infections of Humans(ed by Evans AS), 3rd ed. Plenum Publishing Corporation, New York, 1989)

E 장기 감염증

국소감염과 전신감염을 함께 살펴보기로 하겠다. 앞에서('D.'에서) 열거한 바이러스명을 다시 한번 정리해 보기로 하자.

1 호흡기 감염증

Influenza virus, Parainfluenza virus, Rhinovirus, RS virus, Adenovirus, Enterovirus 등 많은 virus가 다양한 호흡기 증상을 나타내는데, 여기에서는 요점만 암기하도록 하자.

- **비염**(감기, 코감기)
  Rhinovirus
- **인두염**
  Influenza virus 등
  (1 : 1 대응이 곤란)
- **인두결막열**
  Adenovirus
- **삼출성 편도염**
  Adenovirus
- **인두염(Croup 증후군)**
  Parainfluenza virus
- **급성 세기관지염**(영유아, 겨울)
  RS virus
- **폐렴**
  RS virus 등
  (1 : 1 대응이 곤란)

2 피부 감염증(바이러스성 발진)

바이러스 감염증에는 발진을 일으키는 질환이 많다. 여기에는 국소감염과 전신감염이 있다. 「발열」을 일으키는 바이러스성 발진은 모두 「전신감염」이다.

- **홍반**이 나타나는 것

홍역(Measles)	Measles virus
풍진(Rubella)	Rubella virus
특발성 발진	HHV-6
전염성 단핵구증(infectious mononucleosis)	EBV
전염성 홍반(erythematosus)	human parvovirus B19
Gianotti병	HBV

- **수포**가 형성되는 것

수두(chicken pox)·대상포진(shingles)	VZV(varicella zoster virus)
수족구병(hand-foot-mouth disease)	Coxsackievirus 등
Herpangina	Coxsackievirus 등

- 기타

심상성 증식증(wart, verruca)	HPV(human papilloma virus)
편평 증식증(vegetation)	HPV(human papilloma virus)
Condyloma acuminatum	HPV(human papilloma virus)
전염성 연속종(Molluscum contagiosum)	Poxvirus

3 중추신경계 감염증

뇌수막염과 **뇌염**을 일으킨다. 그리고 특히 중요한 것은 지연감염이다.

- **바이러스성 수막염**(무균성 수막염〈viral meningitis〉)
  Enterovirus속(가장 많다)
  Mumps virus
- **바이러스성 뇌염**(viral encephalitis)
  HSV(가장 많다)
  일본 뇌염 바이러스
- **지연성 바이러스 감염증**(slow virus infections)
  Measles virus(SSPE)
  JC virus(PMLE)

4 소화기 감염증

Rotavirus와 간염바이러스만 알아두자.

- **영유아 구토설사증**(겨울)
  Rotavirus
- **바이러스성 간염**(viral hepatitis)
  A~E까지의 간염바이러스

5 눈 감염증

3가지를 기억하자. 이것 외에는 HSV-type 1형이 각막결막염을 일으킨다(잠복 감염 : 삼차신경 제1가지)는 것을 기억해 두면 충분하다.

- **급성 출혈결막염(AHC)**
  Coxsackievirus group A 24형
  Enterovirus 70형
- **유행성 각막결막염(EKC)**
  Adenovirus 8형 등
- **인두결막열**
  Adenovirus 3형 등
- **단순 헤르페스 각막결막염**

형광(fluorescein)염색소견으로 「수지상 각막염」, 「지도상 각막염」이라고도 한다. Acyclovir를 점안해서 치료한다.

또 IV형 알레르기 반응의 결과, 실질형 각막염을 일으키는 경우도 있다. 이 때에는 스테로이드(steroid)를 내복 투여한다.

6 비뇨·생식기 감염증

- **출혈성 방광염**(hemorrhagic cystitis)
  Adenovirus 11형
  (시험에서는 「cyclophosphamide의 부작용」으로 「출혈성 방광염」이 발생한다는 내용이 종종 출제되지만, 감염증에서는 adenovirus 11형이 원인이다)
- **음부 헤르페스**
  HSV type 2
- **Condyloma acuminatum**
  HPV

잠깐! 한 말씀

모자감염

모자감염이란 어머니로부터 아이에게 병원체가 전파되는 것이다. 80세의 할머니가 50세의 아들에게 감기를 전염시켰다고 해서 모자감염이라고 하지는 않는다. 모자감염으로 취급하는 것은 주산기로 국한되며 다음의 3가지로 분류된다.

모자감염 ─ 태반 감염 / 산도 감염 / 모유 감염

분만 전에 태반을 통해 태내에서 감염되는 것을 「태반 감염」, 분만 중에 산도내에서 감염되는 것을 「산도 감염」, 분만 후에 모유 중의 바이러스를 먹고 감염되는 것을 「모유 감염」이라고 한다. 수직감염이라는 말도 자주 나오는데 모자 감염과 같은 의미이다. 모자 감염에 대해서는 산과, 소아과에서 자주 출제 되므로 **표 7**을 참고하기 바란다.

- 키 포인트
- 선천성 바이러스 감염증
  - ① 선천성 풍진 증후군 Rubella virus
  - ② 세포거대포함병 CMV
  - ③ 태아수종 human parvo virus B19

- HBV

산도를 통한 감염이 많다(태반을 통한 감염도 있다)
보균자가 된다

- HTLV-I

모유감염

표 7 주요 모자 바이러스 감염증의 종류와 감염시기

시기	경로	풍진	CMV	herpes	수두	HBV	HPV	ATLV	HIV	parvo
출생전	태반	○	○	○	○	○	○		○	
출생시	산도		○	○	○	○	○		○	○
출생후	모유		○					○	○	

7 혈액 감염증

혈액세포에 특이적으로 감염하는 바이러스가 있다. 혈액세포에 감염한 후에는 2갈래의 경로로 나뉘어지는데, 하나는 **혈액세포를 종양화하는 것**이고 또 하나는 **혈액세포를 파괴하는 것**이다(**그림 25**).

a. "세포를 종양화하는 것"

1) Burkitt's lymphoma, 전염성 단핵구증

infectious mononucleosis

EBV가 B-cell에 감염
→ 종양화

그림 25 혈액감염증

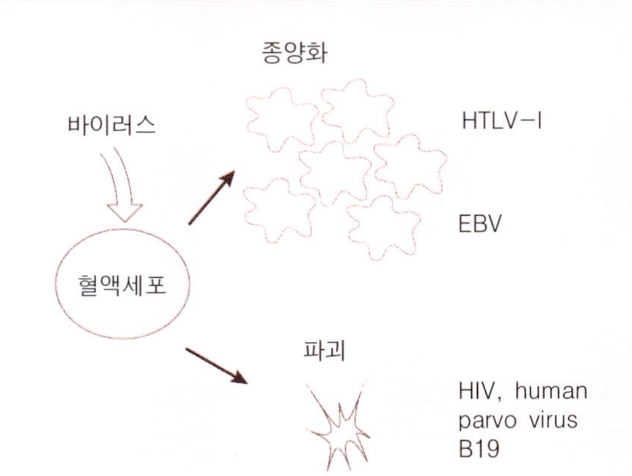

2) adult T-cell leukemia ATL

HTLV-I이 T-cell(CD4+)에 감염
→ 종양화

b. "세포를 파괴하는 것"

1) 용혈빈혈 환자의 급성 적혈구 무형성(red cell aplasia), 무형성 발작

Human parvovirus B19가 적혈모구(erythroblast) 전구세포에 감염
→ 파괴

2) AIDS

HIV가 T-cell(CD4+)에 감염
→ 파괴

다음은 혈액세포에 감염하는 것으로 알려져 있지만, 병태에 어떻게 관여하고 있는지는 알려져 있지 않은 virus이다.

3) 홍역 virus

T-cell

4) HHV-6…돌발성 발진

T-cell(CD4+)

5) HTLV-II…hairy cell leukemia

T-cell(CD8+)

8 순환기 감염증

Coxsackievirus group B가 심근염을 일으킨다는 것이 알려져 있다.

F 바이러스 감염증의 새로운 전개

Retrovirus는 바이러스학에 새로운 방향을 제시해 주고 있다. 바로 **종양화**와 **면역결핍**이다. 종양화에 관련된 바이러스로는 HPV, EBV, HTLV-I 등을 소개했는데, 이외에도 많이 있으며 그 연구가 활발하게 진행되고 있다. 면역결핍에 관해서는 HIV를 중심으로 연구가 진행되고 있다.

HIV 외에도, 예를 들어 홍역 바이러스 감염자는 투베르쿨린 반응이 음성화되는데, 이것은 홍역바이러스가 T-cell에 감염한다는 것과 관련이 있다. 이와 같이 바이러스학은 발전을 거듭하고 있다.

III 진균 질환 fungal disease

피부과에서 다루는 진균증에는 피부 표면의 감염인 표재성 진균증(족백선 등), 진피에 육아종 등이 형성되는 심재성 진균증(크로모미코시스 등)이 있는데, 모두가 피부에 국한해서 감염하는 진균을 다루며 폐나 중추신경에 감염하는 진균은 다루지 않는다.

진균은 인체에 대한 친화성이 각기 달라, 각질을 좋아하는 것, 피하조직을 좋아하는 것, 폐를 좋아하는 것 등 다양한 진균이 존재한다.

내과에서 다루는 진균증은 심부 장기에서 나타나는데, 건강한 사람에게는 거의 나타나지 않는다. 중요한 것은 「면역억제나 면역결핍」 등 저항력이 약한 사람(compromised host)에 대한 진균 감염증이다. 반면, 피부과에서 배우는 진균은 주로 건강한 사람이라도 감염될 수 있는 것이 많다.

여기에서는 면역기능이 저하된 상태에서는 어떠한 진균에 감염되는가, 거꾸로 어떠한 원인으르 면역기능이 저하되는가 하는 것이 공부의 요점이 된다.

A 진균 질환의 형태

진균 질환에는 3가지 형태가 있다.

1 진균증 mycosis, fungal infection

일명, 「진균 감염증」이다. 우리가 공부하는 진균 질환의 대부분은 이 진균증으로, 진균 그 자체가 증식하는 것이다.

2 진균중독증 mycotoxicosis

버섯을 먹고 식중독에 걸린 경우가 전형적인 「진균중독증」이다. 진균의 독을 「mycotoxin」이라고 한다. 땅콩에 생기는 곰팡이가 만들어내는 「aflatoxin」이라는 독의 이름을 들어 본 적이 있을 것이다.

3 알레르기 allergy

진균이 항원이 되어 알레르기 반응을 일으키는 것을 말한다. 대표적인 질환은 「알레르기기관지폐아스페르길루스증(allergic broncho pulmonary aspergillosis : ABPA)」과 「여름형 과민성 폐장염」이다.

① allergic broncho pulmonary aspergillosis

aspergillus가 원인균으로 I형·III형 알레르기 반응에 의해 발생한다.

② 여름형 과민성 폐장염

trichosporon이 원인균으로 III형·IV형 알레르기 반응에 의해 발생한다.

B 진균증 fungal infection

진균증은 진균이 감염하는 부위, 특히 깊이에 의해 분류된다(**그림 26**).

각질이나 점막과 같은 몸의 표면을 침범하는 것을 「표재성 진균증」이라 하는데, 이 표재성 진균증이 진균증 전체의 90%를 차지한다. 여기에 대립되는 개념이 「심재성　진균증」으로, 「피하(·진피)　진균증」과 「심부 진균증」으로 나누어진다.

피부과에서 다루는 것은 주로 표재성 진균증과 피하 진균증이며, 내과에서 다루는 것은 주로 심부 진균증과 피하 진균증이다.

그림 26 **진균증의 분류**

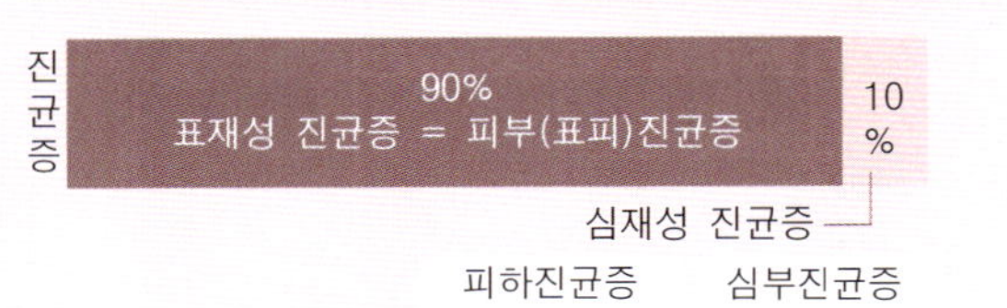

그림 27 **칸디다증(ATLAS② 참조)**

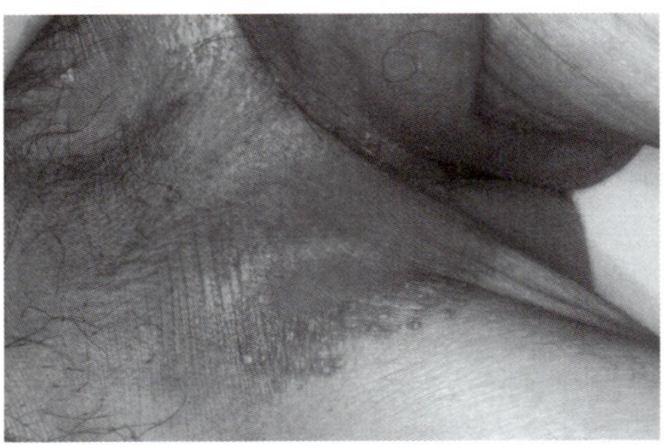

1 표재성 진균증

superficial mycosis

일명, 「피부진균증」이라고 하는데, 대부분 피부사상균(형태로서는 사상균이며, 피부의 각질에 친화성이 있는 균)에 의해 발생하며, 피부진균증의 88%를 차지한다. 피부사상균 ≒ 「**백선균**」으로 암기하면 된다. 나머지 9%가 「Candida albicans 등」에 의한 「**피부칸디다증**(candidiasis)」(**그림 27**)이며 나머지 3%가 「*Malassezia furfur*」에 의한 「**어루러기**(pityriasis versicolor)」이다.

이상의 백선, 피부 칸디다증, 어루러기에 대해서는 피부과에서 확실하게 공부하기 바란다.

2 피하 진균증

deep cutaneous mycosis

토양 속의 진균이 외상을 통해 침입해, 주로 사지의 피부(진피)와 피하조직에 농양 또는 육아종을 형

그림 28 **Sporotrichosis(ATLAS③ 참조)**

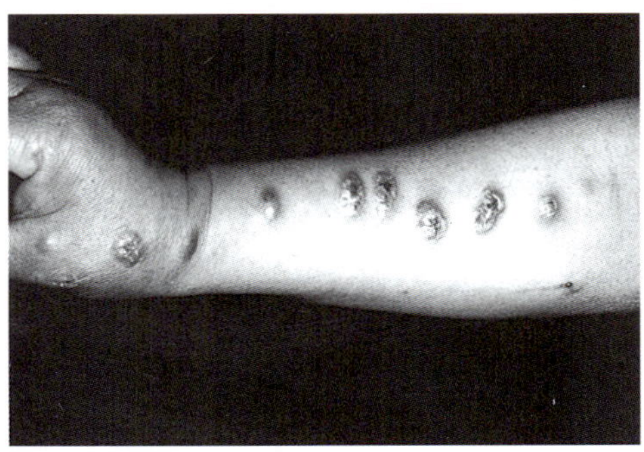

(『국시매뉴얼100%피부과<제4판>』의학교육출판사, 2005. 허가에 의해 전재)

성한다. 열대지방에서 많이 볼 수 있는 진균증이다. 동양에서 볼 수 있는 피하 진균증은 *Sporothrix schenckii*에 의한 「sporotrichosis」이다. 다양한 증세를 나타내지만(**그림** 28), 치료에 잘 반응한다.

이 외의 피하 진균증으로는 「chromomycosis」가 있다.

열대에서 아열대에 걸쳐 호발하는 「균종」이라는 질환개념이 있다. 방선균류(Actinomyces)를 이해하기 위해서는 반드시 공부하고 넘어가야 한다.

3 심부 진균증

deep mycosis

면역저하숙주(immunocompromised host)에 대한 기회감염으로서 중요한 진균증이다. 「Candida」, 「Aspergillus」, 「Cryptococcus」, 「Mucor」 등 4가지 진균이 특히 중요하다. 이들 진균증은 해마다 증가하고 있는데, 그 이유 중의 하나는 화학요법의 진보에 따라 예후가 불량한 혈액질환 환자가 늘고 있다는 데에 있다. 면역억제제나 부신겉질스테로이드제의 사용으로 면역저하숙주가 증가하고 있다. 물론 항진균제도 진보하고 있다.

또, 폐포자충폐렴(*Pneumocystis carinii* pneumonia)의 원인균인 「*Pneumocystis carinii*」는 이전에는 「원충」으로 취급되었지만 근래에는 「진균」으로 취급되고 있다.

잠깐! 한 말씀 **균종**

균종은 피부에서 피하에 걸쳐 화농성 육아종을 형성하며, 심한 종창, 누공(fistula)형성, 과립의 존재를 특징으로 하는 질환이다. 외상을 통해서 토양 속에 존재하는 균이 침입해 병변을 형성하기 때문에 노출부, 특히 발에 많이 발생한다.

원인으로는 「호기성 방선균(Nocardia가 대표)」과 「진균」이 있다. 호기성 방선균에 의해 발생하는 것을 「방선균성 균종」이라 하고, 진균에 의해 발생하는 균종을 「마두라 진균증」이라고 한다. 인도의 마두라시에서 농사를 짓는 사람들의 발에 많이 나타났기 때문에 마두라족(madura foot)이라고 불렸던 것이 그 명칭의 유래가 된다.

C 진균의 생물학적 사항

III

1 세균과 진균의 차이점

[공통점]

- 미생물이다.
- 세포벽을 가지고 있다.

[차이점]

- 진핵생물이다
  → 세균은 원핵생물
- 미토콘드리아를 가지고 있다
  → 세균에는 없다
- 세포벽에 펩티도글리칸(peptidoglycan)층이 없다
  → 항생제는 효과가 없다

의학적으로 가장 중요한 것은 **진균에는 항생제가 효과가 없다**는 점이다.

그림 29 **균사형 진균**

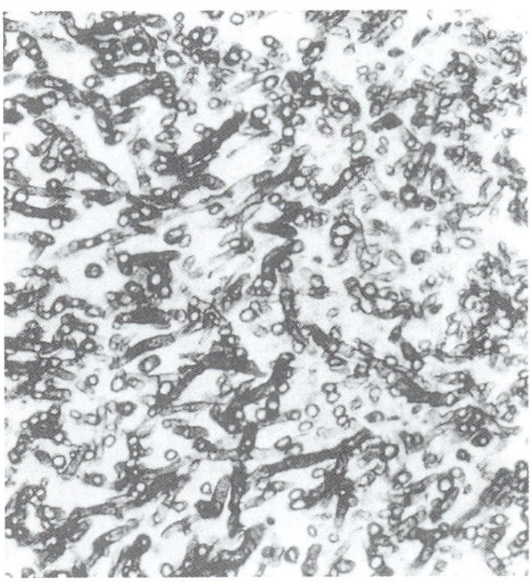

2 진균의 형태

진균에는 두 가지의 기본형이 존재한다. 하나는 「**균사형**」(mycelial form)이고 또 하나는 「**효모형**」(yeast form)이다. 균사형은 이름 그대로 실 모양을 하고 있다. 이에 비해 효모형은 둥근 모양을 하고 있다. 진균 중에는 상황에 따라 균사형 또는 효모형으로 형태를 바꾸는 것이 있는데, 이렇게 양쪽의 형태를 모두 취할 수 있는 진균을 「이형성(二形性) 진균」이라고 한다.

일생, 균사형으로 있는 것을 「사상균」 또는 「균사상 진균(filamentous fungus)」이라고 한다. 마찬가지로 일생, 효모형으로 있는 것을 「효모(yeast)」라고 한다.

균사형의 Aspergillus(**그림 29**)와 효모형의 Cryptococcus(**그림 30**)를 참고하기 바란다.

- 사상균 ················ 일생 균사형
- 효모 ···················· 일생 효모형
- 이형성 진균 ········· 균사형이 되기도 하고 효모형이 되기도 한다

그림 30 **효모형 진균(ATLAS④ 참조)**

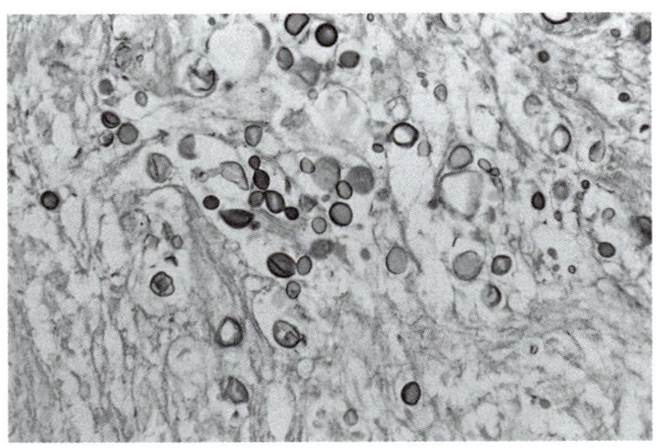

3 방선균은 세균인가 진균인가?

방선균류는 생물학적으로는 세균으로 분류된다. 미토콘드리아가 존재하지 않고 또 세포벽에는 peptidoglycan이 존재하기 때문에 penicillin 등의 항생제가 유효하다. 이상과 같은 점에서는 세균으로서 모순되지 않는다.

그러나 방선균류는 균사를 갖고 있어(**그림 31**), 형태학적으로는 진균과 매우 닮았다고 할 수 있다. 또 방선균 감염에 의한 증상이 피하 진균증과 매우 비슷하다.

균사를 가지고 있고 임상상이 진균증과 비슷하다는 두 가지 점에서 방선균은 진균병학 내에서 취급되는 경우가 많은 것이다.

- 방선균류에서 기억해야 할 균명은 2가지이다
  Nocardia(호기성) ·············· Nocardiosis
  Actinomyces(혐기성) ········· Actinomycosis
- 방선균성 균종 = Nocardiosis의 한 종류
- 2가지 모두 **화농성 육아종성 병변**이다
- Nocardiosis에는 sulfa제, Actinomycosis에는 penicillin이 치료에 사용된다(항생제가 유효).

그림 31 **방선균류(ATLAS⑤ 참조)**

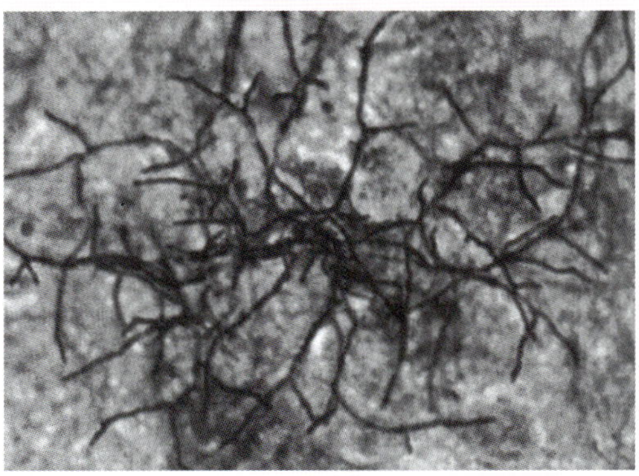

4 곰팡이(진균)의 생물학적 의미

우리의 일상생활에서 보면 곰팡이는 치즈, 술, 된장, 간장, 빵을 부풀게 하는 효모 등의 식품에서 많이 이용되고 있다. 항생제인 penicillin도 곰팡이로부터 만들어진다는 것을 잊어서는 안 된다.

그럼, 생물의 세계에서는 어떠한 역할을 하고 있을까?

곰팡이는 식물을 썩게 해서 식물 탄소원을 무한하게 순환 이용할 수 있게 하는 역할을 한다. 즉, 식물이 「흙으로 돌아가게」하는 작용을 하고 있는 것이다. 우리가 과거 생물시간에 배웠던 먹이사슬에서 최종 단계를 담당하고 있는 것이다.

이에 비해 세균은 동물의 사체를 「흙으로 돌아가게 하는」 역할을 하고 있다. 그러나 세균은 피부의 각질층을 분해할 수는 없다.

원래 피부의 각질층은 세균 등의 미생물의 침입을 막기 위한 방호벽이기 때문에 튼튼하게 만들어져 있다. 이 때문에 세균의 힘만으로는 각질이 분해되지 않아, 흙 속에 각질이 쓰레기더미 같이 쌓이게 된다.

여기에서 도움을 주는 것이 피부사상균이다. 피부사상균은 피부의 각질층을 잘 분해하기 때문에 흙속에 각질만 많이 남는 일은 없는 것이다.

한편, 피부사상균 중에는 살아 있는 동물의 각질을 분해하는 것이 있는데, 바로 여러분이 잘 알고 있는 「무좀(백선균 : Trichophyton)」이다.

D 진균에 대한 면역

진균의 면역에 대해서는 완전히 해명되지 않았지만, 임상적인 사실로부터 상당히 많은 것이 밝혀져 있다. 우선, B 림프구가 담당하는 「체액면역」은 진균의 면역에는 그다지 도움이 되지 않는다. 중요한 것은 **호중구에 의한 「탐식」**(비특이적 면역)과 **T 림프구에 의한 「세포면역」**(특이적 면역)이다. 기회감염에서 특히 문제가 되는 진균은 Candida, Aspergillus, Cryptococcus, Mucormyces의 4가지이다. 이들 균의 특징을 알아두자.

1 진균에 대한 면역반응

진균에 대한 면역반응에는 3가지의 유형이 있다.

① **세포면역이 중심이 되며 호중구는 도움이 되지 않는다(세포면역이 중심)**
→ Cryptococcus가 대표

② **초기에는 호중구가 주체가 되며, 나중에는 세포면역이 면역반응의 중심이 된다(비특이적 면역과 세포면역이 공동으로 작용)**
→ Candida가 대표

③ **호중구가 중심으로 작용하며 세포면역의 힘을 빌리지 않는다(비특이적 면역<호중구>이 중심)**
→ Aspergillus, Mucormyces가 대표

면역결핍에는 다양한 형태가 있으며, 그에 따라 기회감염을 일으키는 진균이 달라진다는 사실에 주의하기 바란다.

2 호중구가 감소하는 경우

호중구가 감소하는 경우는 항암제 치료중에 압도적으로 많이 발생한다. 즉, 「호중구 감소증」(neutropenia)이다. 호중구가 감소된 환자에서 발생하는 진균증의 원인균은 「Candida」가 가장 많고 그 다음이 Aspergillus, Mucormyces의 순이다.

「Cryptococcus」가 문제가 되는 경우는 상당히 드물다. 왜냐하면 Cryptococcosis의 방어에는 호중구보다는 세포면역이 더욱 중요한 역할을 하기 때문이다.

호중구 감소증

- 항암제 사용 중
- Candida 》 Cryptococcus

3 세포면역이 저하되는 경우

림프구의 감소 또는 면역억제제의 사용으로 세포면역이 저하된다.

전자의 대표가 「AIDS」이고, 후자의 대표가 「장기이식」이다. 특히 「Cryptococcus」의 감염이 눈에 띈다. 그렇다고 Cryptococcus가 두드러지게 많은 것은 아니며, Candida도 상당히 많이 나타난다. 그럼, 왜 Candidiasis가 많은가? Candida는 호중구와 세포면역의 양쪽에서 배제된다는 점과 체표나 소화관의 상재균이기 때문에 접촉될 기회가 많다는 점을 들 수 있다.

세포면역 저하

- AIDS
- 장기이식후(면역억제제 사용)
- Cryptococcus 감염이 눈에 띈다.

표 8 진균증의 정리

균명	임상증상	진균학상 중요한 점
① *Cadida*	피부 칸디다증(candidiasis) 점막 칸디다증 구강 칸디다증, **아구창(thrush)** 외음·**질** 칸디다증(vaginal **candidiasis)** 만성 피부점막 칸디다증 내장 칸디다증 기관지 칸디다증, 폐 칸디다증 소화관 칸디다증(특히 **식도 칸디다증**) 요로 칸디다증 칸디다성 심내막염 칸디다성 패혈증	상재균이다 *Candida albicans*가 많다 호중구 감소증, 세포면역 저하로 발병한다
② *Cryptococcus*	**폐 크립토콕쿠스증(pulmonary Cryptococcosis)** 중추신경계 크립토콕쿠스증 **수막염** 피부점막 크립토콕쿠스증 전신성 크립토콕쿠스증	*Cryptococcus neoformans* **먹물염색**으로 증명된다 첫 감염은 폐, 이것이 전신으로 파종한다 수막염은 이것의 한 종류이다 상재균이 아니다 비둘기나 쥐의 변에 존재하며, 비말감염 기회감염은 세포면역 저하시에 발생한다
③ *Aspergillus*	3가지의 폐 아스페르길루스증(pulmonary Aspergillosis) • **폐 아스페르길루스증(pulmonary Aspergillosis)** 키포인트 : 공동(cavitation), 진균덩이(fungus ball), 객혈(hemoptysis) • 조직침입형 아스페르길루스증 • **알레르기성 기관지폐 아스페르길루스증(ABPA)** 키포인트 : 호산구 증가, IgE 증가 전신성 아스페르길루스증 중추신경계, 콩팥, 심내막, 뼈 부비강 아스페르길루스증 피부 아스페르길루스증	*Aspergillus fumigatus*
④ *Mucor*	피부·피하형 접합균증(zygomycosis) 폐형 접합균증(zygomycosis) 소화관형 접합균증(zygomycosis) 파종형 접합균증(zygomycosis)	털곰팡이증(mucormycosis)라 하지 않고 접합균증(zygomycosis)이라 한다 당뇨병이 동반되는 경우가 많다 파종형 접합균증은 증상 발현으로부터 2주일 안에 사망하는 급격한 경과를 나타낸다
⑤ *Nocardia*	폐 노카르디아증(pulmonary nocardiosis) 균종(방선균성 균종)	진균이 아니다 호기균 설파(sulfa)제를 사용
⑥ *Actinomyces*	방선균증(actinomycosis) 목, 얼굴, 가슴, 배 부분	진균이 아니다 혐기균 penicillin G를 사용

IV 기회감염증

A 기회감염이란? opportunistic infection

1 면역기능의 저하

병원미생물에 대한 저항력이 약해졌을 때에만 발생하는 감염을 「기회감염」이라고 한다. 저항력이란 각 병원미생물에 대한 방어체계로서 면역기능과 같은 의미이다.

기회감염은 면역기능이 저하된 상태에서 나타나는 감염증이기 때문에 「면역」에 대해서 다시 한 번 정리할 필요가 있다.

기회감염증은 면역결핍 상태에서 볼 수 있다.

2 거의 무적인 인간의 몸

우리의 몸은 병원미생물로부터 자신을 지키기 위해서 그들을 배제할 시스템을 갖추고 있다. 따라서 웬만해서는 감염증에 걸릴 염려가 없다(**그림** 32).

병원미생물로부터 몸을 지키는 시스템에는 어떠한 것이 있는지 알아보자.

① 피부, 점막, 점액과 같은 방호벽 기능

② 호중구가 세균을 잡아먹는다(탐식·비특이적 면역)

③ 항체가 세균, 바이러스에 결합한다(체액면역)
항체가 바이러스에 결합하면 감염력을 잃고, 세균에 결합하면 구멍이 뚫리고 대식세포(macrophage)에 탐식당하기 쉬워진다.

④ T림프구에 의한 세포면역

⑤ 대식세포가 닥치는 대로 먹어 치운다.

그림 32 면역이 병원성 미생물로부터 우리 몸을 지켜준다

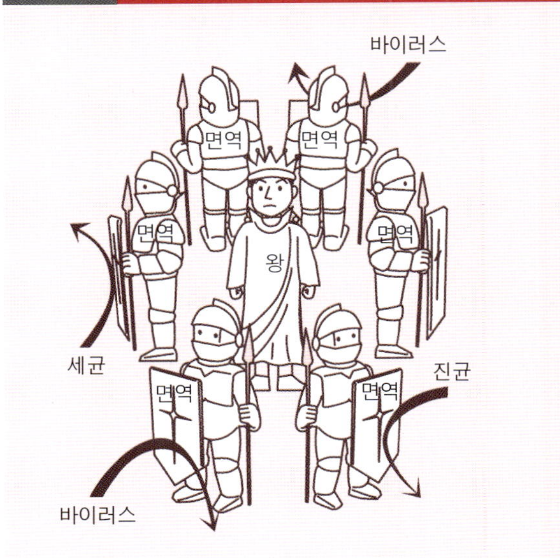

3 무적을 초월한 강적

우리들은 감염증에 대해서는 거의 무적이다. "거의"라고 하는 것은, 가끔은 우리들도 감기와 같은 감염증에 걸리기 때문이다.

감기도 바이러스 감염증이다(rhinovirus 등). 화농된 여드름이나 무좀, 입술헤르페스 등도 감염증이다.

이들 감염증은 우리들의 면역체계를 뚫고 들어와 발병한다(**그림 33**). 우리 몸에서 보면 강적이라고 할 수 있다.

교과서에 실려 있는 감염증의 대부분은, 면역력이 정상인 우리들이 감염될 수 있는 이러한 「강적」에 의한 감염증이다. 그러나 **저항력이 저하되었을 때에는, 보통은 절대로 걸리지 않을 약한 병원체에 침범당하는 경우가 있다.** 이러한 감염증을 「기회감염증」이라고 한다.

그림 33 강적에 의한 감염증

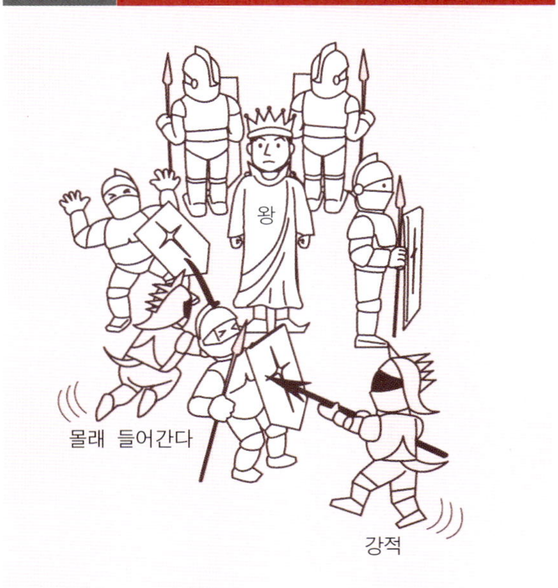

4 약독균이란 무엇인가?

흔히, 「기회감염증에서는 약독균에 의한 감염이 문제가 된다」고 한다. 약독균이란 말이 빈번하게 사용되고 있는데, 주의해야 할 점이 몇 가지 있다.

a. 약한 독?

약독이란 「botulinum toxin」이나 「cholera toxin」과 같이 독 그 자체의 강도를 말하는 것이 아니다.

여기에서 말하는 독이란 감염성을 말하는 것으로 약독이란 「**감염력이 약하다**」는 것을 의미한다. 약독에 상대되는 개념으로서는 앞에서 말한 "강적"이 해당된다. 강독균이라고 부르는 경우도 있다.

b. '균'이라는 말이 붙어 있기 때문에 세균일 뿐인가?

아니다. 여기에서 말하는 균이란 「세균, 바이러스, 진균, 원충을 포함한 미생물」을 가리킨다.

결국, 약독균이란 「면역기능이 정상인 건강한 사람은 감염될 수가 없는 감염력이 약한 미생물」이라고 할 수 있다.

5 어떤 사람이 약독균에 감염되는가?

건강한 사람은, 약독균이 감염시키려 해도 면역에 의해 쉽게 배제되어 감염이 성립되지 않는다. 그러나 면역기능이 저하되어 있는 사람은 감염될 수가 있다.

이것이 약독균에 의한 「기회감염」이다. 면역기능이 저하되어 있는 사람은 감염증에 걸리기 쉽기 때문에 「면역저하숙주(immunocompromised host)」라고 부르기도 한다. 구체적으로는 결합조직질환이나 백혈병, 장기이식 등으로 부신겉질스테로이드제나 면역억제제를 장기간 투여받아 면역억제 상태에 있는 환자, 고령자, 유아 그리고 HIV 감염에 의해 AIDS를 발병한 경우를 면역저하숙주라고 한다.

6 약독균 감염은 치명적인가?

바로 「약독균」이라는 말에 대한 느낌 때문에,

기회감염증
→ 약독균(여기까지는 정확하다)
→ 대수롭지 않은 감염증(여기가 잘못이다)

이라고 생각하기 쉽지만, 이것은 아주 잘못된 생각이다.

종종 죽음에 이르게 하는 무서운 감염증을 초래하기 때문이다.

예를 들어 면역결핍 환자가 죽는 경우는, 대부분이 약독균에서 비롯된 감염증이 원인이다. 정상적인 면역 상태라면 간단하게 배제할 수 있는 약독균도 면역결핍 환자에서는 죽음에 이르게 하는 위험한 존재인 것이다(**그림 34**).

그림 34 약독균 VS 면역저하숙주, 정상인

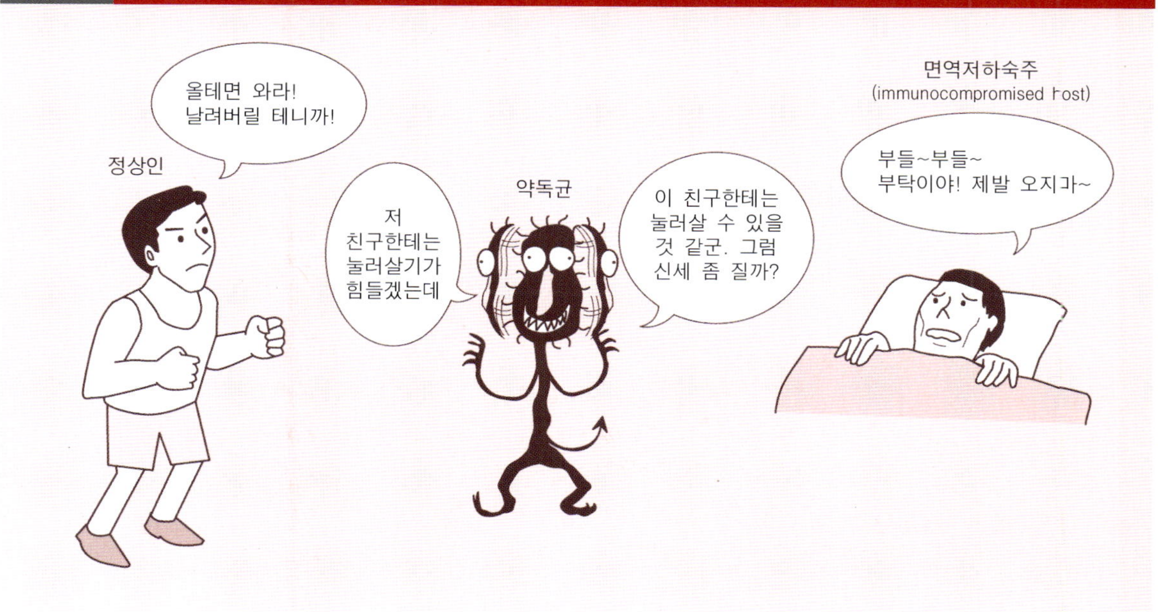
올테면 와라!
날려버릴 테니까!
정상인
저
친구한테는
눌러살기가
힘들겠는데
약독균
이 친구한테는
눌러살 수 있을
것 같군. 그럼
신세 좀 질까?
면역저하숙주
(immunocompromised host)
부들~부들~
부탁이야! 제발 오지마~

B 어떤 병원체에 감염되기 쉬운가?

면역기능이 저하된 상태에서는 기회감염이 자주 발생한다. 그럼, 어떠한 균에 감염되기 쉬운가? 사실, 이것을 무조건 암기하는 것이 별로 의미가 없다. 왜냐하면 「면역기능」이라고 간단하게 말해도, 어떤 면역기능이 저하되어 있는가에 따라 감염되기 쉬운 병원체가 달라지기 때문이다. 따라서 우선, 면역기능에는 어떠한 것이 있는가, 어떠한 면역학적 기전이 작용해서 미생물을 배제하고 있는가를 알아야 하고, 또 그 면역기능이 저하되었을 때에는 어떠한 병원체의 침입을 받기 쉬운가 하는 것 등을 잘 정리해서 기억하는 것이 중요하다.

1 미생물의 배제 시스템

미생물의 배제에 중요한 역할을 하는 것들은 다음과 같다.

a. T cell(T 림프구)
b. 항체(Ab)
c. 보체(complement)
d. 호중구(neutrophil)
e. 국소면역(local immune system)

2 면역저하의 종류

a. T cell의 결손·기능저하 …세포면역의 저하

T cell에 이상이 생기면 체액면역, 세포면역 모두 저하된다. 항체 생산을 돕는 T cell의 기능이 멈춰버리기 때문에 체액면역이 저하되지만, 보상적으로 B cell이 분발하기 때문에 현저한 저하를 초래하지는 않는다.

문제가 되는 것은 세포면역이다. T cell이 기능을 발휘하지 못하게 되면 그것을 보충해 주는 것이 없기 때문에 세포면역이 현저하게 저하된다.

T cell의 결손·기능저하로 특히 감염성 증가를 나타내기 쉬운 질환은 다음과 같은 것에 의해 발생하는 감염증이다.

- 일반 바이러스
- 세포내 기생세균(p.19)
- 진균
- 원충

b. 항체의 결손…체액면역의 저하

항체의 결손은 체액면역의 저하를 의미한다. 항체가 결손되면 다음과 같은 일이 발생한다.

- 세균에 항체가 붙지 않기 때문에 대식세포(macrophage)가 탐식하기 어렵다.
- 세균에 항체가 붙지 않기 때문에 보체도 붙지 않는다.
- 떠다니는 바이러스를 공격할 수 없다.

항체 결핍시에는,

- 일반세균
- 세포융해형 바이러스

가 감염성이 높은 원인 미생물로서 중요하다.

c. 보체의 결손

보체의 결손으로 가장 걸리기 쉬운 것이 Neisseria (수막염균, 임균)이다.

보체에는 다음과 같은 기능이 있다.

- 화학주성작용
- opsonin 작용
- 세포막에 구멍을 뚫는(용균반응 : lytic reaction) 작용

Neisseria 감염에는 용균반응이 중요한 면역기능을 한다고 생각된다.

보체가 결손되면 일반 세균의 감염성이 증가되는데, 특히 Neisseria 감염의 중증화가 문제가 된다.

d. 호중구의 결손…비특이적 면역의 저하

일반 세균의 킬러인 호중구의 기능이 결핍되면 당연히 일반 세균의 감염성이 증가된다.

호중구의 기능결핍증에는 많은 질환이 있지만, 시험에서는 만성 육아종증(chronic granulomatosis)과 Chediak-Higashi 증후군이 자주 출제된다.

호중구의 기능결핍도 중요하지만 호중구수 그 자체가 감소되는 상태도 병적인 의미를 가진다. 호중구수가 500/μl 이하인 상태를 무과립구증(agranulocytosis)이라고 하는데 일반 세균의 감염성 증가가 문제가 된다. 무과립구증에 대해서는 나중에 자세히 설명하겠다(p.54).

e. 국소면역의 결손

대표적인 국소면역은 분비형 IgA로서 주로 점막에 존재한다. IgA의 결손은 체액면역의 저하 또는 국소면역의 결손이라고도 해석할 수가 있다.

분비형 IgA가 결손되면 세균, 바이러스 감염을 불문하고 특히 기도감염(airway infection)이 문제가 된다.

3 면역저하의 원인

면역결핍증에는 유전에 의해 선천적으로 면역계에 결손이 있는 「**원발성 면역결핍증**」과 원래는 정상이었던 면역계가 2차적으로 장애를 받아 발생하는 「**속발성 면역결핍증**」이 있다.

즉, 면역결핍증은 다음과 같이 크게 2가지로 분류한다.

- 원발성 ≒ 선천성 ≒ 1차성
- 속발성 ≒ 후천성 ≒ 2차성

4 선천면역결핍증의 분류

선천면역결핍증은 소아과에서 상세하게 공부하기로 하고 여기에서는 그 분류(**그림** 35)에 대해서 살펴보기로 하겠다.

선천면역결핍증에서는 결손되었다는 것은 확실하기 때문에 무엇이 결손되었는가를 묻는 문제가 자주 출제된다. 림프구의 결손, 항체의 결손이라는 형태로 분류할 수도 있고, 세포면역의 저하, 체액면역의 저하라는 형태로 분류하는 경우도 있다.

잠깐! 한 말씀 — **국소면역**

① 침분비의 저하와 충치

침도 국소면역의 담당자이다. Sjögren 증후군이나 입 주위의 방사선 조사후에는 침샘이 장애를 받아 침이 잘 나오지 않게 되어 충치가 생기기 쉬워진다. 침이 나오지 않기 때문에 입속의 음식 찌꺼기 등을 씻어 내릴 수 없게 되기 때문이라고 생각할 수 있으나, 충치도 *S. mutans*나 그 외의 "우식원성 세균(cariogenic bacterium)"에 의한 「세균감염증」의 하나이기 때문에 침분비의 저하에 의해 분비형 IgA의 양도 감소하여 국소면역이 저하되기 때문에 감염성이 증가된 결과로 생각할 수도 있다.

② 화상과 감염증

화상 환자는 감염성이 증가된 숙주이다. 감염성이 증가되는 원인은 여러 가지 생각할 수 있으나, 첫 번째로 방호벽인 피부 그 자체가 소실되어 버린 것을 들 수 있다.

그림 35 **선천면역결핍증의 분류**

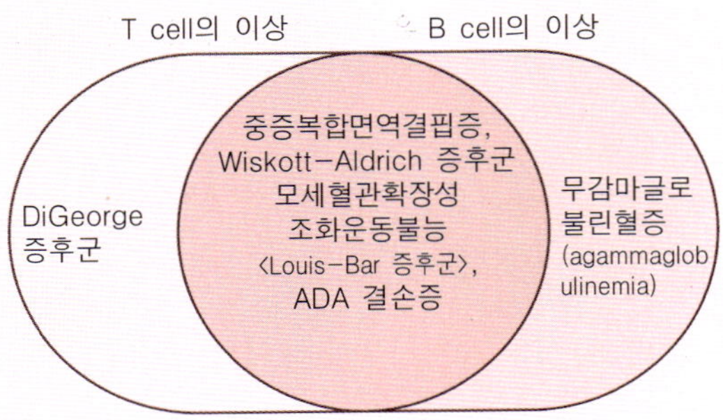

a. 림프구의 이상

- **T cell, B cell 모두가 기능저하**
  (세포면역 저하, 체액면역 저하)
  중증 복합 면역결핍증
  (SCID : severe combined immune deficiency)
  Wiskott-Aldrich 증후군
  모세혈관확장성 조화운동불능
  (ataxia telangiectasia)
  ADA(adenosine deaminase) 결손증
- **T cell 기능 부전, B cell 정상**
  (세포면역 저하, 체액면역 정상)
  DiGeorge 증후군
- **T cell 정상, B cell 기능 부전**
  (세포면역 정상, 체액면역 저하)
  무감마글로불린혈증(agammaglobulinemia)

b. 호중구의 이상

만성 육아종증(ch. granulomatosis)
Chédiak-Higashi 증후군

그 외에 보체나 국소면역의 이상이 있다.

5 후천면역결핍증의 분류

후천면역결핍증(acquired immunodeficiency)은 결손 항목에 의해서가 아니라 결손 원인에 의해서 분류된다. HIV 감염증뿐만 아니라 기타 후천적으로 면역력이 저하되는 병태에 대해서도 살펴보자.

원인에 의한 분류는 다음과 같다.

① **HIV 감염증**

② **림프계 종양**
Hodgkin병
만성 림프성 백혈병(CLL)
골수종(myeloma)

③ **약제, 방사선에 의한 장애**
면역 억제제
항암제
방사선 조사

④ **중증 감염증**
좁쌀결핵(miliary Tb), 말라리아 등

⑤ **IgG의 상실**
콩팥 증후군(nephrotic syndrome)
화상
단백소실위장증(protein-loosing enteropathy)

⑥ **영양장애**
저영양(malnutrition)
아연(Zn)결핍증

⑦ **콩팥·내분비·대사질환**
당뇨병
만성 콩팥기능상실
Cushing 증후군

⑧ **자가면역질환**
전신홍반루푸스〈SLE〉
류마티스관절염(RA)
사르코이드증

여기에서는 **무과립구증**과 **후천면역결핍증후군<AIDS>**에 주목해서 자세하게 설명하기로 하겠다.

잠깐! 한 말씀

면역억제제

면역 억제제에는 크게 3종류가 있다.

① 강력한 항염증제(부신겉질스테로이드제)

② 세포독성제(azathioprine, cyclophosphamide)

③ 곰팡이나 세균에서 유래한 약(cyclosporine A,tacrolimus)

① 부신겉질스테로이드제

여러 질환에서 면역반응을 억제하기 위해 스테로이드가 사용된다. 결합조직질환을 비롯한 자가면역질환에서는 스테로이드(steroid)가 없으면 치료를 할 수 없다.

스테로이드의 최대의 효과는 항염증작용과 면역반응의 억제인데, 부작용도 많이 알려져 있다. 스테로이드라는 말을 많이 쓰고 있지만, 대부분 glucocorticoid(부신겉질 호르몬의 하나로 당질코르티코이드라고도 한다)의 유도체를 가리킨다.

prednisolone은 glucocorticoid의 대표적인 유도체이다.

부신겉질스테로이드제의 부작용

(중요하므로 외워 두자!)

- **당뇨병(DM)**
- **중심성 비만(central obesity)**
- **부종(보름달모양 얼굴)**
- **골다공증(osteoporosis)**
- **다모·색소침착**
- **소화성 궤양(gastric ulcer)**
- **근위근 위축(proximal m. atrophy)**
- **정신장애**
- **감염성 증가**

② 세포독성제(cytotoxic agent) : 항암제 등

세포분열을 하고 있는 세포에 독성을 발휘한다. 임상에서는 항암제로서 사용된다. 암세포는 일반 세포에 비해 분열이 활발하기 때문에 세포독성제는 이것을 목표물로 한다. 림프구는 세포분열이 활발하기 때문에 이런 종류의 약으로 장애를 받기 쉬워 결과적으로 면역이 억제된다.

림프구뿐만이 아니라 다른 혈구나 점막과 같은 세포에서도 세포분열이 활발하기 때문에 세포독성제의 목표물이 된다. **빈혈(anemia), 과립구 감소(granulocytopenia), 혈소판 감소(thrombocytopenia)**[이상의 3가지를 합쳐서 범혈구 감소(pancytopenia) 또는 골수 억제(bone marrow depression)라고 한다], **탈모, 장관상피 탈락** 등이 부작용으로 나타난다.

cyclophosphamide는 위에서 말한 것 외에도 출혈성 방광염(hemorrhagic cystitis)이라는 유명한 부작용이 있으므로 기억하기 바란다.

cyclophosphamide라면, 출혈성 방광염

③ 곰팡이나 세균 유래의 약 : 면역억제제

cyclosporine A는 *Tolypocladium inflatum*이라는 토양균이 만들어 내는 peptide이며, tacrolimus(FK506)는 *Streptomyces tsukabaensis*라는 사상균이 만들어내는 macrolide계 화합물이다. 각각, 림프구의 증식을 억제하는 작용을 한다. 세포독성제와 같이 다른 세포분열까지 억제하지는 않기 때문에 골수억제와 같은 부작용은 훨씬 적다. 자주 문제가 되는 부작용은 콩팥독성(renal toxicity)이다.

cyclosporine A의 등장으로 콩팥이식 후의 생착률이 비약적으로 향상되었다.

C 무과립구증 agranulocytosis

1 과립구란 무엇인가?

백혈구를 분류하면 과립구(granulocyte), 단핵구(monocyte), 림프구(lymphocyte)의 3가지로 크게 나눌 수 있다(**그림 36**).

과립구라는 이름은 백혈구 중에서 과립을 많이 가지고 있다는 사실에서 유래되었다. 과립구는 염색했을 때의 염색되는 모습에 따라 다시 3가지로 분류된다.

과립이 붉게 염색되는 것을 호산구(acidophil), 파랗게 염색되는 것을 호염기구(basophil), 어느 쪽이라고도 할 수 없는(황갈색으로 염색된다) 것을 호중구(neutrophil)라고 한다.

과립구는 백혈구의 반수 이상을 차지하는데, 그 중에서도 호중구가 90% 이상을 차지한다.

그림 36 백혈구의 분류

백혈구	과립구	호중구	50~60%
		호산구	3%
		호염기구	1%
	단핵구		5%
	림프구		30~40%

그림 37 호중구의 이동능

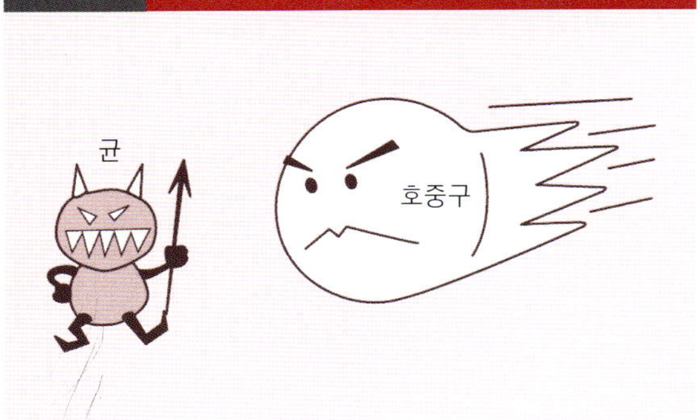

2 과립구 중에서 감소하면 안 되는 것은?

그것은 「호중구」이다. 호산구는 기생충 방어의 중심적 역할을 하고 호염기구는 알레르기 반응의 중심적 역할을 하지만, 양쪽 모두 원래 적은 양이기 때문에 호산구 감소증이라든가 호염기구 감소증과 같은 병태는 존재하지 않는다(그러나 호산구증가증이라는 병태는 있다).

호중구는 **「이동(migration)능」(그림 37) 「탐식(engulfment)능」(그림 38) 「살균(microbicidal)능」(그림 39)**을 가지고 있어 세균을 비롯한 병원미생물의 배제에 참여하고 있다. 과립구의 대부분을 차지하는 호중구가 감소하면 감염성 증가가 문제가 된다.

그림 38 호중구의 탐식능

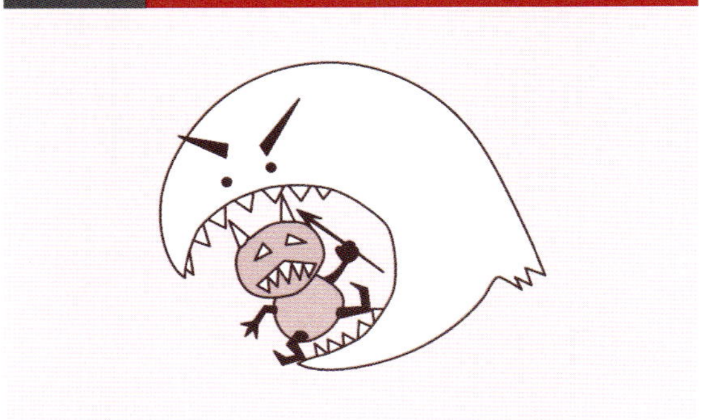

그림 39 호중구의 살균능

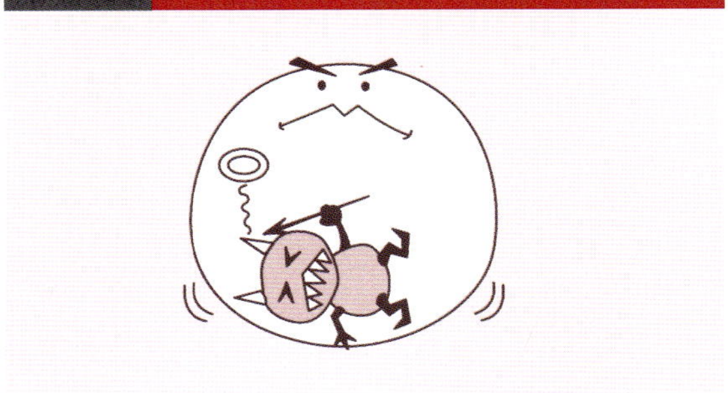

잠깐! 한 말씀

호중구 기능부전 질환

선천면역결핍증 부분에서 나왔던 「호중구 기능부전」의 질환으로는,

만성 육아종증(chronic granulomatosis)

Chédiak-Higashi 증후군

이 있다. 이들은 각각 다음과 같은 호중구의 기능부전을 가진 질환이다.

	이동능	탐식능	살균능
만성 육아종증	정상	정상	이상
Chédiak-Higashi 증후군	이상	정상	이상

3 과립구 감소의 원인

조혈모세포(hematopoietic stem cell)는 골수에 존재하며, 분화하면서 증식한다. 이 분화, 증식의 과정이 장애를 받으면 과립구가 감소된다.

빈도가 높은 것은 다음과 같다.

① **골수에서 증식하는 악성 종양**, 유사질환
- 급성 백혈병(AML, ALL)
- 재생불량빈혈(aplastic anemia)
- 골수이형성 증후군(myelodysplastic syndrome : MDS) 등

② **방사선 장애**

③ **항암제**

그 밖에, 악성 종양과 관계없이 발생하며 범혈구 감소를 나타내는 것

- 발작성 야간혈색소뇨증 (PNH : paroxysmal nocturnal hemoglobinuria)
- 거대적혈모구성 빈혈(megaloblastic anemia) IV
- Felty 증후군(RA + splenomegaly)
- SLE

미성숙 혈액세포는 세포분열이 활발하기 때문에 방사선이나 약제에 의해 장애를 받기 쉽다. 무과립구증은 호중구의 수가 500/μl 이하인 상태라고 정의한다.

항암제 이외의 약제에 의한 무과립구증

항갑상샘제(methimazole, propylthiouracil 등)

4 무과립구증에서의 감염 원인균

항암제 치료중, 무과립구증에서의 감염증의 특징

- 발열이 나타난다
- 폐렴이나 요로감염증(UTI : urinary track inf.)과 같은 국소 증상이 적다
- 혈액 배양을 해도 세균을 분리할 수 있는 비율이 낮기 때문에, 열이 나긴 하지만 감염증이라고 판단하기 망설여지는 경우가 많다. 다행히 이 경우의 발열에는 항생제와 항진균제가 효과가 있어 80% 이상이 해열되므로 발열 원인의 대부분은 감염증이라고 간주되고 있다.

그렇다면, 그 원인은 무엇인가? 원인을 알면 그 균에 유효한 치료제만 사용하겠지만, 원인균의 분리가 어렵기 때문에 가능하면 많은 균에 효과가 있도록 항생제를 다제병용(combined therapy)한다.

많은 균이란 어떤 균들인가?

- Gram 양성균(Staphylococcus, Streptococcus, Enterococcus)
- Gram 음성균(*E. coli*, Klebsiella, *H. influenza*, Pseudomonas, Proteus 등)
- 진균(Candida)

등이다. 너무 많아서 외우기 힘들면 반대로 해당되지 않는 균을 외우는 것도 좋은 방법이다.

무과립구증에서 문제가 되지 않는 병원미생물

- 결핵균을 비롯한 세포내 기생세균
- 바이러스 전반
- *Pneumocystis carinii*
- Cryptococcus

5 무과립구증의 요점

① 호중구는 비특이적 면역 : 탐식능으로 일반세균, 진균의 방어에 큰 공헌을 하고 있다.
② 호중구가 없어지면 이들 균에 의한 감염증이 발생한다.
③ 균을 예상하고 항생제를 조합해서 치료한다.
④ 무과립구증이라면, 「항암제 투여중」이 핵심포인트이며, 그 외에 「방사선」, 「백혈병」, 「항갑상샘제」 등이 있다.

IV

6 무과립구증에서의 감염증은 기회감염증인가?

「기회감염증」이란 보통은 감염증을 일으키지 않는 약독균이 면역결핍 환자에게서 일으키는 감염증이다.

면역결핍이라는 조건을 충족시키고 있다. 그러나 약독균에 대해서는 어떠한가? 진균이나 녹농균은 「약독균」이라고 해도 되지만 포도알균이나 폐렴알균은 약독균이라고 하기에는 문제가 있다.

결국, 무과립구증에서의 감염증은 「기회감염증 외에도 강독균의 감염성 증가가 존재한다」는 것이다. 그러나 기회감염증의 정의는 약독균에 의한 감염증을 중심으로 하는 것이다.

D 후천면역결핍 증후군
acquired immunodeficiency syndrome : AIDS

기회감염증을 일으키기 쉬운 상태의 하나로 유명한 것이 후천면역결핍증후군〈AIDS〉이다. AIDS는 사람면역결핍바이러스〈HIV〉의 감염에 의해 발병하지만 감염되어 있는 상태와 발병한 단계는 면역의 상태가 다르다. 발병 이전에 치료를 개시하면 AIDS의 발병 및 기회감염증의 출현 빈도가 감소하는 경향이 있다.

HIV 감염자는 젊은 사람을 중심으로 증가 일로에 있지만 HIV 감염증의 치료 자체는 항HIV약의 개발, 그리고 이러한 약들의 다제 병용요법에 의해 큰 발전을 이루고 있다. 또한 매년 「HIV 감염증의 치료 지도서」가 개정되고 있어 항상 새로운 정보를 토대로 한 치료가 이루어지고 있다. 이러한 지도서가 있음으로써 HIV 감염증 치료에 관여하는 의사뿐 아니라 의료 관계자 그리고 치료 경험이 적은 사람들도 최신의 치료나 정보를 알 수 있게 되었다. 여기에서는 기회감염증이라는 시점에서 HIV 감염·AIDS에 대해서 살펴보기로 하겠다.

1 CD4+ T cell

HIV는 CD4+ cell에 감염한다. CD4+ cell에는 T cell(림프구), 대식세포가 있다.

HIV에 감염된 CD4+ cell은 내부에서 바이러스 증식이 일어나 죽기 때문에 체내의 CD4+ cell은 계속 감소된다.

HIV 감염 환자의 follow-up은 혈액중의 CD4+ T cell로 실시한다. 정상이라면 혈액중에 CD4+ T cell이 750~1,250/㎕ 존재한다. CD4+ T cell의 수가 200 이하가 되면 면역결핍으로 인해 여러 질환에 걸리게 된다.

2 CD4+ T cell의 감소를 막는 방법

AIDS의 임상경과는 몇 가지로 분류되지만, 일반적인 경과를 보면, CD4+ T cell이 HIV에 의해 파괴되어 1년에 대략 40~80/㎕의 비율로 감소되어 간다. CD4+ T cell이 200/㎕ 이하가 되는 것은 감염으로부터 약 10년 경과한 시점이라고 알려져 있다. 예를 들어, 원래 800/㎕있었던 사람이 1년에 60/㎕씩 감소되어 가면 10년 후에는 200/㎕가 된다.

이러한 감소를 저지하는 것이 azidothymidine (AZT)을 비롯한 항retrovirus제이다. 그러나 AZT로 HIV를 완전히 몰아낼 수 있는 것은 아니다.

3 AIDS의 진단

AIDS의 진단은 2단계로 나누어진다. 하나는 "HIV에 감염되어 있다"는 사실의 증명, 또 하나는 "면역능의 저하에 의해 어느 특정한 질환에 감염되어 있거나 종양이 생겼다"는 사실의 증명이다.

그럼, HIV의 감염을 의심할 수 있는 상황은 무엇이며 어떻게 증명하는가에 대해서 살펴보자.

4 HIV 감염이 의심되는 증상

이 증상을 알고 있으면, HIV 감염 여부를 묻는 환자를 접했을 때 자신감을 가질 수 있을 것이다.

증상에는 다음의 4가지가 있다.

a. 발열
b. 림프절 종창
c. 발진
d. 인두염, 근육통, 관절통

a. 발열

감염후 2~4주일 만에 발열이 나타나는데, 보통은 1~2주일 지나면 소실된다.

b. 림프절 종창

역시, 감염후 2~4주일 만에 증상이 나타나는데, 그 후 다른 증상이 소실된 후에도 림프절 증창만은 지속적으로 나타나는 경우가 있다.

c. 발진

난치성이며 가려운 증세를 동반하는 발진이 광범위하게 나타나면, 일단 HIV 감염을 의심해야 한다.

d. 인두염, 근육통, 관절통

다른 바이러스 감염증과 같이, 얼핏보아 「감기」와 비슷한 증상이 나타났다고 해서 HIV에 감염되었다고 생각하면 안 된다. 더구나 이러한 증세는 감염후 2~4주일 만에 나타나, 1~2주일 지나면 소실된다.

검사소견에서는 백혈구(특히 림프구) 감소, 혈소판 감소, 면역글로불린 증가 등이 나타난다.

5 HIV 감염의 판정

HIV 감염증의 진단에서 「**HIV 항체의 screening 검사의 결과**」와 「**항체 확인 검사 또는 HIV항원 검사**

IV

(바이러스의 분리를 포함) 결과」 2가지 모두 "양성"이면 확진할 수 있다.

단지, 주산기에 모친이 HIV에 감염되어 있었다고 생각되는 생후 18개월 미만의 유아(즉, 아기가 태어나기 전후 1주일 사이에 모친이 HIV에 감염된 경우, 태어난 아이가 1년 6개월이 되지 않았을 때)는 이들 진단기준 외에 '혈청 면역글로불린의 높은 수치'나 '림프구수의 감소' 등을 증명하기 위한 검사를 실시하는 경우가 있다(**표 9**).

잠깐! 한 말씀

AIDS라고 진단받지 않은 사람의 면역기능은 모두 정상인가?

AIDS는 후천면역결핍증의 약자이다. 그럼, HIV 감염증 환자 중에서 AIDS라고 진단받지 않은 사람은 면역기능이 정상일까? AIDS의 진단기준을 다시 한 번 확인해 두자.

AIDS의 진단은 다음 중 한 가지를 충족시키는 경우에 성립된다.

① CD4 림프구가 200/μℓ

② AIDS 진단을 위한 지표질환이 한 가지 이상 존재한다.

구강 candidiasis나 심한 손톱백선이 있는 경우는 면역결핍 상태라고 생각해도 되지만, 현재로서는 AIDS라고 진단되지 않는다. 다시 한 번 말하지만, AIDS라고 진단되지 않는다고 해서 모두 면역기능이 정상이라고 할 수는 없다.

6 HIV 감염자로 판정된 경우

HIV 감염자로 밝혀지면 단순한 보균자인지 AIDS의 바로 전단계인지 또는 완전한 AIDS인지, 치료가 필요한지 필요없는지 등을 판단할 필요가 있다.

HIV 감염증의 지표로는 혈중 바이러스량(HIV RNA)과 CD4+ 림프구수가 있다. 전자는 HIV 감염증의 진행속도에 대한 지표가 되고 후자는 감염자의 면역상태에 대한 지표가 된다. 대략적인 대응을 **표 10**에 제시하였다.

a. 350/μℓ 이상

정기적인 진찰과 검사만으로 경과관찰이 가능하다. 이 시기의 발열이나 감염증은 일반 환자에게서 나타나는 것과 거의 같으며 기회감염증으로 이환되는 경우는 적다.

표 10 항HIV 치료 시작 시기의 기준

	CD4+T림프구수	대응
AIDS로 발병되지 않은 경우	①350/μℓ	치료하지 않고 경과관찰한다
	②200~349/μℓ 이상	치료개시 시기를 결정한다
	③200/μℓ 미만	치료를 개시한다
AIDS로 발병된 경우		치료를 개시한다

표 9 HIV 감염증의 진단

1. HIV 항체 screening 검사법(효소항체법<ELISA>, 입자응집법<PA>, 면역 chromatography<IC> 등)의 결과가 양성이고, 다음 중 어느 하나가 양성인 경우에 HIV 감염증으로 진단한다.

(1) 항체 확인 검사(Western Blot법, 간접형광항체법<IFA> 등)
(2) HIV항원 검사, 바이러스 분리 및 핵산 진단법(PCR 등) 등의 병원체에 관한 검사

2. 단, 주산기에 모친이 HIV에 감염되어 있었다고 생각되는, 생후 18개월 미만인 유아의 경우는 적어도 HIV항체 screening법이 양성이며, 다음 중 어느 하나를 충족시키는 경우에 HIV 감염증으로 진단한다.

(1) HIV 병원 검사가 양성
(2) 혈청 면역글로불린의 높은 수치, 림프구 감소, CD4+ T 림프구의 감소, CD4+ T 림프구수/CD8+ T 림프구수 비율의 감소 등과 같은 면역학적 검사소견 중 어느 한 가지를 나타낸다

b. 200~349/μl

300/μl 이하가 되면 AZT 등의 투여를 시작하는 경우가 많다. 구강 candidiasis가 나타나는 것은 이 시기이다. 면역기능의 저하가 진행되는 시기이다.

c. 50~199/μl

지표질환이나 기회감염증이 동반될 가능성이 매우 높으며, 특히 치사율이 높은 *P.carini* 폐렴의 예방이 가장 중요하다. 구체적으로는 TS(trimethoprim sulfamethoxazole)복합제나 펜타미딘(pentamidine)을 예방적으로 투여한다. 지표질환이 나타나면 그때마다 치료해 나간다.

d. 50/μl 이하

CD4+ T림프구가 50/μl 이상 존재하는 경우에는 기회감염에 대한 예방을 잘 하면 환자의 생명에는 지장이 없으나 50/μl 이하가 되면 절망적이 된다. 즉, 의료행위로는 병을 이길 수 없게 되는 것이다.

7 HIV 감염에서 AIDS 발병까지

HIV에 감염되어 10년 정도 지나면 AIDS가 된다는 것은 이미 언급한 바 있다. 여기에서는 그 시간적 경과를 좀 더 자세히 살펴보기로 하자(**그림 40**).

a. acute retrovirus syndrome : 급성기

감염 후 1~3주일 지나서 나타나는 병태이다. 이 시기에는 아직 HIV 항체가 음성이다.

대표적인 증상은 발열, 림프절 종창, 인두염, 근육통이다. 심한 감기, 인플루엔자, 전염성 단핵구증과 매우 유사한 증상이다. 1~2주일 지나면 증상이 자연히 사라지는데, 림프절 종창은 남는 경우가 있다.

b. asymptomatic HIV infection : 무증상기

HIV가 CD4+ T cell을 차례로 감염시켜 서서히 CD4+ T cell이 감소되고 있는 시기이다. 그러나 뚜렷한 증상은 없다.

c. symptomatic HIV infection : AIDS 발병기

면역결핍에 의해 여러 질환에 걸리는 시기이다. AIDS가 발병된 시기라고 할 수 있다. 앞에서도 설명했지만 CD4+ T cell이 200/μl 이하가 될 무렵부터 기회감염증을 비롯해 각종 질환이 나타난다.

8 AIDS 진단을 위한 지표질환

AIDS의 진단은, 「HIV 감염증의 진단」(**표 9**)기준을 만족시키고, 동시에 **표 11**에 있는 23개의 질환(지표질환이라고 한다) 중에서 1개 이상이 확실하게 나타날 경우에 확정된다.

지표질환 중에는 미국의 풍토병과 같은 것도 있기 때문에 거기에 대해서는 설명하지 않겠다. 또 ⑨와 ⑪은 주로 13세 이하에서 나타나기 때문에 ⑪에 대해서는 간단하게 설명하고 ⑨에 대해서는 생략하겠다. 대략적인 증상과 관찰, 처치에 대해서 간단하게 설명하기로 한다.

그림 40 **HIV감염에서 AIDS에 이르기까지**

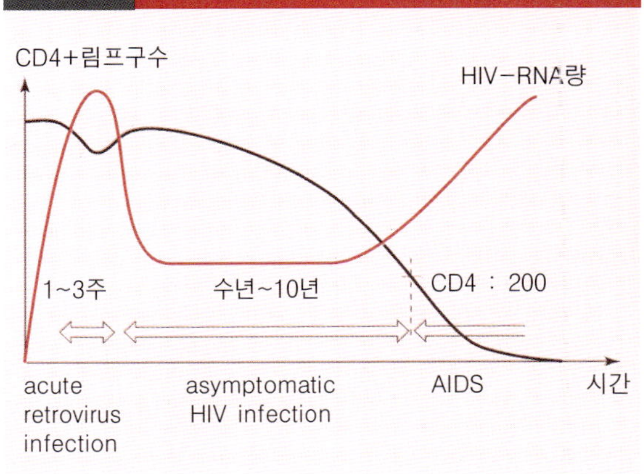

IV

a. Candidiasis(칸디다증) ①

구강 칸디다증은 치명적인 질환은 아니며 단지 불쾌할 뿐이다. 지표질환에도 포함되지 않는다. 단, 연하통이나 흉통 등이 동반되면 candida가 식도내에 감염되어 있을 가능성이 높기 때문에 **식도 칸디다증**을 의심해야 한다. 식도 칸디다증은 지표질환에 포함된다. 가능하다면 상부 소화관 내시경으로 확인한다.

치료에는 항진균제(amphotericin-B, miconazole, fluconazole, itraconazole 등)를 투여한다.

b. Cryptococcosis : ②

가장 주의해야 할 것이 **수막염**이다. 수막염이라면, 두통, 발열, 목경직과 같은 이학적 소견이 중요하다. 또 검사에서는 CSF의 india ink 염색이 진단에 중요하다. 항진균제로 치료한다. 수막염 이외에 폐 병변이나 전신성 병변도 발생할 수 있다.

c. Coccidioidomycosis, Histoplasmosis, Isosporosis : ③, ④, ⑧

이것은 우리나라에서는 거의 볼 수 없는 질병이며, 어느 특정 지역에서만 볼 수 있는 「풍토병」으로 취급된다.

d. *Pneumocystis carinii* 폐렴 : ⑤

AIDS의 대표적인 합병증이다.

발열을 동반하는 건성기침과 진행성 호흡부전이 특징이다. 가슴 X-선에서는 **미만성 간유리 음영**이 보이고 동맥혈 가스분석에서는 산소농도(PaO_2)가 현저하게 저하된다.

이와 같은 소견을 얻으면 확진을 기다리지 말고 치료를 개시한다. 진행이 빠르기 때문에 치료가 늦어지면 치명적이 된다. 치료법이 확립되어 있는 질환인 만큼 빠른 치료가 요망된다. 치료에는 TS 복합제의 정맥주사와 pentamidine의 흡입을 실시한다.

e. Toxoplasma 뇌증 : ⑥

Toxoplasma 원충에 의한 감염증이다. 모자감염으로 잘 알려진 감염증이었는데, AIDS의 등장에 의해 뇌염을 유발하는 원인으로서 주목받게 되었다. 가벼운 두통으로부터 혼수에 이르기까지 다양한 중추신경증상을 초래한다.

f. Cryptosporidiosis : ⑦

지속성 설사의 원인이 되는 원충이다. 수년전 cryptosporidium에 의한 집단감염이 발생해 유명해졌다. 건강한 사람이 감염된 경우는 가벼운 설사 등의 증상으로 1주일 정도면 자연히 치유되지만, 면역결핍상태인 AIDS 환자가 감염되면 심한 설사 증세를 나타내며 사망에 이르기도 한다.

g. Salmonellosis : ⑩

비티푸스성 살모넬라균(*Salmonella typhi, Salmonella paratyphi* A를 제외한 균)에 의한 감염증이다. 일반적으로는 「티푸스성 살모넬라균은 균혈증=장티푸스」를 초래하고 「비티푸스성 살모넬라균은 균혈증을 초래하지 않고 식중독의 원인균=살모넬라 식중독」으로서 정의된다. AIDS에서는 비티푸스성 살모넬라균이 균혈증을 초래하여 발열, 오한, 복통, 설사, 간지라비대 등이 발생한다.

h. 항산균 감염증 : ⑪, ⑫

「결핵균」은 감염력이 강하여 면역능력이 정상인 사람도 감염될 수 있기 때문에 발병률도 상당히 높다.

반면에, 「비정형 항산균」은 감염성이 낮아, 보통 건강한 사람에게는 거의 문제가 되지 않는다. AIDS 환자에서 비정형 항산균증이 발병하는 것은 면역력이 상당히 저하되었을 때이다.

증상은 양쪽 모두 비슷해서 발열, 권태감, 식은땀, 체중감소가 주로 나타나고 기침이나 객담, 객혈 등은 나중에 나타난다.

결핵, 비정형 항산균증 모두에 항결핵제(INH〈isoniazid〉, RFP〈rifampicin〉, ethambutol, streptomycin…)을 사용해서 치료한다.

i. Cytomegalovirus 감염증 : ⑬

정상인의 90%는 cytomegalovirus에 불현성으로 감염되어 있다.

감염후 cytomegalovirus는 잠복 감염을 한다. 면역결핍 상태에서는 cytomegalovirus가 재활성화하여 발병하는 유형과 처음으로 cytomegalovirus에 감염되어 발병하는 유형이 있다. 양쪽 모두 여러 장기에서 심한 감염증을 나타낸다. 망막염은 AIDS 환자의 30% 전후(높은 빈도)로 나타난다.

안저검사에서 출혈, 백반, 혼탁 등이 나타난 경우는 우선 cytomegalovirus 감염증을 의심하여 조속히 치료를 개시한다(Ganciclovir를 투여). 망막염은 적절한 치료를 하지 않으면 실명에 이르는 위험한 질환이기 때문에, 안저검사는 HIV 감염자에 대한 추적(follow-up) 검사로서 중요한 검사라 할 수 있다. 그 외에 소화관 감염증, 사이질폐렴, 뇌염이 많이 나타난다.

j. HSV 감염증 : ⑭

피부의 수포가 보통 1주일 정도 지나면 가피(딱지)가 되지만 이 질환에서는 시간이 지나도 낫지 않고 오히려 심해져서 궤양화(ulceration)된다. 완쾌된 것 같아도 반복해서 재발되며 피부 이외의 장기에 감염하는 경우도 있다.

k. 진행다초점 백색질뇌증(PMLE) : ⑮

JC virus가 원인으로 발생하는 뇌증이다. AIDS 이외의 면역결핍 상태에서도 발생하는 경우가 있다.

l. 카포시육종 Kaposi's sarcoma : ⑯

human herpes virus 8형(HHV-8)이 원인으로 알려져 있다. 현재로서는 유효한 치료법이 없어, 1년 이내에 사망한다.

m. 악성 림프종 : ⑰, ⑱

AIDS에 동반되는 악성 림프종은 Burkitt 림프종, 면역아구성 림프종, 원발성 림프종의 3종류가 알려져 있다.

AIDS에서 나타나는 악성 림프종의 특징은 다음과 같다.

- 병형 : 악성 림프종에는 비호지킨 림프종(non Hodgkin's lymphoma)과 호지킨병(Hodgkin's disease)이 있는데, 대부분이 전자인 비호지킨 림프종이다.
- 조직형 : 악성 림프종에는 T cell에서 유래한 T lymphoma와 B cell에서 유래한 B lymphoma가 있는데, 후자가 압도적으로 많다.
- 장소 : 뇌에 많이 발생한다.
- 예후 : 면역결핍을 기본으로 하고 있기 때문에 근치는 불가능하다.

n. 침윤성 자궁경부암 : ⑲

여성 HIV 감염자인 경우는 반드시 산부인과에서도 진찰을 받게 해야 한다.

o. 반복성 폐렴 : ⑳

1년에 2회 이상의 급성 폐렴이 나타난 경우에 반복성 폐렴으로 진단된다. 원인균은 문제가 되지 않는다. AIDS의 감염성 증가가 원인이다.

p. 림프성 사이질폐렴 : ㉑

소아의 AIDS 환자에서만 발병하는 사이질폐렴

IV

으로, 소아 AIDS 환자의 50% 이상에서 나타난다. 원인은 불분명하며, 최종적으로는 림프종으로 이행되며 예후가 나쁘다.

Burkitt 림프종과 림프성 사이질폐렴에는 EBV가 관여하고 있다고 알려져 있다.

q. HIV 뇌증 : ㉒

HIV 그 자체가 뇌의 신경아교세포(glial cell)에 감염함으로써 발생하는 증상이다. 치매 등 다양한 증상이 나타난다.

r. HIV 소모성 증후군 : ㉓

HIV 감염자는 시간이 경과함에 따라 몸이 마른다고 알려져 있다. 식사 섭취량이 적당하고, 또 그 외의 합병증(설사나 흡수장애 증후군 등)이 없음에도 불구하고 건강할 때와 비교해서 10% 이상의 체중감소가 나타날 때에 진단된다. 원인은 명확하지 않다.

IV

표 11 AIDS 진단을 위한 지표질환(indicator disease)

A. 진균증	⑫ 비정형 항산균증 1) 전신에 파종되는 것 2) 폐, 피부, 목부분, 폐문 림프절 이외의 부위에 발생하는 것 3) HIV에 의한 면역결핍을 시사하는 증상 또는 소견이 나타나는 경우
① candidiasis(식도, 기관, 기관지, 폐) ② cryptococcosis(폐 이외) ③ coccidioidomycosis 1) 전신에 파종된다 2) 폐, 목부분, 폐문 림프절 이외의 부위에 발생한다 ④ histoplasmosis 1) 전신에 파종된다 2) 폐, 목부분, 폐문 림프절 이외의 부위에 발생한다 ⑤ *pneumocystis carinii* 폐렴	**D. 바이러스 감염증** ⑬ CMV 감염증 (생후 1개월 이후로 간, 지라, 림프절 이외) ⑭ HSV 감염증 1) 점막, 피부 궤양이 1개월 이상 지속된다. 2) 생후 1개월 이후에 기관지염, 폐렴, 식도염이 동반된다 ⑮ 진행다초점 백색질뇌증(PMLE)
B. 원충증	**E. 종양**
⑥ toxoplasma 뇌증(생후 1개월 이후) ⑦ cryptosporidiosis(1개월 이상 지속되는 설사를 동반한다) ⑧ isosporiasis(1개월 이상 지속되는 설사를 동반한다)	⑯ Kaposi's sarcoma ⑰ 원발성 뇌림프종 ⑱ non Hodgkin's lymphoma LSG 분류에 의해 다음과 같이 분류된다 1) 대세포형 면역아구형 2) Burkitt형 ⑲ 침윤성 자궁경부암(HIV에 의한 면역결핍증을 시사하는 증상 또는 소견이 나타나는 경우)
C. 세균 감염증	**F. 기타**
⑨ 화농성 세균감염증(13세 미만으로 Haemophilus, Streptococcus 등의 화농성 세균에 의해, 2년 이내에, 아래에 열거된 것 중 2개 이상이 다발하거나 또는 반복해서 발생하는 것) 1) 패혈증(sepsis) 2) 폐렴 3) 수막염 4) 뼈관절염 5) 가운데귀·피부점막 이외의 부위나 심재 장기의 농양 ⑩ Salmonellosis(반복해서 재발하는 것으로 티푸스균에 의해 발병하는 것을 제외한다) ⑪ 활동성 결핵(폐결핵 또는 폐외결핵)	⑳ 반복성 폐렴 ㉑ 림프성 사이질폐렴/폐림프 과형성 : LIP/PLH complex(13세 미만) ㉒ HIV 뇌증(치매 또는 아급성 뇌염) ㉓ HIV 소모성 증후군(전신쇠약 또는 원인 미상의 체중감소)

※ C⑪ 활동성 결핵 중 폐결핵 및 E⑲ 침윤성 자궁경부암에 대해서는 HIV에 의한 면역결핍증을 시사하는 증상 또는 소견이 나타나는 경우로 제한한다

9 HIV의 치료

HIV에 대한 치료는 최근 몇 년간 변화를 거듭하고 있다. 단백분해효소 억제제의 등장으로 다제병행요법이 실시되게 되었다. 「HIV를 빨리 강력하게 퇴치하자」라는 것을 목표로 감염이 판명된 시점에서부터 강력한 치료가 이루어져 AIDS에 의한 기회감염의 감소와 사망률은 개선되고 있다. 한편, 조기에 강력한 치료를 시작해도 HIV바이러스를 완전히 지거할 수 있는 것이 아니며 치료에 의한 부작용이 눈에 띄게 되었다. 또한 장시간 약을 복용해야 하는 번거로움이나 약제내성 바이러스의 출현 등 새로운 문제도 나타나게 되었다.

현재 치료의 가이드라인은 이러한 이점과 결점을 토대로 작성되어 있다. 현재의 항HIV요법에서는 초회 요법의 항바이러스 효과가 가장 크기 때문에 이 초회 요법이 매우 중요해지고 있다는 것을 알 수 있다. 따라서 치료를 시작하는 데 있어서는 신중을 기할 필요가 있다. 아래의 치료의 개시 기준을 참고하기 바란다.

IV

잠깐! 한 말씀

치료개시기준

항HIV요법을 시작하는 데 있어서는 우선, 약제순응도를 확실하게 하기 위한 복약지도를 실시한다.

또한, 치료개시 전의 혈액검사는 1회뿐 아니라 2회 또는 3회의 결과를 본 다음에 CD4+림프구수와 혈중 바이러스량의 변동을 고려해서 개시를 결정한다.

표 12 미치료 환자에 대한 항HIV요법의 개시기준(권장)

임상증상*이 있는 경우		
치료개시에 있어서 고려해야 할 항목		권장
CD4+림프구수·혈중 바이러스량의 수치에 상관없음		치료개시
임상증상*이 없는 경우		
CD+림프구수(/mm^3)	치료개시에 있어서 고려해야 할 항목	권장
<200		치료개시
200~349	CD+림프구수의 감소속도가 빠른 경우** 혈중 바이러스량이 많은 경우** 상기 이외의 경우	적극적으로 치료를 고려*** 치료개시를 고려***
>350		경과관찰****

* : AIDS 및 AIDS에 관련된 위중한 증상

** : CD4+림프구수의 감소속도 : >100mm^3/년인 경우를 빠르다고 한다
혈중 바이러스량 : 10만 copies/ml 이하를 적다고 한다
그 이상을 많다고 한다

*** : 환자의 상태, 복약 약제순응도에 대한 의식이해도, 부작용 및 약물상호작용 등도 고려한다
(약제순응도가 치료의 핵심)

**** : 혈중 바이러스량(10만copies/ml 이하를 적다고 하며 그 이상을 많다고 한다)이 적으면 3~4개월에 1회 정도의 검사로 경과관찰을 실시하고 혈중 바이러스량이 많으면 자주(1~2개월에 1회 정도) 검사를 실시한다.

E 면역에 대한 재고

역(疫)을 피한다는 개념으로부터 다시 한 번 면역을 생각해 보자. 면역 시스템은 다양한 요소로 이루어져 있다(**그림 41**).

1 국소면역 local immunity

지금까지는 MHC(major histocompatibility complex)가 관여하는 면역시스템 밖에 다루지 않았지만, 실은 다음과 같은 것들도 국소면역시스템을 구성하고 있다.

- 피부의 각질
- 눈물
- 타액
- 점막상피세포의 섬모운동
- 점액
- 상재세균총(normal flora)
- secretory IgA(분비형 IgA)

우리들의 몸은, 피부 또는 점막으로 둘러싸여 있기 때문에, 이것을 통과하지 않고는 미생물이 침입할 수 없다. 그 최전선에서 면역을 담당하는 것을 **국소면역**(local immunity)이라 한다. 위에서 열거한 국소면역 중 어느 하나가 결핍되어도 쉽게 감염될 수 있기 때문에 국소면역의 중요성을 잘 이해해야만 한다. 이 중에서도, 특히 점액 중에 존재하는 **분비형 IgA**가 중요하다. 분비형 IgA는 점액 중에 존재하여, 외부로부터의 미생물이나 이물질의 침입을 최전선에서 방어한다(**그림 42**). IgA의 생성이 떨어지는 질환에서는 반복적인 상기도 감염이나 설사가 일어난다.

2 MHC 비의존성 면역 MHC non-dependent immunity

앞에서 설명한 국소면역은 MHC에 의존하지 않는 면역이다. 그것 외에도 MHC에 비의존적으로 작용하는 면역담당세포가 존재한다. 그것은 **호중구·호염기구·비만세포·호산구·K세포·NK세포**이다. 이들 세포는 항체·보체의 영향을 받으면서, 세균을 잡아먹거나 죽인다. 즉, MHC와는 무관하게 면역담당세포가 활약하는 면역을 **MHC 비의존성 면역**(MHC non-depenedent immunity)이라고 한다.

그림 41 면역의 구성

면역시스템
- 국소면역
- MHC 비의존성
- MHC 의존성
  - 체액면역
  - 세포면역

그림 42 국소면역의 역할

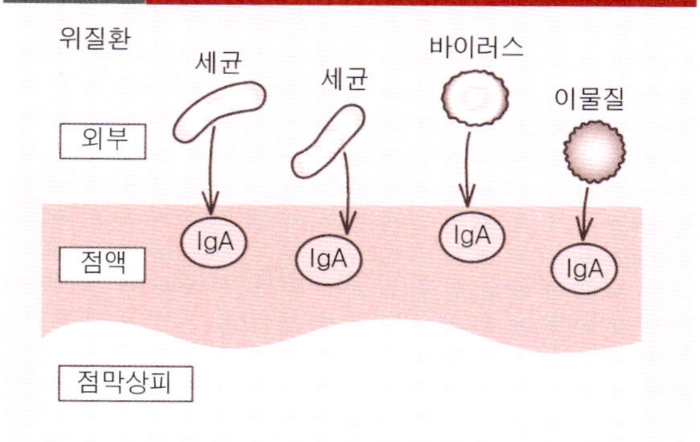

3 MHC 의존성 면역

MHC dependent immunity

지금까지 설명한 항원제시와, CD4, CD8이 관계하는 면역이다. MHC 의존성 면역의 이점은 **면역을 기억할 수 있다**(memory)는 것이다(**그림 43**). 국소 면역과 MHC 비의존성 면역은 감염 전이나 후에도 똑같이 면역현상을 일으킨다(각막염 후에 눈물의 양이 많아지거나, 입술헤르페스〈herpes labialis〉 감염 후에 입 주위의 피부가 두꺼워지거나 하지 않는다). 그에 비해, MHC 의존성 면역에서는, 비자기의 판결을 내린 T 세포가 분열하여, 그 일부가 memory T 세포로서 후세까지 살아남는다. 이것이 면역계에 있어서의 memory 기능이며, 이러한 memory T 세포가 있음으로써 다음에 다시 동일한 비자기가 침입해 왔을 때 신속한 대처를 할 수 있는 것이다. 이것은 B 세포의 경우에도 똑같다. memory B 세포로 남기 때문에, 다음의 비자기 침입시에 신속하게 항체를 생산하여 비자기와 싸울 수가 있는 것이다.

MHC 의존성 면역은 비자기의 침입을 받을 때마다 기억 림프구가 증가해 간다. 이렇게 해서 면역의 경험치를 높여갈 수 있는 것이 커다란 이점이라고 할 수 있다.

그림 43 기억림프구

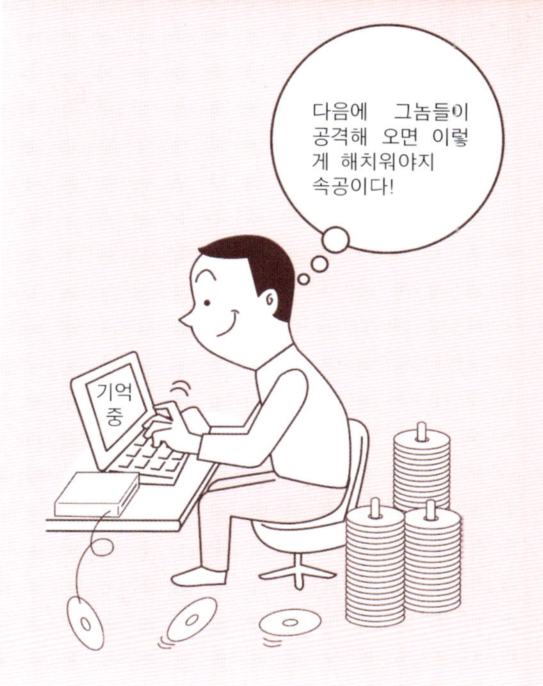
다음에 그놈들이 공격해 오면 이렇게 해치워야지 속공이다!
기억 중

잠깐! 한 말씀

평생면역(adaptive immunity)

유행성 이하선염(볼거리, mumps)·수두(chickenpox)·홍역(measles)·풍진(rubella)과 같은 어린 시절에 잘 걸리는 질환은, 한 번 앓고 나면 평생 다시 걸리는 일이 없다. 이처럼 한 번 걸리면 평생 걸리지 않는 면역을 평생면역이라고 한다. 유행성 이하선염을 예로 들면, mumps virus의 기억림프구가 평생 존재하는 것이다.

병원체에 따라서는 평생면역을 획득할 수 있는 것과 획득할 수 없는 것이 있다. 왜 이런 차이가 발생하는지는 알 수 없지만, 감기에 평생면역이 생긴다면 얼마나 좋을까 하고 생각해 본다.

IV

F 체액면역 humoral immunity

항체가 면역반응의 중심이 되는 것을 체액면역이라고 한다. 항체는 세포 속에 들어갈 수 없기 때문에, 체액면역이 위력을 발휘할 수 있는 장소는 혈액·조직사이질액과 같은 물과, 그 물에 접하고 있는 부분이 된다. 따라서 **세포내에 기생하고 있는 이물질에는 전혀 효과가 없다**고 할 수 있다.

그럼, 어떤 비자기에 체액면역이 효과가 있는가?

- **세포 외에서 증식하는 일반세균**
- **혈중 바이러스**
- **독소(toxin)**

이상에서 체액면역이 효과를 나타낸다.

1 세포외에서 증식하는 일반세균

체액면역이 효과를 발휘하지 못하는 세균만 기억하자. 그 외에는, 제목의 "세포외에서 증식하는 일반세균"이다.

세포내에 기생하는 대표적인 세균은 결핵균이며, 그 외에, 살모넬라·리스테리아·나병·브루셀라가 있다. 세포내 기생세균에는 항체가 미치지 못하기 때문에 체액면역이 효과가 없다.

세포외에서 증식하는 일반세균은, 사슬알균(streptococcus)·포도알균(staphylococcus)·대장균(*E. coli*) 등 흔하게 접할 수 있는 세균이다.

2 혈중 바이러스

바이러스는 세포내에 몰래 숨는데, 일단 숨어 버리면 항체는 의미를 잃어버린다. 그러나, 혈액 속을 표류하고 있는 바이러스에는 효과가 있다. 바이러스는 체내에 침입한 후, 감염시키려는 표적세포(바이러스에 친화성이 높은 장기)까지 혈류를 통해서 도달한다. 이 때에 항체가 바이러스에 결합하면, 바이러스는 감염능력을 잃어버릴 수가 있다.

3 독소

세균이 만들어내는 독소(toxin)를 중화할 수 있는 것은 항체뿐이다. 대표적인 독소는 파상풍(tetanus)균 독소, 디프테리아 독소이다.

잠깐! 한 말씀 **항체는 세포 속에는 들어갈 수 없다?**

항핵항체(ANA : antinuclear antibody)는 불가사의한 항체이다. 항체는 세포 속에까지 들어갈 수가 없기 때문에, 당연히 핵에 결합하는 것도 불가능하다. 그런데, 자가면역질환에서는 항핵항체를 갖는 경우가 많아 어떤 병적인 의미가 있을 것이라고 추측은 하고 있지만, 사실은 아무 것도 밝혀진 바가 없다. 적어도 항핵항체가(ANA), 살아 있는 세포의 핵까지 도달하는 경우는 없다.

마찬가지로 항미토콘드리아항체(antimitochodrial antibody), 항호중구세포질항체(ANCA : antineutrophil cytoplasmic antibody)도 불가사의한 항체라고 할 수 있다.

항핵항체가 세포 표면의 수용체에 결합하여 거기에서 방출되는 전달물질을 통해서 여러 가지 증상을 나타내는 것이라고 생각된다.

4 체액면역의 요점

체액면역의 주역은 항체, 보좌역은 보체이다. 항체를 생산하는 것은 B 세포계이며, 그것을 배후에서 조종하고 있는 것이 helper T 세포이다. 힘의 관계는 **그림 44**와 같다.

그림 44 체액면역의 힘 관계

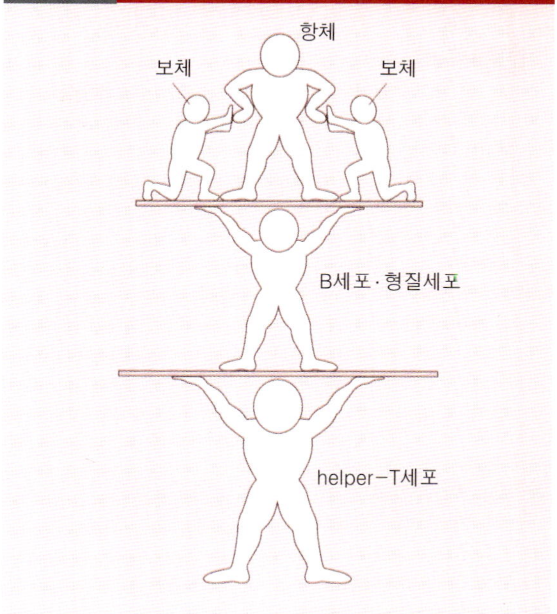

G 세포면역 cell-mediated immunity

면역담당세포의 작용이 "먹는다", "죽인다"가 중심이 되는 면역을 세포면역이라고 한다.

실제로 그런 역할을 하는 것이 대식세포와 **killer-T 세포**이며, 배후의 권력자는 역시 helper-T 세포이다(그림 45).

세포면역이 위력을 발휘하는 곳은,

- **항체가 미치지 않는 곳**
- **진균**

이다. 항체가 미치지 않는 곳이란 세포내를 말하며, 세포내에 기생하는 바이러스, 세균이 그 대상이다. 기생하거나 침범당한 세포를 그대로 잡아먹는다.

열거하면 다음과 같다.

- **일반 바이러스**
- **세포내 기생세균**(결핵·살모넬라·나병·리스테리아 등)
- **진균**

감염증 외에 세포면역이 관여하는 것은,

- **IV형 알레르기**(delayed type hypersensitivity)
- **이식편의 거부반응**

이 있다.

그림 45 **세포면역의 힘 관계**

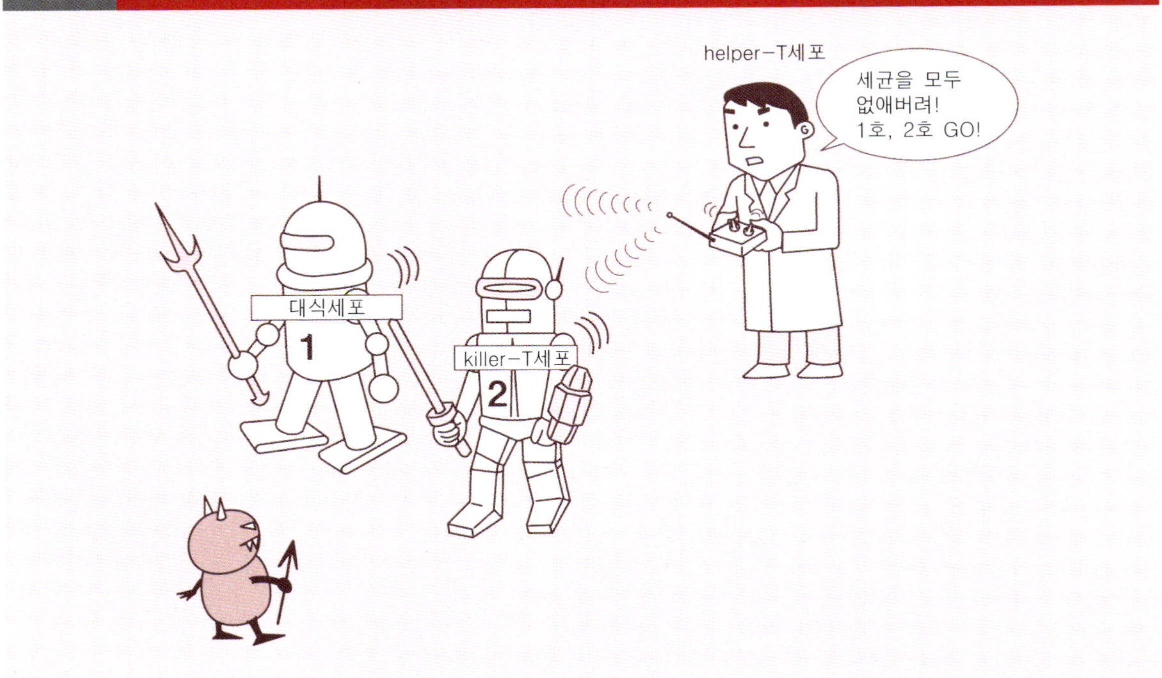

잠깐! 한 말씀

면역반응

① 인간은 어떤 이물질에 대해서도 면역응답을 나타낼 수 있을까?

대답은 ○이다. 항체의 다양성이라든가 유전자 재조합이라는 말을 들어본 적이 있을 것이다.

세포는 유전자로부터 정보를 얻어 단백질을 만들고 있다. 항체도 예외없이, 유전자로부터 만들어진다.

인간은 세균, 바이러스, 진균 등 수 많은 외래항원으로부터 자신을 지킬 필요가 있다.

그러기 위해서는, 여러 종류의 항체를 준비해 두지 않으면 안 된다.

여러 종류의 항체를 생산하기 위해서는, 그 만큼 유전자가 필요하게 된다. 또, 미지의 외래항원에 대해서도 항체를 준비해 둘 필요가 있기 때문에, 항체에 관한 유전자 정보는 무한대로 커진다.

그러나, 염색체에 채울 수 있는 유전자에는 한계가 있다. 그래서, B 세포가 성숙되었을 때에, 유전자 재조합을 통해 사실상 무한한 항체를 만드는 것이다.

그럼, 유전자 재조합은 어떻게 이루어지는 것일까?

항체는 L chain과 H chain으로 이루어져 있는데, L chain은 3종류(V, J, C)의 영역으로, H chain은 4종류(V, D, J, C)의 영역으로 이루어져 있다. 미숙한 B 세포에는 영역별로 유전자가 몇 개나 줄지어 있지만, 재조합 시에는, 무작위로 유전자를 조합한다. 만들어지는 항체의 종류는 각 영역의 유전자수의 단순한 곱이 된다.

L chain에 관해 구체적으로 생각해 보자. V영역의 유전자가 5개(V_1~V_5), J영역의 유전자가 4개(J_1~J_4), C영역의 유전자가 3개(C_1~C_3)라고 하자(실제는 이렇게 적지 않다!). 재조합에 의해, 5+4+3=12개의 유전자로부터, 5×4×3=60개의 다른 L chain을 얻을 수가 있다. 이것이 항체 다양성의 구조이다(**그림 46**).

항체는, 이렇게 해서 다양성을 획득하고, 외래항원에 대비하고 있지만, 유전자 재조합은 T 세포의 T 세포수용체에서도 일어나고 있다. T 세포는 T 세포수용체를 통해 이물질을 인식하는데, 모두 같은 반응을 하는 것이 아니라, 반응을 잘 하는 것과 반응하기 어려운 것이 있다. 어떤 T 세포는 사슬알균에 대해서는 잘 반응하지만, 인플루엔자바이러스에 대해서는 별로 반응하지 않으며, 어떤 T 세포는 인플루엔자바이러스에는 잘 반응하는 등, T 세포는 각각의 전문분야를 가지고 있다. 전문, 비전문을 정하는 것은 T 세포수용체(TCR)이므로 T 세포수용체가 많을수록, 수많은 외래항원에 대해서 적절한 면역반응을 일으키게 하는 것이다.

이와 같이 인간의 몸은 잘 만들어져 있다.

② 그럼, HIV는 왜 면역계가 배제할 수 없는가?

인간의 면역은 적이 없는 것처럼 보인다. 그러나, 현재 외래 항원인 HIV에 대해서 인간은 대응하지 못하고 있다.

이것은 HIV가 면역계의 세포(CD4+ T cell)에 감염하여 그들의 수를 감소시키기 때문에 결국 면역반응이 저하되는 것이 가장 큰 이유이다.

그러나, HIV에 감염했다고 해서 즉시 CD4+ T cell이 감소하는 것은 아니다.

감염 직후라면 논리적으로는 HIV를 몰아낼 수가 있는 것이다. 그러나 HIV는 형태를 변화시킴으로써, 면역계의 감시의 눈으로부터 피하고 있다. 따라서 HIV는 계속 모양을 바꾸어가면서 증식하기 때문에, 면역계가 새로운 항체를 만들어 낸다고 하더라도 이미 모양을 바꾼 HIV에 그 항체는 쓸모가 없게 되는 것이다(**그림 47**).

③ MHC의 다양성

MHC의 다양성이라고 해도, 체내의 세포가 여러 가지 MHC를 발현시키는 것은 아니다. 1개체의 세포는 모두 같은 MHC를 가지고 있다. 여기에서 말하는 다양성이란 개체별, 개인별로 MHC가 다르다고 하는 것이다. 타인과 MHC가 다르다는 것에는 장점과 단점이 있다.

그림 46 **유전자 재조합**

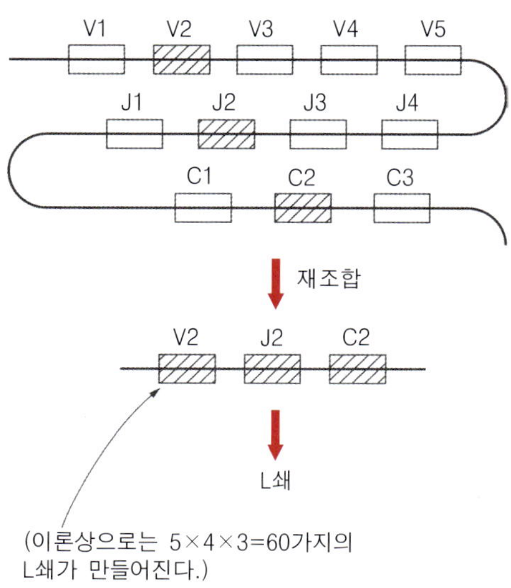

IV

단점이란, 즉 장기이식을 어렵게 만든다는 것이다. MHC가 다양하기 때문에 타인과 MHC가 일치할 가능성이 거의 없어 이식편이 거부반응을 일으키게 된다.

장점은 종의 보존이다. 어떤 하나의 외래항원에 대해서, MHC의 수에 상응하는 다른 면역반응이 일어난다. 즉, 어떤 사람에게는 치명적인 감염증이라도 다른 어떤 사람에게는 생명에 별 이상이 없다는 것이다.

생명에 별 이상이 없었던 사람이 종(種)을 보존해 가면 되는 것이다.

치타는 근친교배를 하기 때문에 MHC가 비슷하다. 그 때문에, 외래항원에 대해 같은 면역응답을 한다. 면역응답이 잘 되지 않는 병원체에 대해서, 종 전체가 극단적으로 약해지는 것이다. 실제, 오레곤주의 사파리파크에서는, 고양이 전염성 복막염이라는 감염증으로, 치타가 대량으로 사망한 일이 있었다. 보통의 고양이라면, MHC에 다양성이 있기 때문에 이와 같은 일은 일어나지 않을 것이다. 참고하자면 사람에서는 MHC 단백질을 HLA(human leukocyte antigen, 사람백혈구항원)라고 한다.

④ HLA와 질환감수성(susceptibility)

특정 HLA를 갖는 사람은, 특정 질환에 걸리기 쉽다고 알려져 있다.

HLA는 항원제시에 관여하는 단백질인 동시에, 자기를 규정하는 항원이기도 하다. 이로써 다음과 같은 것을 생각할 수 있다.

- 동일한 HLA를 갖고 있으면, 동일한 질환에 대해서 동일하게 반응할 가능성이 높다.
- HLA가 항원이 되는 자가면역 질환의 경우, 같은 HLA를 갖고 있으면 같은 자가면역 질환에 걸리기 쉽다.

사실, HLA와 질환 감수성의 관계에 대한 관계는 잘 알려져 있지 않지만, 특정 HLA에 질환 감수성이 있다는 것은 사실이다. HLA와 질환 감수성이 지적되고 있는 것을 열거한다.

- HLA-B27 ··············· 강직성 척추염 (spondyloarthropathies) (비정상적으로 감수성이 높다)
- HLA-B27 ··············· Reiter 증후군
- HLA-B27 ··············· 건선성 관절염(psoriatic arthropathy)
- HLA-D2 ················· 수면발작(narcolepsy) (비정상적으로 감수성이 높다)
- HLA-DR4 ··············· 류마티스관절염(chronic RA), 측두동맥염
- HLA-B51 ··············· Behcet병
- HLA-DR4, DR9 ····· 인슐린의존성 당뇨병(IDDM)
- HLA-DR2 ·············· Goodpasture 증후군
- HLA-DR4, DR53 ·· Vogt-Koyanagi-Harada병

그림 47 HIV는 변신을 잘한다

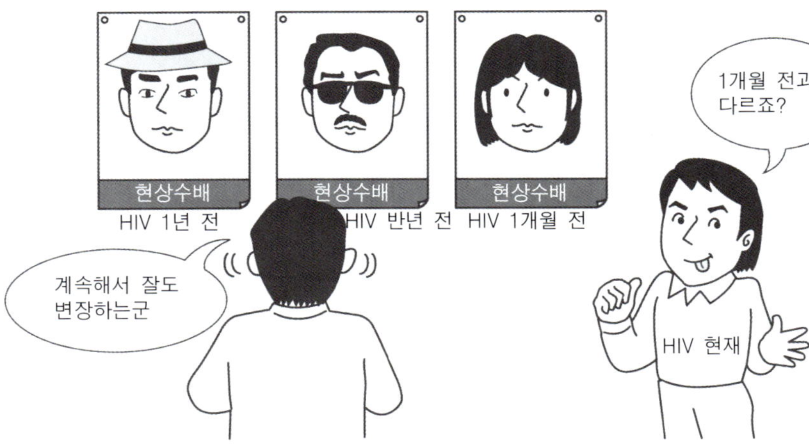

과연 그렇구나!

1 helper T cell의 중요성 및 실수하기 쉬운 점

1. 위험한 속단

- helper T cell은 항체생산을 돕는다(맞다)
- CD4+ T cell은 항체생산을 돕는다(맞다)
- killer T cell은 세포면역을 담당한다(맞다)

여기까지는 맞지만,

- CD4+ T cell은 체액면역의 주역, CD8+ T cell은 세포면역의 주역이라고 속단해 버리는 사람이 상당히 많다. 이렇게 속단하면서도 AIDS일 때에는 세포면역이 더욱 장애를 받는다는 것만은 잘 파악하고 있다.

2. helper T cell이 돕는 것

- **항체 생산**
- 대식세포·**killer T cell의 활성화**

3. 결핵균의 특징

결핵은 세균이면서, 세포면역이 저하되었을 때에 감염하기 쉽다.

결핵과 세포면역의 관계를 설명하기 위해서는 우선, 결핵균의 특징을 알 필요가 있다.

결핵균은 세포 속에서 기생한다. 그러나, 바이러스처럼 스스로의 힘으로 세포 속에 숨을 수가 없다. 그렇다면, 어떤 방법으로 세포 속에 잠입하는가? 그것은 식세포에 일부러 탐식당하여 그 목적을 달성한다. 결핵균의 대단한 점은 이제부터 시작된다. 세균은 탐식 후에 용해소체(lysosome)라는 살균제 덩어리 같은 것과 섞여 죽는 것이 보통이지만, 결핵균은 세포내 침입후, lysosome과 섞이지 않는다. 이런 이유로 식세포 속에서 생활할 수 있게 되는 것이다. 식세포에는 호중구와 대식세포가 있지만, 결핵균은 대식세포에 기생한다. 이유는 수명에 있다. 호중구는 수명이 불과 2, 3일이기 때문에, 모처럼 기생해도 호중구의 수명이 다하는 날이 자신의 제삿날이 되어 버린다. 그러나 대식세포는 년(年) 단위로 살 수 있기 때문에 기생하기에는 안성맞춤이다(**그림 A**).

4. 대식세포(macrophage)의 대응

대식세포도 당하고만 있지는 않는다. 특정 조건하에서는 자신 속에 기생하는 결핵균을 죽일 수가 있다. 그 조건이란, helper T cell(Th1)이 구조해 주는 것이다. 대식세포는 helper T cell이 분비하는 cytokine을 받아 힘이 강해져야 비로소 결핵균을 죽일 수 있게 되는 것이다(**그림 B**).

그래도, 도저히 죽일 수 없을 때에는 결핵균을 봉인한다. 결핵균이 감염해 있는 대식세포를 중심으로, monocyte에서 유래한 상피모양세포(epitheloid cell)가 달붙어, 결핵균이 그 곳에서 빠져나가지 못하도록 포위해 버린다. 이것이 육아종(granuloma)의 정체이다(**그림 C**).

5. Helper T cell과 세포면역의 관계

확실히 helper T cell은 항체생산을 도와주지만, 대식세포와 killer T cell도 돕는다. 이것은, 대식세포와 결핵균이 싸우는 모습으로도 명백히 알 수 있다. **helper T cell은 체액면역과 세포면역 모두를 돕는다**는 것을 잊지 말자.

그림 A **결핵균의 생활**

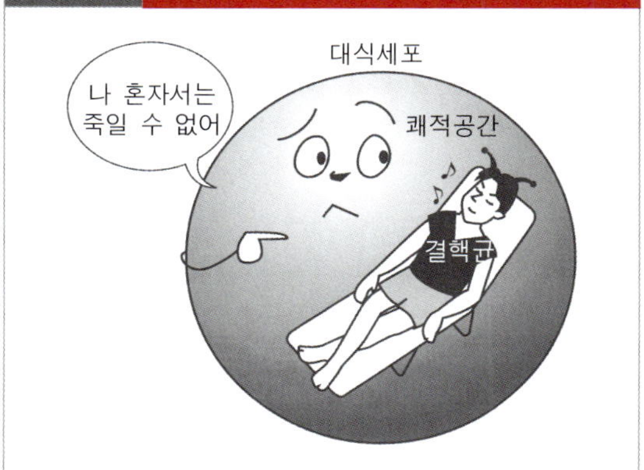

IV

6. CD4+ cell이 감소되는 질환

그것은 바로 AIDS이다. HIV는 CD4+ cell세포에 감염하여 파괴시켜 간다. 그 결과, helper T cell이 현저하게 줄어든다. 항체생산도 멈추고, 대식세포와 killer T cell의 세포손상 작용도 약해진다.

항체가 감소되면 세포 감염에는 불리하지만, 건강한 호중구가 세균을 탐식하기 때문에 세균을 어느 정도 방어할 수 있다. 그러나 세포면역의 도움이 없어지면, 대식세포도 killer T cell도 killer로서의 능력을 마음껏 발휘할 수 없게 되어, 바이러스 감염, 진균 감염에 대해서 방어력이 약해진다.

그림 B help

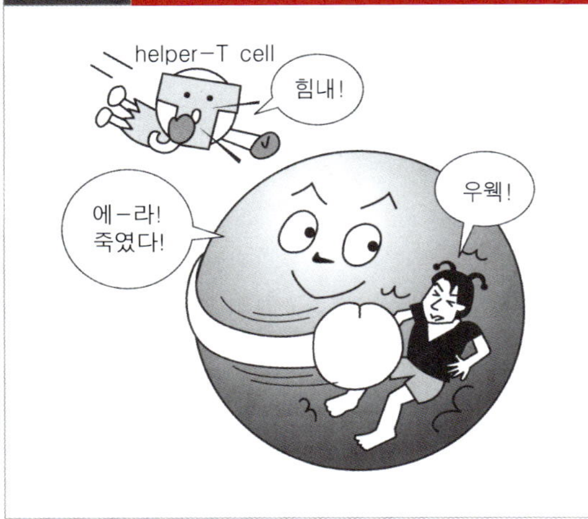

그림 C 포위

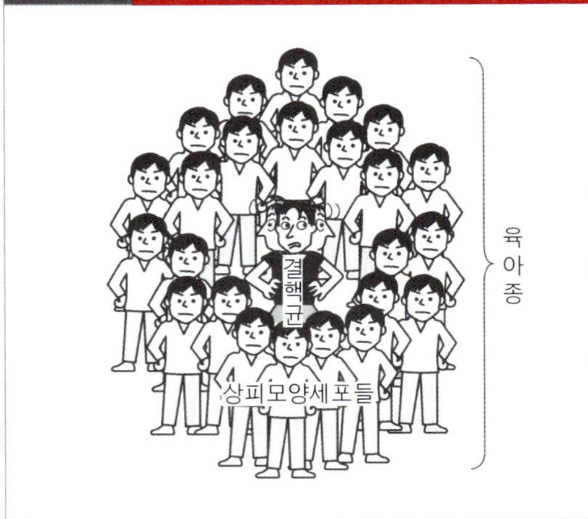

IV

V 미생물과의 전쟁

A 미생물 처치 방법

미생물에 대항하는 방법에는 크게 2가지가 있다. 한 가지는 미생물에 감염되지 않도록 하는 예방적인 처치이며 또 한 가지는 미생물에 감염된 후의 처치이다(**그림 48**).

평소에 많이 볼 수 있는 처치에는 다음과 같은 것들이 있다.

① **소독과 멸균**
② **예방접종**
③ **항미생물제**

순서대로 살펴보자.

1 소독과 멸균

손 씻기나 가글, 상처소독을 포함하여, 사용하는 의료기기의 소독·멸균 등도 포함된다. 미생물을 죽이는 것이기 때문에 인체에 다소 자극을 줄 수 있다. 사용하는 소독액의 농도를 옅게 하면 조직 독성을 일으키는 경우도 있다.

그림 48 미생물에 대항하는 방법

미생물과 싸운다
- 면역능(선천적)
- 대항(인위적)
  - 감염에 대비: 소독과 멸균, 예방접종
  - 감염후의 처치: 항미생물제

2 예방접종

인위적으로 미생물 유사물질을 체내에 투여해서 미리 면역능을 획득하게 하는 방법이다. 예방접종·백신에 대해서는 p.92에서 자세하게 설명하겠다.

3 항미생물제

사람의 세포에 가장 손상을 적게 주며 미생물만을 죽일 목적으로 만들어진 것이 항미생물제이다. 구체적으로는 다음과 같은 약이 있다.

- 항균제
- 항바이러스제
- 항진균제
- 항원충제

위의 약들은 인체에 투여할 수 있다. 항균제는 세균에만 효과가 있어 바이러스나 진균에 사용하면 아무런 효과가 없다. 마찬가지로 위의 4종류 약은 모두, 항균제는 세균에만, 항바이러스제는 바이러스에만, 항진균제는 진균에만 각각 효과가 있다.

「항생제」라는 것도 흔히 듣는 명칭인데, 이 개념에 대해서는 나중에 설명하겠다(p.79).

B 소독과 멸균 disinfection and sterilization

공부할 요점은 다음과 같다.

- 소독과 멸균의 차이
- 자주 사용하는 소독제에 대한 지식

1 멸균(sterilization)의 정의

병원성을 불문하고 「모든 미생물을 죽이는 것」을 목적으로 하는 수단이다. 미생물 중에서 물리화학적 스트레스에 가장 강한 것이 *Bacillus* 속의 아포(p.15)이기 때문에 이것을 확실하게 죽인다면 모든 미생물은 죽게 된다.

그림 49 **소독과 멸균**

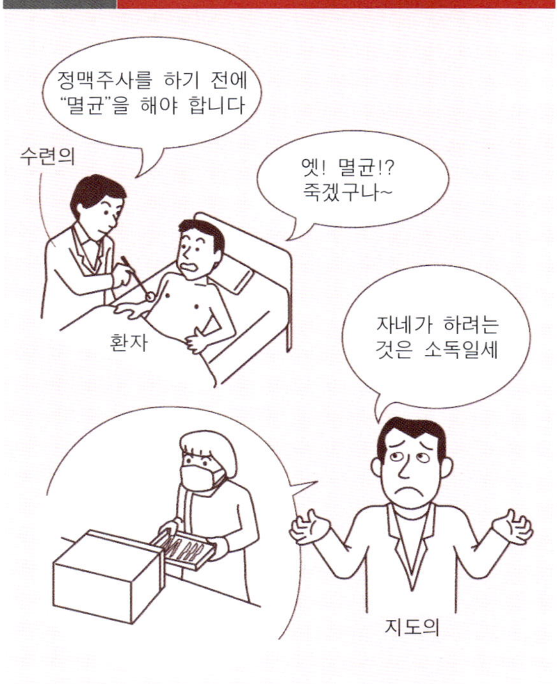
정맥주사를 하기 전에
"멸균"을 해야 합니다
수련의
엣! 멸균!?
죽겠구나~
환자
자네가 하려는
것은 소독일세
지도의

2 멸균의 실제

멸균은 사람의 몸에는 실시할 수 없다. 의료기구를 멸균하는 것은 당연한 일이지만, 환자를 멸균한다는 것은 있을 수 없다. 왜냐하면 환자가 죽기 때문이다(**그림 49**).

멸균 방법에는 다음과 같은 것들이 있다.

- 고압증기멸균(121℃ 2기압 이상 20분간)
- 건열멸균(160℃ 2시간)
- ethylene oxide gas 멸균
- 2% glutaraldehyde에 3시간 이상 담근다
- 1% sodium hypochloride에 3시간 이상 담근다
- γ - 선 멸균

다시 말하지만, 의사들이 환자를 「멸균」하는 일은 절대로 없다. 또한 기구의 멸균도 의사 이외의 스텝들이 한다.

3 소독의 정의

모든 미생물이 아니라 「병원미생물만을 죽이는 것」을 목적으로 하며, 비병원미생물에 대해서는 상관하지 않는 방법이다.

Bacillus 속의 아포를 제외하고는 대부분 소독으로 죽일 수 있는데, *Bacillus* 속의 아포는 정상 피부

잠깐! 한 말씀 아포(spore)

아포의 2가지 균
- Clostridium
- Bacillus

나 점막에는 해를 끼치지 않기 때문에 죽일 필요가 없다.

4 소독의 실제

평소 병동이나 수술실에서 실시하는 소독에 대해서 살펴보자. 일반적으로 사용하고 있는 소독제에 대해서 어디까지 알고 있는가?

시험에 대비해서 공부할 때에는 여러 가지 소독제가 각각 어디에 효과가 있는지 또 어디에 효과가 없는지를 암기해야 하지만, 실제 필요한 지식은 평소에 사용하는 소독제에 대한 것이다. 평소에 주로 사용하는 소독제는 다음과 같다.

- Iodine
- Chlorhexidine
- Ethyl alcohol
- Benzalkonium chloride

이러한 소독제에 대해서 올바른 지식을 갖도록 하자.

a. 소독제에 대한 저항성

소독제에 저항성이 가장 강한 것은 아포이다. 대략적으로 미생물의 소독제에 대한 저항성을 정리하면 **그림 50**과 같다.

1) 아포

앞에서 언급한 바와 같이 저항성이 가장 강하다.

그림 50 **미생물의 소독제 저항성**

아포 〉 결핵균
바이러스 〉 사상진균 〉 일반세균
효모

2) 결핵균

아포 다음으로 저항성이 강한 것은 결핵균과 바이러스이다. 결핵균에 유효한 소독제는 많지만 별로 효과가 없다. 따라서 균을 죽일 때까지 오랜 시간 담가 두어야 한다.

3) 바이러스

바이러스의 소독제 저항성은 강한 것부터 약한 것까지 다양하다. 가장 저항성이 강한 것은 「HBV」이다. herpes virus나 influenza virus 등의 저항성이 낮은 것은 일반 세균과 같이 소독제가 효과가 있다.

4) 진균

사상균(또는 사상진균)이 효모보다 저항성이 강하다. 따라서 사상균을 죽이려면 같은 소독제라도 오랜 시간을 필요로 한다.

5) 일반 세균

일반적으로 모든 소독제가 유효하다.

b. 소독제의 강도

소독제와 미생물의 접촉시간이 증가하면 살균하기 쉬워진다. 시간의 개념을 배제하고 소독제(액체)의 강도를 나타내면 **그림 51**과 같다.

c. 소독제의 종류(강한 순서)

① ethylene oxide gas
② glutaraldehyde
③ sodium hypochloride
④ povidone iodine
⑤ 소독용 ethanol

그림 51 **소독제의 강도**

glutaraldehyde
sodium hypochloride 〉 povidone iodine
소독용 ethanol 〉 crezol
양성이온 계면활성제 〉 chlorhexidine
benzalkonium chloride

⑥ crezol
⑦ 양성이온 계면활성제
⑧ chlorhexidine
⑨ benzalkonium chloride(양이온 계면활성제)

잠깐! 한 말씀 소독제의 요점

① glutaraldehyde
formaldehyde나 formalin(=formaldehyde+methanol)보다도 항균력이 강한 aldehyde이다. 시험에서는 glutaraldehyde ≒ formaldehyde로 간주해도 된다.

② 열
100℃로는 아포를 죽일 수 없다. 즉 끓임으로써 소독은 가능해도 멸균은 불가능하다.

③ sodium hypochloride(차아염소산 나트륨)
나트륨을 소다라고도 한다. 따라서 차아염소산나트륨을 차아염소산소다라고도 한다. 차아염소산나트륨은 glutaraldehyde와 같은 강력한 소독제이다. 시간을 들인다면 멸균도 가능하며 결핵균도 죽일 수 있다.

④ 계면활성제
계면활성제에는 양이온, 음이온, 양성이온, 비이온성이 있는데, 소독제로 사용할 수 있는 것은 「양이온」과 「양성이온」계면 활성제의 2종류이다. 우리들이 일상적으로 사용하고 있는 비누는 음이온 계면활성제이기 때문에 양이온 계면활성제(구체적으로는 Benzalkonium chloride)를 「역성비누」라고도 한다.

V

d. 피부와 점막에 사용할 수 있는 소독제

위에서 열거한 것(①~⑨) 중에서 인체에 사용할 수 있는 것은 제한되어 있다. 또 피부에는 사용할 수 있지만 점막에는 사용하면 안 되는 것도 있다.

- 피부, 점막, 손상피부에도 사용이 가능한 것
  … 일반적으로 병원에서 사용하는 것
  povidone iodine(자극이 약간 있다)
  chlorhexidine
  benzalkonium chloride(자극이 가장 적다)
- 건강한 피부에만 사용할 수 있는 것
  ethanol(상처에 사용하면 자극이 심하다)
- 인체에는 사용하지 않는 것
  위에 열거된 것을 제외한 모든 것

e. 각 미생물에 대한 소독제의 효과

우선 **표** 13을 보기 바란다. 주의할 것은 ◎가 붙어 있다고 해서 간단하게 소독할 수 있다고 생각하면 큰 잘못이라는 점이다. 우리들이 처치하기 전에 실시하는 소독은 고작 1분간이라는 점과 인체에 사용할 수 있는 것은 ◆가 붙은 소독제뿐이라는 점을 생각하면 바이러스~일반세균 정도밖에 소독할 수 없다는 결론이 나온다.

실제로 어느 정도의 농도에서 얼마큼의 시간을 들

표 13 각종 미생물에 대한 소독제의 효과

	아포	결핵균	HBV	바이러스	사상균	일반세균·효모
ethylene oxide	◎	○	○	○	○	○
glutaraldehyde	◎	◎	◎	◎	○	○
sodium hypochloride	◎	◎	◎	◎	◎	◎
◆ povidone iodine	*Bacillus* × *Clostridium* ○	○	○	◎	○	◎
◆ ethanol	×	◎	○	◎	◎	◎
crezol	×	◎	×	×	◎	○
◆ chlorhexidine	×	×	×	×	×	◎
◆ Benzalkonium chloride	×	×	×	×	×	◎

○: 유효 ◎: 권장됨 ×: 무효 ◆: 인체에 사용가능

야 소독해야 하는지 표 14를 참고하기 바란다.

f. 일반적으로 사용하는 소독제에 대하여

시험에서는 일반 명칭으로 출제되지만, 임상실습에서는 상품명을 모르면 어떤 소독제를 사용해야 하는지 전혀 알 수가 없다. 상품명과 일반명을 함께 기록해 놓았으니 참고하기 바란다. 수술실, 병동, 외래에서 의사들이 어떤 소독제를 사용하고 있는지 생각하면서 읽어보자.

1) 수술전 손 씻을 때

수술전 손을 씻을 때 사용하는 것으로 갈색 베타딘이나 붉은색 히비클렌이 있다.

① **베타딘** (povidone iodine)

베타딘은 7.5% povidone iodine액에 발포제, 비이온성 계면활성제를 혼합한 것이다.

② **히비클렌** (chlorhexidine)

히비클렌은 4% chlorhexidine gluconate에 비이온성 계면활성제를 혼합한 것이다.

2) 처치용 카트 안에 있는 것

① 소독용 70% ethyl alcohol 또는 50% iscpropyl alcohol에 적신 사각면

② 10% povidone iodine액에 적신 면봉

③ 10% benzalkonium chloride를 100배로 희석시킨 액에 적신 면봉

④ 20% chlorhexidine gluconate를 20배로 희석시킨 액체에 적신 면봉

⑤ hypoethanol에 적신 면봉 : povidone iodine을 탈색시키기 위하여 사용하며 이것만을 소독에 사용하지는 않는다. iodine과 산화환원반응을 일으키는 티오황산나트륨(sodium thiosulfate)과 ethanol이 들어 있다.

3) 병실 입구에 있는 것

정사각형으로 샴푸병과 같은 용기에 들어 있다. 용기의 입구를 눌러 손바닥에 따라서 30초간 비빈 후 건조시킨다. Benzalkonium chloride와 ethanol, 또는 chlorhexidine과 ethanol이 혼합되어 있다. 손가락 소독에 사용한다. ethanol이 들어 있기 때문에 기분이 상쾌해진다.

표 14 각종 미생물에 대한 소독제의 용법(◆표시는 그 미생물에 대해서 특히 적절한 소독제)

미생물	소독제
세균아포	◆2% glutaraldehyde ···· 3시간 ◆0.1~1% sodium hypochloride ···· 3시간
결핵균	◆2% glutaraldehyde ···· 30분~1시간 ◆0.1~1% sodium hypochloride ···· 10~30분간 ◆50배 희석 crezol ···· 20분간 ◆소독용 ethanol ···· 20분간 ◆0.5% 양성이온 계면활성제 ···· 1~2시간 povidone iodine ···· 2~3시간
B형간염 바이러스	◆2% glutaraldehyde ···· 1~30분간 ◆0.1~1% sodium hypochloride ···· 20분~1시간 ◆ 2% glutaraldehyde ···· 1~30분간
바이러스	◆0.02~0.1% sodium hypochloride ···· 1~30분간 ◆povidone iodine ···· 5~60분간 ◆소독용 ethanol ···· 1~30분간
사상균	◆2% glutaraldehyde ···· 10~30분간 ◆0.01~0.1% sodium hypochloride ···· 10~30분간 ◆50배 희석 crezol ···· 2~10분간 ◆소독용 ethanol ···· 2~10분간 povidone iodine ···· 10~30분간 ◆0.5% glutaraldehyde ···· 20초~2분간
일반세균·효모	◆0.01~0.1% sodium hypochloride ···· 20초~10분간 ◆50배 희석 crezol ···· 20초~10분간 ◆소독용 ethanol ···· 10초~1분간 ◆povidone iodine ···· 20초~2분간 ◆0.1~0.5% 양성이온 계면활성제 ···· 20초~10분간 ◆0.02~0.5% chlorhexidine gluconate ···· 20초~10분간 ◆0.02~0.5% benzalkonium chloride 20초~10분간

5 정리

소독을 소홀히 해서 환자에게 감염증을 유발시키는 일은 절대로 있어서는 안 된다. 따라서 어떤 소독제를 사람에게 쓸 수 있고 또 어떤 미생물을 죽일 수 있는지 아는 것이 중요하다.

1) 사람에게 사용할 수 있는 일반적인 소독제 4종류

- 요소제제
- chlorhexidine
- benzalkonium chloride
- ethanol

V

2) 죽이기 힘든 미생물

- 아포
- 결핵균
- B형간염 바이러스

잠깐! 한 말씀

요소제제에 대하여

요소제제 중에서 소독제로 사용 가능한 것은 다음과 같다.

- 요오드팅크
- povidone iodine
- 요오드글리세린

요오드팅크는 요소와 ethanol의 복합제이다. 요소가 유리된 상태이기 때문에 피부에 자극성이 강하다는 것이 단점이다. 이것을 극복한 것이 povidone iodine으로, 요소에 어떤 물질을 결합시킴으로써 서서히 요소를 유리시킬 수 있다. 즉, povidone iodine은 요오드팅크의 살균력을 유지시킨 상태에서 자극성을 약화시킨 약이다. 갈색 소독약을 보면 모두 povidone iodine이라고 생각해도 될 정도로 많이 쓰이고 있다. 요오드글리세린은 주로 이비인후과 영역에서 사용된다. 요오드글리세린에는 글리세린이 들어 있어 요소의 자극성이 약화되어 있다.

C 항미생물제

1 왜 약을 복용하는가?

미생물에 감염되었다면 약을 복용하는 것이 가장 좋다. 그러나 약을 복용하여도 효과가 없는 경우가 있고, 약 때문에 균교대현상(microbial substitution)과 같은 2차 피해가 발생하여 감염이 장기화되는 경우도 종종 있다.

지금까지 배운 소독이나 멸균을 인체에 대해서도 실시할 수 있다면 이러한 걱정은 사라질 것이다. povidone iodine을 몸 깊숙한 곳까지 투여할 수 있다면 얼마나 편할까? 또 glutaraldehyde를 전신에 투여할 수 있다면 이론상 prion 이외의 모든 미생물을 죽일 수가 있을 것이다.

그러나 유감스럽게도 사람의 몸은 그렇게 강하지 못하다. 미생물도 죽지만 사람도 죽고 만다. 그래서 인체에는 해가 없고 미생물만을 죽일 수 있는 것을 찾는 것이다. 그 중의 하나가 '약'이다.

항미생물제는 아무리 공부해도 머릿속에 들어오지 않는다. 그 이유는 2가지이다. 하나는 자신이 실제로 처방하지 않기 때문이며, 또 하나는 평소 임상에서는 상품명을 사용하는데, 시험에서는 일반명만을 요구하기 때문에 이 둘을 구분해서 기억하는 것이 어렵기 때문이다.

항미생물제의 핵심은 약의 제1선택과 부작용이다. 여기에서는 기본적인 것을 중심으로 설명하겠다.

2 항생제

a. 항생제의 정의

먼저, 역사부터 살펴보자. 미국에 Waksman이라는 학자가 있었는데, 그는 흙 속에 있는 많은 방선균(p.43)을 오랫동안 연구하였다. 그의 연구 주제는 「방선균의 대사산물 중에서 항균력을 나타내는 물질의 연구」였다. 그가 바로 항생제(antibiotics)라는 말을 처음 만들어 낸 사람이다(Waksman은 streptomycin을 발견한 사람이기도 하다).

그의 정의에 의하면, 「항생제란 미생물이 생산하는 화학물질로 다른 미생물의 증식을 억제하거나 또는 살균하는 것」이다.

정의를 잘 생각해 보면 생물계가 흥미롭게 느껴질 것이다. 어떤 종류의 균은 자신들만이 살아가기 위해서 항생제를 마구 퍼뜨려 다른 것들을 견제한다(그림 52).

항생제가 처음 등장한 것은 1929년으로 Fleming에 의해 penicillin이 발견되면서이다(물론, 이때에는 항생제라는 이름은 없었다). 곰팡이가 만드는 penicillin은 세균을 죽인다.

그림 52 푸른곰팡이의 전략

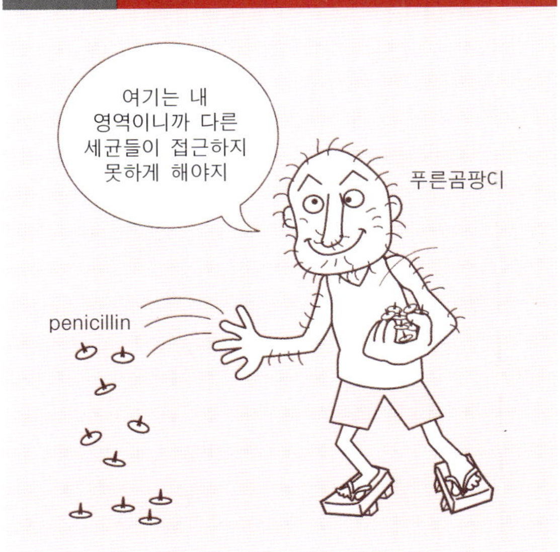
여기는 내 영역이니까 다른 세균들이 접근하지 못하게 해야지
푸른곰팡이
penicillin

V

b. 항미생물제와 항생제의 관계

- 「미생물을 죽이는 약 = 항생제」는 아니다
- 미생물이 만들어내는 것이 「항생제」이다
- 그러나 미생물이 만들어내는 것은 항생제뿐만이 아니다

1) 항미생물제는 어떻게 만들어졌는가? …첫 번째, 항생제

항미생물제의 origin, 즉 아이디어의 원천이 「미생물」에 있는지의 여부에 따라 나누어진다. 예를 들어 penicillin은 푸른곰팡이라는 미생물에서 분리되었으므로 아이디어의 원천은 미생물이다. 이 아이디어에 따라 지금은 penicillin의 기본구조(β-lactam **그림 6, p.7**)를 가진 약제가 잇달아 공업적으로 개발되고 있다.

그림 53 항생제가 만들어지기까지

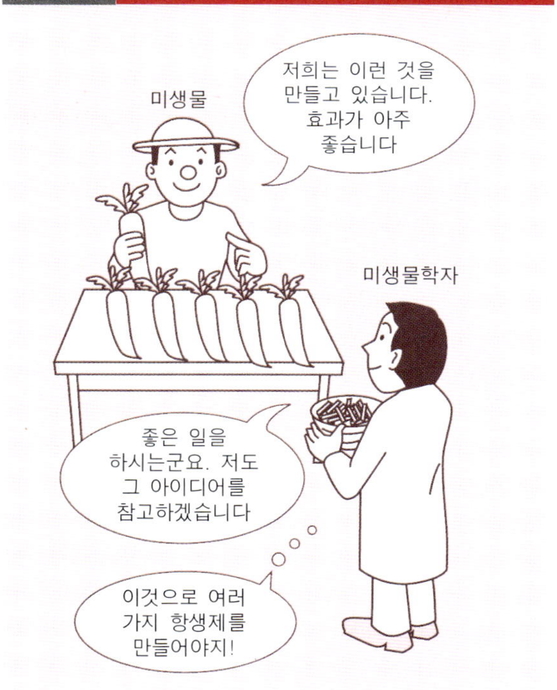
미생물
저희는 이런 것을 만들고 있습니다. 효과가 아주 좋습니다
미생물학자
좋은 일을 하시는군요. 저도 그 아이디어를 참고하겠습니다
이것으로 여러 가지 항생제를 만들어야지!

항균력을 가진 어떤 물질을 발견하면 그 구조를 조금 바꾸어, 보다 사용하기 쉽게 그리고 보다 강력하게 개발한다. 이 **최초의 발견이 미생물에서 유래된 경우에 그 물질을 항생제**라고 한다(**그림 53**).

2) 항미생물제는 어떻게 만들어졌는가? …두 번째, 항생제 이외

예를 몇 가지 들어보자.

Sulfa제는 항생제가 아니다. 1933년 독일의 Domagk,G는 색소의 일종이 streptococcus에 효과가 있다는 것을 발견하고 연구를 계속한 결과, 그 색소에 있는 sulfa제(sulphanilamide) 부분에 항균력이 있다는 것을 밝혀냈다. 이렇게 해서 sulfa제가 탄생된 것이다. 원천을 거슬러 올라가면 「색소」이다.

New quinolone도 항생제가 아니다. 항말라리아약인 chloroquine을 합성했을 때의 부생성물에 항균력이 있다는 것을 우연히 발견하여, 그것을 조금 변형시킨 것이 new quinolone이다. 또 항바이러스제는 핵산(DNA, RNA)을 모방하여 만든 것이 많다.

c. 항생제의 다른 작용

세균을 비롯한 미생물에서 얻을 수 있는 물질은 수 없이 많은데 그 대표적인 것이 「항생제」이다. 그런데 최근에는 항생제라는 말이 상당히 넓은 의미를 가지게 되었다. 본래의 의미는 「다른 미생물의 증식을 억제하거나 살균하는 것」이다. 그러나 항생제 중에는 이 외에도 생리활성을 가진 것이 있다는 사실이 점차 알려지게 되었다. 처음 부분에 「미생물이 만들어 내는 것은 항생제만이 아니다」라고 했지만, 정확하게는 「미생물이 만들어내는 것은 미생물의 증식을 억제하거나 살균할 뿐만 아니라 다른 생리활성도 갖는다」가 된다.

생각지도 못했던 물질이 항생제가 되기도 한다. 그 예를 몇 개 들어보자

- actinomycin D
- adriamycin
- daunorubicin

- bleomycin
- cyclosporine A
- tacrolimus(FK 506)
- ristocetin

항암제, 면역억제제에는 미생물에서 유래한 것이 상당히 많다. ristocetin이 무엇인지 기억하고 있는가? 「혈액」에서 공부한 「혈소판응집능 검사」에 사용하는 물질이다.

3 항균제

항미생물제에서 가장 외우기 힘든 것이 항균제이다.

우선 항균제의 "○○계"를 알아야 한다. 가장 중요한 것은, 「β-lactam계 항생제로는 효과가 없는 세균감염증」이 몇 개 있다는 것을 알아야 한다. 그리고 가능하다면 각각의 약의 작용기전도 함께 알아두기 바란다.

복습

- actinomycin D라면 …
  Wilms 종양
- bleomycin이라면 …
  편평상피암에 사용,
  부작용으로 폐섬유증(pulmonary fibrosis)
- ristocetin 응집능 저하라면 …
  von Willebrand병,
  Bernard-Soulier 증후군

a. ○○계 항균제의 분류

1) β-lactam계 항생제
- penicillin계
- carbapenem계
- penem계
- cepha계
- monobactam계

2) aminoglycoside계 항생제
3) macrolide계 항생제
4) tetracycline계 항생제
5) lincomycin계 항생제
6) chloramphenicol계 항생제
7) glycopeptide계 항생제
8) new quinolone계
9) sulfa제

b. 계통별 작용기전

1) β-lactam계 항생제 (그림 43)

β-lactam계 항생제에 대해서는 p.6에서 이미 상세하게 설명하였다.

간단하게 복습해 보자.

- 세균의 세포벽을 파괴한다
- *mycoplasma*에는 전혀 효과가 없다

이 두 가지가 중요한 작용기전이다.

그림 54 β-lactam계 항생제

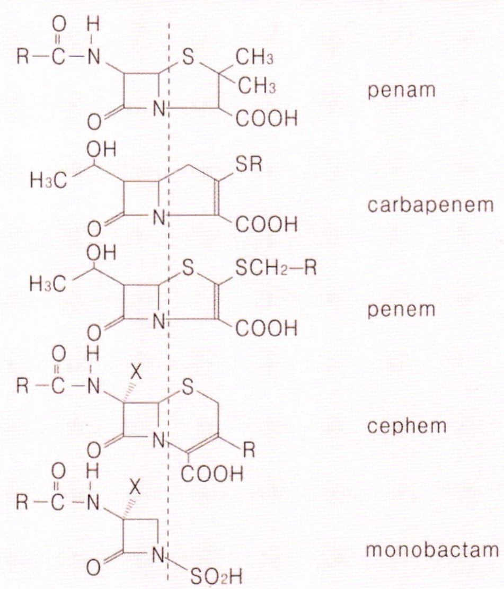

여기에서는 β-lactam계 항생제에는 왜 이렇게 종류가 많은지에 대해서 간단하게 설명하겠다.

β-lactam계 항생제의 조상인 penicillin은 Gram 양성알균에만 효과가 있었다.

그래서 Gram 음성균, 예를 들어 녹농균이나 대장균에 효과가 있는 항생제가 필요하게 되었다. 이에 따라 개발이 진행되어 조금씩 형태를 바꾸면서 항균 스펙트럼을 넓혀 왔던 것이다. 마찬가지로 cepha계도 항균 스펙트럼을 넓혀오면서 지금의 제4세대에 이르게 된 것이다.

그러나 새로운 약이 반드시 좋은 것은 아니다. 지금도 매독의 제1 선택약은 penicillin G이며, 보통의 상기도염 정도라면 제2세대의 cepha계로 충분하다.

또 아무리 항균 스펙트럼을 넓히려고 해도 효과가 없는 균이 있다. 예를 들어 mycoplasma에 대해서 제1세대의 cepha계열이 효과가 없다고 해서 최신의 제4세대 cepha계를 사용하거나 이름이 다른 monobactam계를 사용할 수는 없다. mycoplasma에 대해서 β-lactam계 항생제는 전혀 효과가 없기 때문에 빨리 erythromycin 등으로 교체하는 것이 현명하다(**그림 55**).

β-lactam계에는 다시 여러 종류의 '계'가 있다. 단지 공통된 것은 **세포벽을 파괴**하는 것이다. 구체적인 상품명은 의사가 된 다음에 외우기로 하고 지금은 '○○계'라고 할 때에 그것이 β-lactam계 항생제라는 것을 알면 된다.

그림 55 **β-lactam계 항생제의 한계**

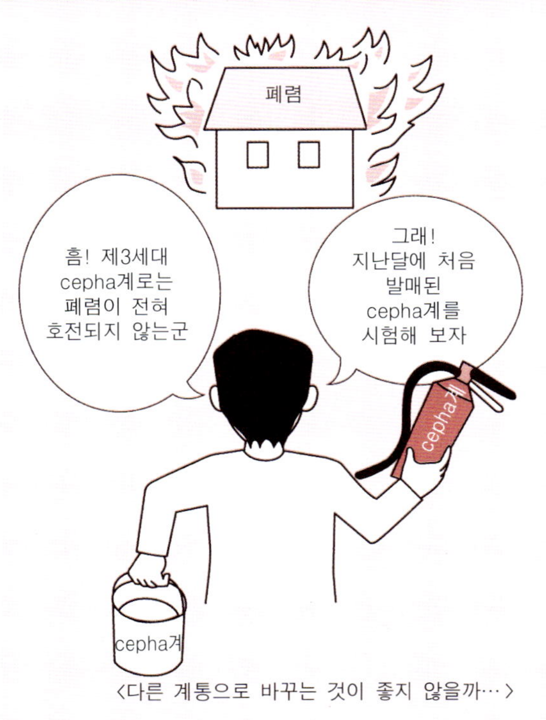

<다른 계통으로 바꾸는 것이 좋지 않을까…>

2) aminoglycoside계 항생제 (그림 56)

- streptomycin, gentamicin
- 당에 amino기가 붙어 있기 때문에 aminoglycoside라고 부른다.
- 부작용으로 콩팥독성과 귀독성이 발생하기 쉽다.
- Gram 음성균에 많이 사용한다('보태어 ①' 참고).

3) macrolide계 항생제 (그림 57)

- erythromycin
- 「커다란 고리」가 있기 때문에 macrolide라고 부른다.
- *Mycoplasma* 폐렴의 제1선택약이다('보태어 ②' 참고).

그림 56 **aminoglycoside계 항생제**

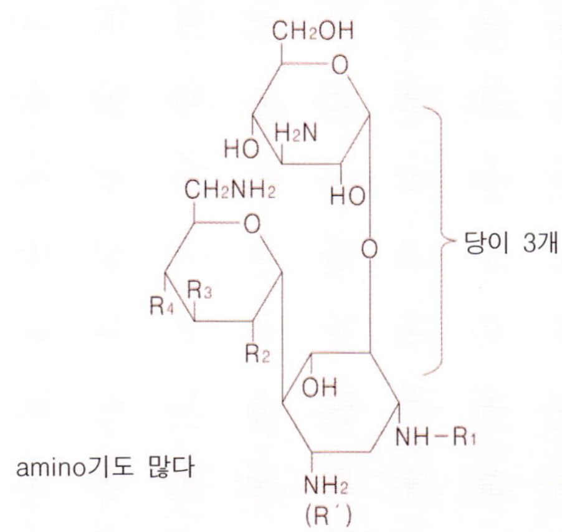

4) tetracycline계 항생제 (그림 58)

- tetracycline, minocycline
- 육각고리가 4개 붙은 형(tetra+cycline)
- *Mycoplasma, Rickettsia, Chlamydia*에는 제1 선택약이다.

5) lincomycin계 항생제

- lincomycin, clindamycin
- 혐기균에 많이 사용한다.
- 거짓막잘록창자염(위막성 결장염, pseudomembranous colitis)을 일으키기 쉽다.

그림 57 **macrolide계 항생제**

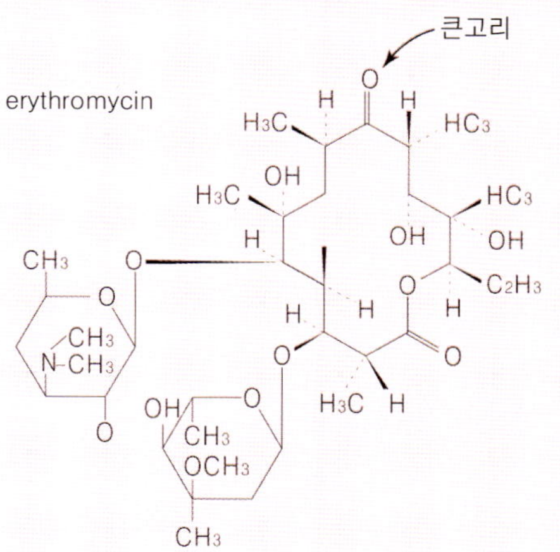

그림 58 **tetracycline계 항생제**

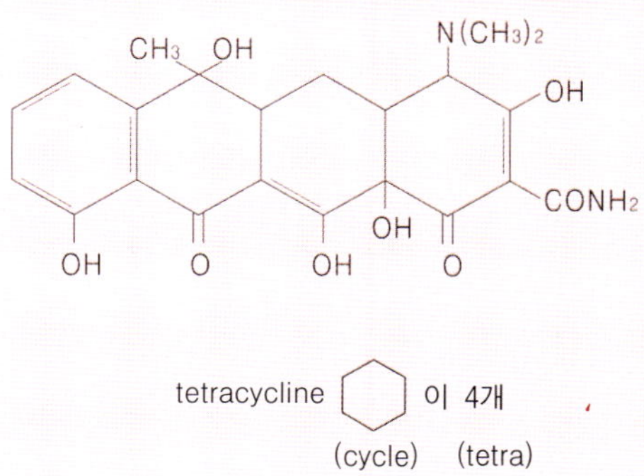

6) chloramphenicol계 항생제

- chloramphenicol
- 부작용으로 재생불량빈혈(aplastic anemia)이 발생한다.
- 장티푸스 치료제로만 사용한다.

보태어 3연발

보태어 ①

> **【문제】** 무아포혐기세균(bacteroides) 감염증에 대해서 옳은 것은 어느 것인가?
> 2개를 고르시오.
> a. 외상시의 오염으로 발병한다
> b. 내인성 감염으로 발병한다
> c. 호기균과의 중복감염이 많다
> d. 외독소에 의한 급성 감염증이다
> e. aminoglycoside가 유효하다

e는 중요하다. 혐기균에 대해서는 aminoglycoside의 투여가 「금기」이기 때문이다. 실제 aminoglycoside가 효과를 발휘하는 과정에서, 호기성 대사의 일부가 사용된다. 따라서 혐기세균과 같이 호기성 대사를 사용하지 않는 세균에는 전혀 효과가 없다. 그럼에도 불구하고 aminoglycoside를 사용하면 부작용(콩팥독성과 귀독성)만 발생한다. 따라서 금기이다. 정답은 c, d이다. bacteroides는 구강내 등에 존재하는 상재균으로, 흡인폐렴시에 호기균과의 혼합감염이라는 형태로 시험에 출제되는 경우가 있다.

보태어 ②… erythromycin을 사용하는 질환, 병원균
(mycoplasma, 백일해, campylobacter, legionella, chlamydia, diphtheria에 erythromycin이 적용된다)

보태어 ③… 「old quinolone」이라는 것이 있는가?

앞에서, 항말라리아약인 chloroquine을 합성했을 때의 부생성물이 new quinolone의 원조라고 하였다. 이 부생성물의 이름은 nalidixic acid인데, 항균력이 있긴 하지만 사용하기에 불편했기 때문에 개발을 거듭한 결과 탄생한 것이 「new quinolone」이다. 따라서 상대적으로 nalidixic acid는 「old quinolone」이라고 불리는 것이다.

7) glycopeptide계 항생제

- vancomycin
- MRSA(methicillin resistant *S. aureus*) 감염증과 거짓막잘록창자염(위막성 결장염)에 사용한다.

8) new quinolone계 ('보태어 ③' 참고)

- NSAIDs와 병용하면 경련이 발생하므로 병용은 금기이다.
- 약품명은 특별히 기억하지 않아도 된다.

9) sulfa제

- 약품명은 특별히 기억하지 않아도 된다.
- TS 복합제의 S는 설파제이다.

c. 항균제의 작용점

항균제의 목표는 다음과 같은 4가지 작용을 억제하는 데 있다.

1) 세포벽 합성
2) 단백질 합성
3) 핵산 합성
4) 대사

시험에는 「β-lactam → 세포벽을 파괴한다」 정도의 문제가 출제된다.

1) 세포벽 합성의 억제

β-lactam계 항생제가 가장 큰 영향을 미친다. glycopeptide계 항생제(염산vancomycin)도 세포벽 합성을 억제한다.

- β-lactam계 항생제
- vancomycin

2) 단백질 합성의 억제

단백질 합성은 특히 ribosome을 목표로 하는 경우가 많다(p.4). aminoglycoside, macrolide계 항생제, lincomycin계 항생제, tetracycline계 항생제, chloramphenicol은 ribosome의 기능을 억제하는 물질이다. 그 결과 세균 안에서 단백질을 합성할 수 없게 된다.

- aminoglycoside
- macrolide계 항생제
- lincomycin계 항생제
- tetracycline계 항생제
- chloramphenicol

3) 핵산 합성의 억제

DNA에서 RNA를 만들 때에는 DNA의 꼬임을 바꾸지 않으면 안 된다. 이 꼬임을 바꾸는 것이 DNA gyrase이며, 이것을 억제하는 것이 new quinolone계이다.

- new quinolone계

4) 대사의 억제

엽산(folate)의 대사를 억제하는 것이 sulfa제이다.

- sulfa제

4 항바이러스제

항바이러스제는 크게 3개의 축으로 구성된다. 하나는 면역글로불린, 또 하나는 인터페론(interferon), 마지막은 핵산과 아주 유사한 물질이다(**그림 59**).

먼저 면역글로불린과 인터페론에 대해서 간단하게 설명한 다음에 핵산 유사물질(analog)에 대해서 설명하겠다.

그림 59 항바이러스제

항바이러스제 {
- 면역글로불린
- 인터페론
- 핵산유사물질

a. 면역글로불린 immunoglobulin

중화항체라고 불리는 것으로, 이 면역글로불린이 바이러스에 결합해서 바이러스의 독성을 제거한다. 바이러스성 질환을 예로 들어 설명하면,

- 혈액오염 사고 후(바늘에 찔리는 등)의 B형간염 발병 예방
- 신생아의 B형간염 예방

에 대해서 anti-HBs human immunoglobulin을 투여한다.

b. 인터페론 interferon : IFN

Interferon(IFN)은 cytokine의 하나로서 원래는 생체내에 존재하는 단백질이다. α, β, γ의 3종류가 있으며, 이름은 「바이러스의 증식을 interfere한다(방해한다, 간섭한다)」는 의미에서 유래되었다.

잠깐! 한 말씀

사람면역글로불린(human immunoglobulin)과 anti-HBs 사람면역글로불린

사람의 혈청에서 얻은 면역글로불린은 「사람면역글로불린」이라 하고, 말의 혈청에서 얻은 것은 「말면역글로불린」이라 한다. 「항~」이 붙어 있지 않은 것은 어떤 항원과 결합할지 모르는 많은 종류의 면역글로불린이 섞여 있는 것이다.

카와사키병이나 특발성 혈소판감소자색반(ITP)에서 사용하는 사람면역글로불린은 이 여러 가지가 혼합된 글로불린이다. 이에 비해 anti-HBs 사람면역글로불린은 HBs항원에만 특이적으로 결합하는 글로불린의 집합이다.

단순히 면역글로불린이라고 하여도 그것이 특이적인 것인가 혼합된 것인가에 주의하기 바란다. 특이적인 것의 경우는 반드시 앞에 '항'자가 붙어 있다.

혼합된 사람면역글로불린을 사용하는 경우

- 카와사키병의 급성기
- 특발성 혈소판감소자색반(ITP)
- hypo~agammaglobulinemia

그 후의 연구에서는 최초에 발견된 항바이러스 작용 이외에 항종양 작용이 있다는 것이 밝혀졌다. 이 2가지 작용을 연결하는 점이 면역이며, 면역계에 의한 배제 체계의 하나를 인터페론이 담당하고 있다고 할 수 있다.

항바이러스 작용을 이용해서

- B형간염
- C형간염

에 적극적으로 사용된다.

또한, 항종양 작용의 임상응용으로서

- 만성 골수백혈병(CML)
- hairy cell leukemia
- 다발골수종(multiple myeloma)
- 악성 흑색종(malignant melanoma)
- 콩팥암
- 아교모세포종(glioblastoma), 속질모세포종(medulloblastoma), 별세포종(astrocytoma)

등에 사용되는데, 특히 「만성 골수백혈병」의 치료에 사용된다는 것을 기억해 두자.

c. 핵산 유사물질에 대하여

틈틈이 **「과연 그렇구나!」**(p.88)를 읽어서 지식의 폭을 넓혀가기 바란다.

항바이러스제의 핵산 유사물질은 얼마 되지 않는다. 왜냐하면 사용할 수 있는 약이 아주 조금 밖에 없기 때문이다. p.25~31에서 바이러스의 이름을 많이 열거했지만 암기해야 할 약 이름은 많지 않다.

암기할 것

HSV, VZV, EBV → Acyclovir, vidarabine
CMV → Ganciclovir
HIV 치료제 → **역전사효소억제제**(reverse transcriptase inhibitor)

5 항암제

항암제 중에도 purine 염기나 pyrimidine 염기의 유도체가 있다(p.88~91). 목적은 이상한 염기를 끌어들여 암의 증식을 억제하는 데에 있다.

형태만 보고 이해할 수 있으면 된다. 잘 알려져 있는 부분만 소개하겠다(**그림 60**).

그림 60 항암제

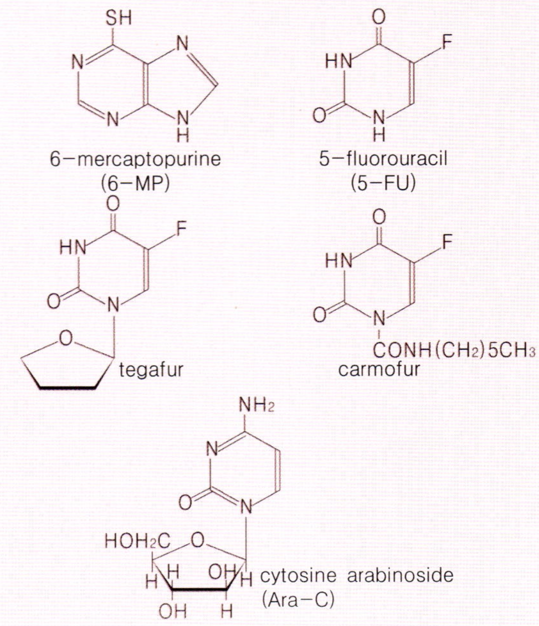

6 항진균제

외워야 할 것은 5-FC, amphotericin B, 그리고 어미에 「fine」이 붙은 것(terbinafine hydrochloride, butenafine hydrochloride), 어미에 「zole」이 붙는 것(ketoconazole, miconazole, fluconazole, itraconazole)으로 얼마되지 않는다. 이름을 보고 항진균제라는

잠깐! 한 말씀 — 항진균제의 개발

여기에서 외워야 할 것이 왜 적은지에 대해 잠깐 설명하겠다. 「원핵세포」와 「진핵세포」의 차이를 기억하는가?(p.3) 인간의 세포는 진핵세포이며 세균은 원핵세포이다. 그러나 **진균은 인간과 같은 「진핵세포」**이다. 세균세포와 인간세포에는 차이점이 많기 때문에 인간에게는 작용하지 않고 세균에만 작용하는 약을 만들기가 쉽다. 그러나 진균세포와 인간세포에는 그다지 큰 차이점이 발견되지 않기 때문에 진균에만 작용하는 항진균제를 개발하기가 어렵다(**그림 61**).

따라서 항진균제의 종류가 적은 것이다. 덕분에 외워야 할 것도 줄어들었다.

그림 61 항진균제의 개발

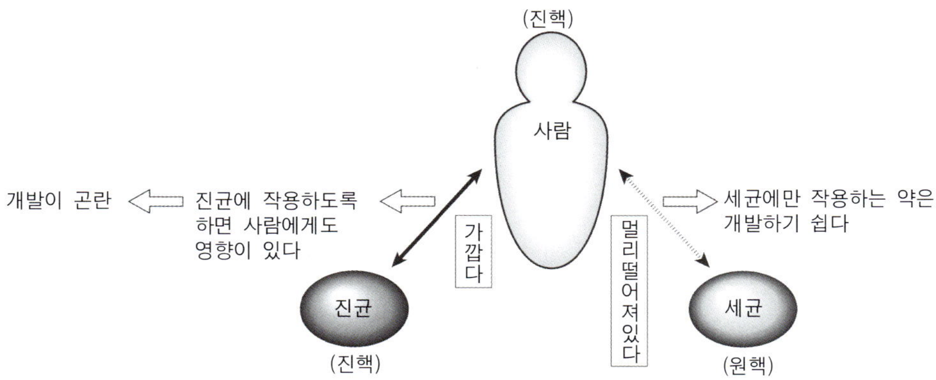

것을 알면 된다.

세균감염증의 경우는 어떤 약이 효과가 있는지 생각할 필요가 있지만, 진균감염증에 대해서는 「amphotericine B」만 기억하면 충분하기 때문이다(P. carini는 진균인데, 이것은 예외로 생각하기 바란다).

7 항원충제

이름만 알아 두자.

① **chloroquine, primaquine**
- 말라리아

② **metronidazole**
- 이질아메바
- 질트리코모나스
- 람블편모충

(Crohn's disease에도 사용!)

V

잠깐! 한 말씀 — 항생제는 진균에 효과가 없는가?

항생제는 진균에 효과가 없다고 생각하는 사람이 있는데, 그것은 잘못된 생각이다.

일반적으로 우리들은

항생제 = 항균제

이라는 도식을 생각한다. 정확하게는 "="이 아니라 "≒"이다. 2가지 예외를 들어보면 우선, new quinolone은 항균제이지만, 항생제는 아니다. 또한 amphotericin B는 항진균제이지만, 항생제이기도 하다(**그림 62**).

그러나 실제의 임상에서는 아무도 amphotericin B를 항생제라고 말하지 않는다. 따라서 항생제 = 항균제라고 해도 충분히 의미가 통하지만, 일단은 정확한 지식을 갖도록 하자.

병원에서 흔히 들을 수 있는 대화 2가지를 소개한다.

<대화 1>

Dr. A : 「요로 감염증이 의심되는데, 어떻게 할까요?」

Dr. B : 「항생제를 처방하게」

Dr. A : 「new quinolone을 처방하겠습니다」

… new quinolone은 항균제이지만, 항생제는 아니기 때문에 잘못된 처방이다 …

<대화 2>

Dr. C : 「이 환자는 일종의 감염증이 같은데, 항생제를 투여해도 좋아지지 않습니다」

Dr. D : 「항생제가 효과가 없다면 진균 감염증도 의심이 되는군요.」

Dr. C : 「항생제 투여를 중지하고 amphotericin B를 정맥주사해 보겠습니다.」

… amphotericin B는 실은 항생제이다 …

그림 62 amphotericin B

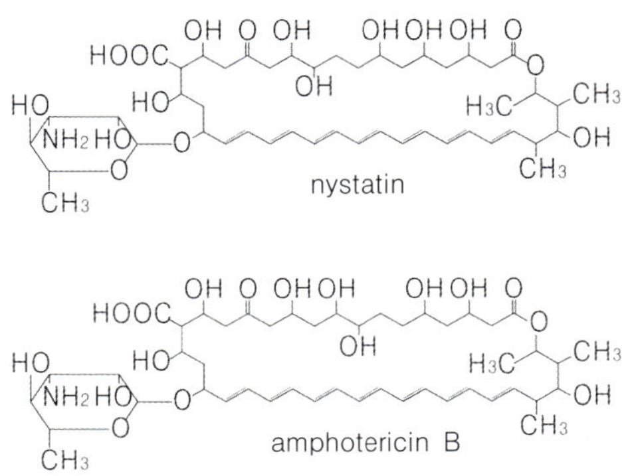

nystatin은 1951년에 streptomyces에서 분리된 항생제이며 amphotericin B는 그 유도체이다

과연 그렇구나!

2 DNA와 항바이러스제와의 관계

질문 형식으로 설명하겠다.

Q1 DNA와 RNA의 정식 명칭은?

deoxyribonucleic acid와 ribonucleic acid이다.

그림 D DNA와 RNA의 구조

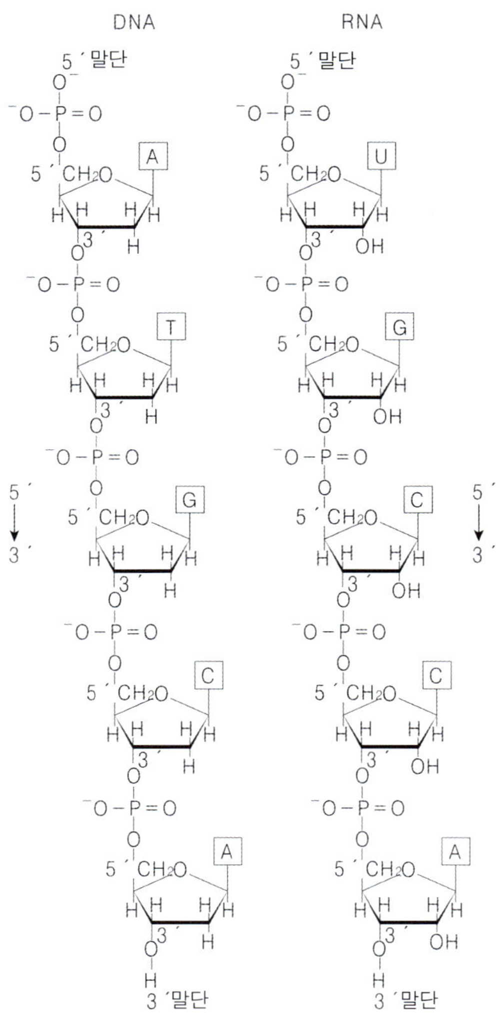

Q2 nucleotide란 무엇인가?

DNA는 nucleotide의 중합체이다. 우선 **그림 D**를 보자.

왼쪽이 DNA이고 오른쪽이 RNA이다. 모두가 5각형의 당(pentose)이 P(인산, phosphate)로 연결되어 있다. 오각형의 오른쪽 끝에는 알파벳(염기)이 적혀 있다. 이와 같이 염기, pentose, 인산으로 구성되는 하나의 단위를 nucleotide라고 한다(**그림 E**). DNA 단위는 deoxyribonucleotide이며, RNA의 단위는 ribonucleotide이다.

Q3 nucleoside란 무엇인가?

nucleotide에서 인산기를 떼어낸 것을 nucleoside라고 한다(**그림 F**).

Q4 DNA의 deoxy란 어떤 의미인가?

deoxy란 산소가 없다는 의미이다. **그림 D, E**를 잘 보면 2'의 위치가 DNA와 RNA에서 다르다는 것을 알 수 있다. RNA에서는 OH인데, DNA에서는 H이다. 이것이 바로 deoxy라고 하는 이유이다.

그림 E nucleotide

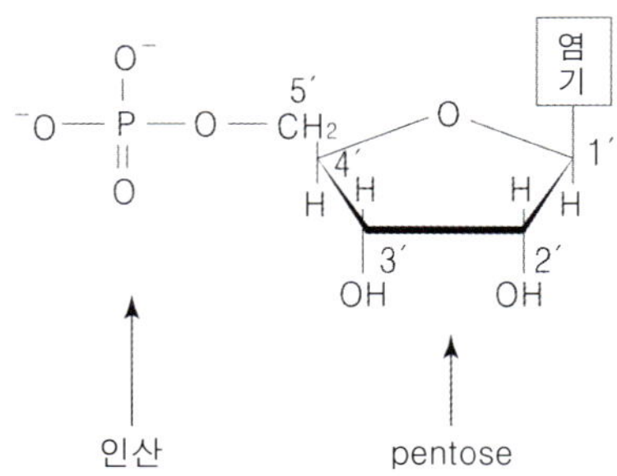

nucleotide = 염기 + pentose + 인산

그림 F nucleoside

nucleoside = 염기 + pentose

Q5 염기에는 무엇이 있는가?

A, T, C, G라는 기호가 있다. 형태의 차이 때문에 2개로 나뉜다. purine과 pyrimidine이다. purine은 고리가 2개이고, pyrimidine은 고리가 1개이다. **그림 G**를 살펴보자.

이상의 질의 응답을 기본으로 해서 설명하도록 하겠다.

발전1…대사에서 통풍까지

대사에 대해서 살펴보자. purine은 「xanthine」을 거쳐 최종 대사물인 요산이 된다(**그림 H**). pyrimidine은 최종적으로 이산화탄소와 물이 된다.

purine의 대사이상에서 기억해야 할 질환, 병태는 2가지이다(pyrimidine의 대사이상에 대해서는 외우지 않아도 된다). 하나는 「**통풍**(gout)」이고, 다른 하나는 「**Lesch-Nyhan 증후군**」이다. 통풍은 혈액중의 요산치가 높아져, 요산이 몸의 여러 곳에서 석출되는 질환이다. 일반적으로 부자들이 걸리기 쉬운 병으로 알려져 있다. 왜냐하면, 부자들은 성게알이나 청어알을 먹을 기회가 많은데 이들은 알이기 때문에 DNA를 많이 포함하고 있다. DNA는 체내에서 분해되는데, 그 과정에서 purine 염기(adenine과 guanine)가 요산으로 대사된다. DNA가 풍부한 음식을 과식하면 혈액중의 요산치가 상승하는 것은 바로 이 때문이다.

그림 G **염기**

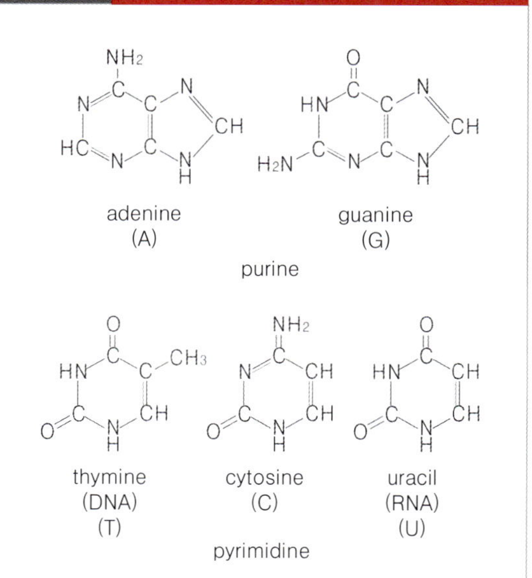

통풍의 치료에는 allopurinol을 사용한다. allopurinol은 xanthine oxidase를 억제하기 때문에 xanthine, 요산의 생산을 억제한다.

고요산혈증을 초래하는 질환 중에서 유전성 질환인 Lesch-Nyhan 증후군에 대해서 살펴보겠다. 본래 생체 내에는 purine 염기나 pyrimidine 염기를 재이용하는 기전이 있다. purine 염기를 재이용하는 것은 HGPRTase라는 효소이다(**그림 I**). Lesch-Nyhan 증후군은 HGPRTase가 결손되는 질환이다. 따라서 purine 염기나 pyrimidine 염기가 재이용되지 않고 모두 요산으로 변해버린다. 이것이 Lesch-Nyhan 증후군의 병태생리이다.

그림 H **purine 대사**

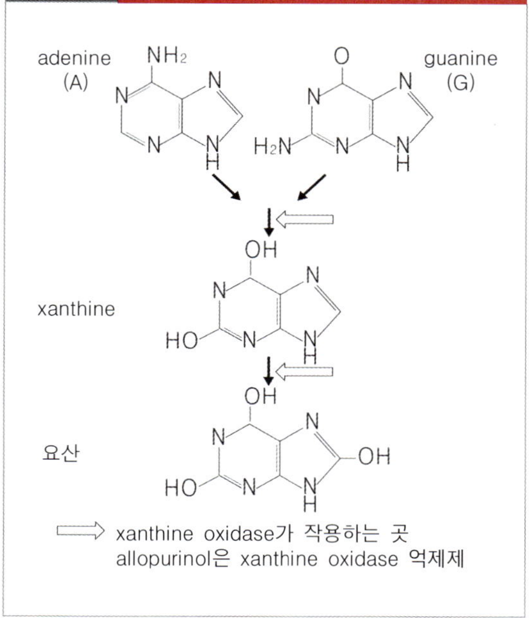

그림 I **purine 염기의 재이용**

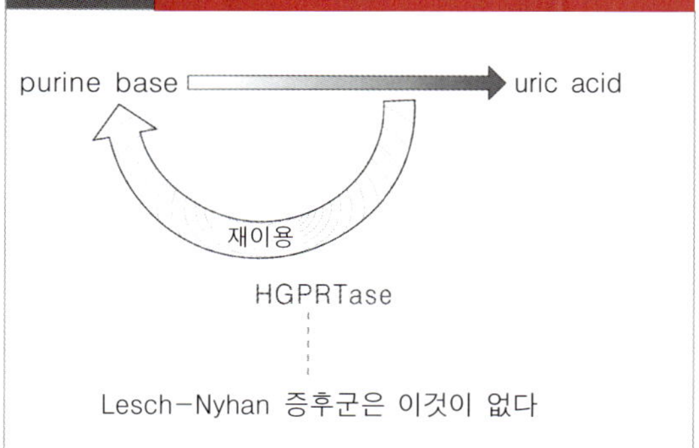

V

발전2 … ATP, cAMP, phosphodiesterase

ATP의 정식 명칭은 adenosine triphosphate이다(**그림 J**).

adenosine이라는 nucleoside(adenine+pentose)에 인산이 3개 결합된 것이며, 해당작용으로 나오는 에너지이다. 이전에 공부했던 ATP와 DNA는 모두 adenine이라는 키워드로 연결된 것들이다.

다음으로 cAMP에 대해서 살펴보자.

cAMP는 ATP로 만들어진다(**그림 K**). 이때에 작용하는 효소가 adenyl cyclase이다. cAMP는 phospho-diesterase에 의해 AMP로 분해된다(**그림 L**).

cAMP는 second messenger로 불리는 세포내 전달물질이다. 예를 들어, adrenalin이 수용체에 결합되면 adenyl cyclase가 활성화되어 세포내에서 cAMP가 증가한다. adrenalin의 작용은 cAMP의 증가라는 형태로 세포내에 전달되는 것이다.

발전3 … xanthine 유도체

xanthine과 비슷한 물질이 phosphodiesterase를 억제하는데, 그 결과 세포내에서 cAMP의 농도를 높게 유지한다.

xanthine 유도체의 대표는 caffeine과 theophylline이며(**그림 M**), 양쪽 모두 xanthine과 매우 비슷하다. 또 양쪽 모두 세포내의 cAMP를 증가시킨다.

caffeine을 섭취하면 머리가 맑아지는 것은 cAMP를 통한 중추신경 흥분작용 때문이다. 천식 환자에게 the-ophylline을 투여하면 기관지 민무늬근이 이완되는 것도 cAMP를 통한 작용이다.

그림 J **ATP**

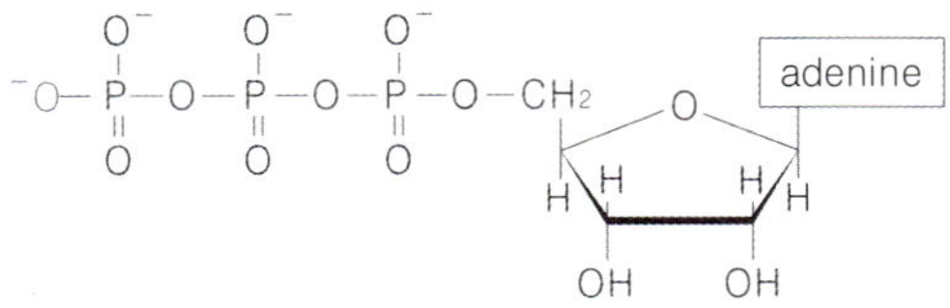

ATP

그림 K **cAMP**

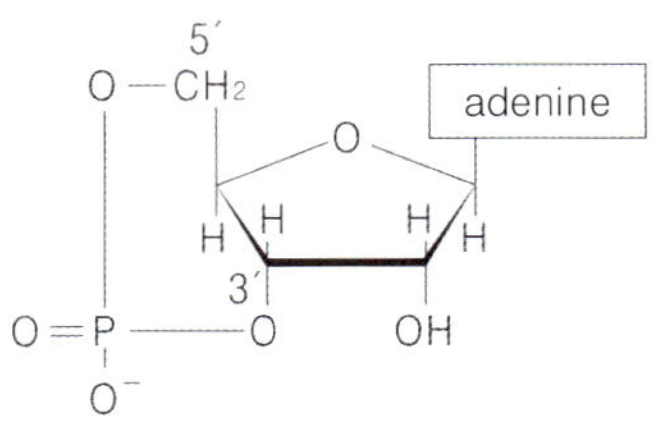

(cyclic AMP : cAMP)

그림 M **xanthine 유도체**

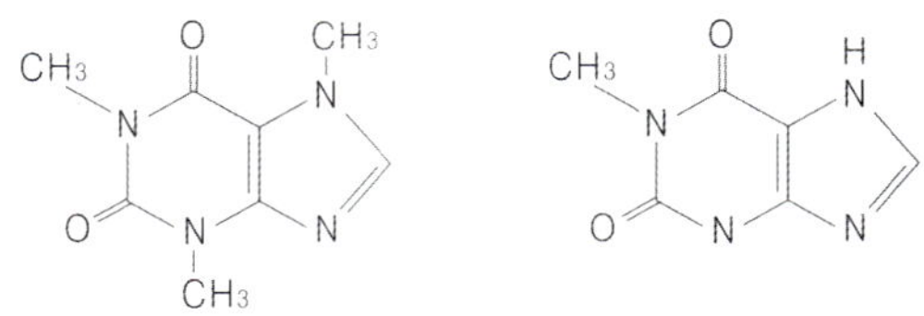

caffeine

theophylline

그림 L **cAMP 대사**

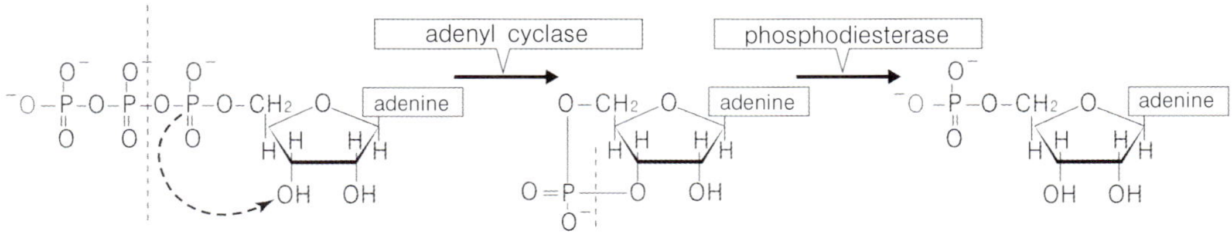

ATP

cAMP

AMP

발전4 … 항바이러스제

인간이나 바이러스나 DNA 그 자체는 같다. 다른 점은 DNA를 둘러싼 단백질·효소이다.

그래서 DNA와 유사하게 만든 것을 사용해 바이러스의 효소가 특이적으로 억제되도록 개발해 왔는데 그것이 nucleoside 유도체이다.

Acyclovir, Ganciclovir, Ara-A의 구조식을 살펴보자(**그림 N**). Acyclovir와 Ganciclovir는 guanine에 pentose 유사물질이 결합된 형태를 취하고 있다. Ara-A는 그 이름이 나타내듯이 adenine에 pentose 유사물질이 결합된 형태를 하고 있다.

HIV의 치료제인 역전사효소(RT)억제제인 zidovudine도 nucleoside 유도체로서 azidothymidine이라는 별칭이 나타내는 것처럼 thymine에 pentose 유사물질이 결합된 형태를 취하고 있다.

그림 N **항바이러스제**

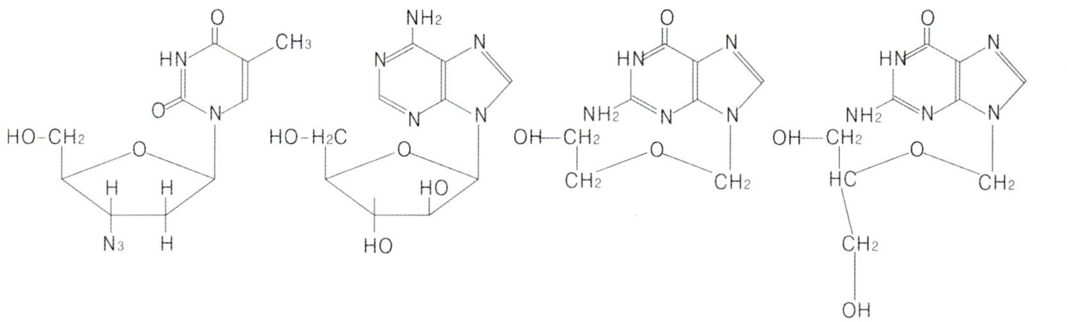

D 백신

1 백신의 역사

백신이란 어떤 미생물에 대한 면역을 도입하기 위한 재료를 말한다.

그러면 좀 더 자세하게 살펴보자.

a. 백신의 역사 : 제너와 천연두

제너(Jenner. E.)는 소의 젖을 짜는 사람들이 우두에 감염되면 그 후에는 천연두에 걸리지 않는다는 이야기를 듣고 흥미를 느끼게 되었다. 그리고 우두가 인간에게는 거의 해가 없다는 것을 확인한 후, 우두에 감염된 여성의 고름을 건강한 소년에게 이식하였다(상처를 내고 고름을 발랐다). 2개월 후에 소년에게 천연두 환자의 농을 이식했으나 소년은 천연두에 걸리지 않았다. 이것이 1796년의 일이다. 그로부터 200년 후인 1980년에 WHO는 천연두 근절 선언을 하였다.

b. 백신이라는 이름의 유래 : 파스퇴르

파스퇴르(Pasteur)는 사람이나 가축에 대한 백신을 끊임없이 개발해 나갔다. 그는 자신이 개발한 광견병 바이러스 약독주(약독주에 대해서는 나중에 설명)에, 제너의 공적을 찬양해 '광견병 백신'이라고 이름을 붙였다.

variolae vaccinae란 우두를 말하는 것으로, 특히 소를 라틴어로 vacca라고 한다. 파스퇴르는 면역획득에 작용하는 것을 우두의 이름을 따서 vaccinae라고 명명하였다. 이후 세계의 연구자들은 파스퇴르를 모방하여 모든 면역제를 백신이라고 명명하게 되었다.

* 현재는 광견병에 대해서는 불활성 백신을 사용하고 있다.

2 백신의 종류 (그림 63)

a. 약독주 live attenuated vaccine

제너나 파스퇴르가 개발한 백신은 살아있는 미생물이었다. 즉, 미생물을 몇 세대나 배양해서 그 감염력, 인체에 대한 독성을 줄인 것이었는데, 이와 같은 것을 **약독주**라고 한다.

우두 바이러스는 자연적으로 존재하는 천연두 바이러스의 약독주였던 것이다.

이런 유형의 백신은 약독화되어 있지만, 살아있기 때문에 **생백신**이라고 부른다. 물론 살아있기 때문에 인체에 감염해서 증식한다.

b. 불활성 백신 killed or inactivated vaccine

어떠한 미생물도 약독화에 성공하는 것은 아니다. 그래서 등장한 것이 **불활성 백신**이다. 살아있는 미생물을 감염시키지 않아도 미생물의 사체에서 면역이 도입되는 경우가 있다는 사실을 알게 되었다. 바이러스에서는 광견병 바이러스, 세균에서는 콜레라, 페스트, 장티푸스이다. 이들의 사체를 접종하면 면역을 획득할 수 있다.

B형 간염바이러스 백신도 불활성 백신의 한 종류이다. 불활성 백신 자체에는 증식력이 전혀 없으므로 안전하다.

그림 63 **백신의 종류**

백신
- 생백신(약독주)
- 불활성 백신
- 톡소이드

c. 톡소이드 toxoid

세균 감염증에서는 세균이 내놓는 독소(단백질의 일종)가 원인이 되어 증상을 일으킨다. 그러나 이 독소에 대한 항체가 존재하면 독은 중화되어 증상이 나타나지 않는다.

그래서 독소에 대한 면역을 도입하기 위해 연구를 거듭한 결과, 만들어진 것이 톡소이드이다. 톡소이드란 독소에 포르말린(formaldehyde)을 결합시킨 것으로 독성은 전혀 없음에도 불구하고 항원성이 보존되어 있어, 면역획득에 있어서는 아주 좋은 백신이다. **파상풍 톡소이드**는 잘 알려져 있다.

톡소이드는 넓은 의미의 불활성 백신이다.

3 백신 접종으로 획득할 수 있는 면역

a. 생백신 live vaccine

생백신은 체내에 들어온 후 혈류를 통해 감수성이 있는 세포내에서 증식한다. 혈류를 통해서 체액면역을 획득하며, 일단 세포내로 들어와 버리면 체액면역은 힘을 잃어 버린다. 그래서 세포면역이 작용하여 생백신과 함께 감염세포를 배제한다. 이렇게 해서 생백신에 대한 체액면역과 세포면역을 획득할 수가 있는 것이다.

이것은 동시에, 목표로 하는 미생물에 대한 **체액면역, 세포면역을 획득**했다는 것을 의미한다.

〈생백신〉

- Measles(홍역) 백신
- Mumps(볼거리) 백신
- Rubella(풍진) 백신

(이 3가지를 MMR)

- 수두 백신
- polio 백신
- BCG 백신
- 황열 백신

(BCG만 세균이고, 나머지는 모두 바이러스)

b. 불활성 백신

체액면역을 획득하는 것은 가능해도, 세포면역은 획득할 수 없다. 왜냐하면 **죽은 미생물은 세포를 감염시키지 않기 때문에 감염세포를 죽이도록 작용하는 세포면역은 작용하지 않는 것**이다.

〈불활성 백신〉

- B형 간염 백신
- A형 간염 백신
- 일본뇌염 백신
- 인플루엔자 백신
- 광견병 백신
- 콜레라 백신

c. 톡소이드 toxoid

독소에 대한 체액면역만을 획득할 수 있다. 세균 자체에 대한 체액면역, 세포면역은 획득할 수 없다. 즉, 톡소이드를 투여했다고 해서 디프테리아의 감염을 막을 수는 없지만, 디프테리아 감염에 의한 증상은 막을 수 있는 것이다.

〈톡소이드〉

- Diphtheria(디프테리아) toxoid
- Pertussis(백일해) toxoid
- Tetanus(파상풍) toxoid

(이 3가지를 DPT)

d. 주사와 경구투여

백신은 polio를 제외하고 모두 피하주사한다. 그러면 왜 polio만은 경구투여를 해야 할까?

경구투여하면 장관 상피에서 국소면역이 작용하여 분비형 IgA가 많이 생산된다. poliovirus는 우선 장관에서 증식한다. 그리고 나서 전신으로 이동된

표 15 백신과 획득 가능한 면역

	체액 면역	세포 면역	국소 면역
생백신(피하주사)	○	◎	×
생백신(경구투여)	○	○	◎
불활성 백신(toxoid 포함)	◎	×	×

○ : 획득 가능 ◎ : 특히 중요

다. 가장 먼저 장관에서의 증식을 억제하려는 것이 경구투여의 목적이다.

비슷한 개념으로 코를 통해 투여할 수 있는 백신의 개발이 요구되는 바이러스가 있다. 바로 인플루엔자 바이러스이다. 인플루엔자 바이러스는 바이러스혈증을 막는 것보다 먼저, 상기도에서의 증식을 막는 것이 증상 완화에 중요하기 때문이다.

대부분의 백신을 접종하는 간격은 다음과 같다.

- 생백신 → 4주간
- 불활성 백신 → 2주간

e. 정리

표 15를 보자. 세포면역을 획득하려면 생백신을 투여해야 한다고 기억하면 된다.

4 법률

a. 전염병예방법

전염병의 발생과 유행을 방지하여 국민보건을 향상, 증진시키는 것을 목적으로 한다.

전염병은 전염속도와 국민건강에 미치는 위해 정도에 따라 제1군 전염병에서 제4군 전염병까지로 분류된다(**표** 16 참조).

국가 및 지방자치단체는 전염병 환자 등에 대해서 인간으로서의 존엄과 가치를 존중하고 그 기본적 권리를 보호하며, 법률에 의하지 않고는 취업제한 등의 불이익을 주어서는 안 된다. 또한 전염병의 예방 등 신속하고 정확한 방역대책을 마련할 수 있도록 필요한 사업을 수행하여야 한다.

전염병 환자를 진단한 의료기관의 장 등은 보건소장에게 신고하여야 하며, 그 내용은 순차로 시장, 군수, 구청장, 특별시장, 광역시장, 도지사, 보건복지부장관에게 보고되어야 한다. 국립보건원장 또는 시·도지사는 국내의 전염병 발생을 감시하고 전염병에 관한 정보를 수집·관리하여야 하며, 제1군 전염병이 발생하였거나 제2군 내지 제4군 전염병이 유행할 우려가 있다고 인정되는 경우에는 지체없이 역학조사를 실시하여야 한다. 국립보건원 및 특별시·광역시·도에 역학조사반을 둔다.

정기 예방접종의 대상은 다음과 같다.

1. 디프테리아
2. 폴리오
3. 백일해
4. 홍역
5. 파상풍
6. 결핵
7. B형간염
8. 유행성이하선염
9. 풍진
10. 기타 보건복지부장관이 전염병 예방을 위하여 필요하다고 인정하여 지정하는 전염병

참고로 일본뇌염 바이러스의 예방에는 불활성 백신을 사용하고 있다. 일본뇌염은 바이러스 감염증인데도 불구하고 체액면역이 있는 경우, 세포면역을 획득하지 않아도 감염을 예방할 수 있는데 그 이유는 무엇인가?

- 세포면역 저하
  → 바이러스, 결핵, 진균감염 증가
- 체액면역 저하
  → 세균감염 증가(결핵은 예외)

시험에서도 위의 지식으로 충분하지만, 체액면역이 중요한 역할을 하는 바이러스 질환이 있다는 것

은 기억해 두기 바란다.

poliovirus(enterovirus에 속한다)나 일본 뇌염 바이러스(arbovirus에 속한다)에 감염된 세포는 바이러스를 방출하고 자폭하기 때문에 세포면역은 그다지 도움이 되지 않는다. 즉, 세포면역에 의해 죽음을 당하기 전에 스스로 죽어버리기 때문이다. 그보다는 방출되는 바이러스 모두를 항체가 일제히 검거하는 것이 중요하다. 이것이 바이러스 감염증임에도 불구

표 16 법정전염병의 종류

제1군	제2군	제3군
발생즉시 환자격리 필요(6종)	예방접종대상(10종)	모니터링 및 예방홍보 중점(18종)
콜레라 페스트 장티푸스 파라티푸스 세균성이질 장출혈성대장균감염증	디프테리아 백일해 파상풍 홍역 유행성이하선염 풍진 폴리오 B형 간염 일본뇌염 수두	말라리아 결핵 한센병 성병 성홍열 수막구균성수막염 레지오넬라증 비브리오패혈증 발진티푸스 발진열 쯔쯔가무시증 렙토스피라증 브루셀라증 탄저 공수병 신증후군출혈열 인플루엔자 후천성면역결핍증(AIDS)

제4군	지정전염병	
방역대책 긴급수립(19종)	유행여부 조사 및 감시	
황열 뎅기열 마버그열 에볼라열 라싸열 리슈마니아증 바베시아증 아프리카수면병 크립토스포리디움증 주혈흡충증 요우스 핀타 두창 보툴리눔독소증 중증급성호흡기증후군(SARS) 조류인플루엔자 인체 감염증 야토병 큐열 신종전염병증후군*	**<환자감시 대상>** A형 간염 C형 간염 반코마이신내성 황색포도상구균 (VRSA) 감염증 샤가스병 광동주혈선충증 유극악구충증 사상충증 포충증 크로이츠펠트 – 야콥병(CJD) 및 변종 크로이츠펠트 – 야콥병 (vCJD)	**<병원체감시 대상>** 살모넬라균 감염증 장염비브리오균 감염증 장독소성대장균 감염증(ETEC) 장침습성대장균 감염증(EIEC) 장병원성대장균 감염증(EPEC) 캄필로박터균 감염증 클로스트리듐 퍼프리젠스 감염증 황색포도상구균 감염증 바실루스 세레우스균 감염증 예르시니아 엔테로콜리티카 감염증 리스테리아 모노사이토제네스 감염증 그룹 A형 로타바이러스 감염증 아스트로바이러스 감염증 장내아데노바이러스 감염증 노로바이러스 감염증 이질아메바 감염증 람블편모충 감염증

* 신종전염병증후군 : 급성 출혈열증상, 급성 호흡기증상, 급성 설사증상, 급성 황달증상 또는 급성 신경증상을 나타내는 신종전염병증후군

하고, 체액면역의 성립이 감염예방에 중요한 이유이다. 실제로 세포면역이 정상이며 체액면역이 저하된 상황에서는 enterovirus 감염증이 중증화된다.

b. 결핵예방법

결핵예방법에 의거해 모든 사람들은 BCG 접종을 받고 있다. 그럼, BCG란 무엇인가? BCG란 Bacille de Calmette et Guérin의 약자로 Calmette와 Guerin이 만든 막대균이라는 의미이다. 이 두 사람은 우(소)형 결핵균을 13년 동안 230대로 키워 약독주를 얻었다. 이 의지의 산물이 BCG인 것이다. BCG는 생백신이다.

잠깐! 한 말씀

공중위생에 관한 실력 테스트

백신항목에 열거된 질환에 대해서 아래 물음에 답하시오.

백일해	인플루엔	풍진	유행성 이하선염	광견병	콜레라
일본뇌염	파상풍	황열	polio	홍역	풍진수두
B형간염	A형간염	디프테리아	결핵		

Q1
위에 열거된 질환의 병원체는 바이러스인가 세균인가?

A1
이 중에서 세균성 질환은 결핵, 디프테리아, 백일해, 파상풍, 콜레라로 5가지

Q2
생백신을 접종하는 것은 어느 것인가?

A2
결핵, 홍역, 유행성 이하선염, 풍진, polio(이 5가지가 중요). 그 외에 수두, 황열

Q3
톡소이드를 접종하는 것은 어느 것인가?

A3
DPT의 디프테리아, 백일해, 파상풍

Q4
예방접종법의 대상 질병은 어느 것인가?

A4
polio, 디프테리아, 백일해, 파상풍, 마진, 풍진, 일본뇌염으로 7가지

Q5
백신을 경구투여하는 것은 어느 것인가?

A5
polio

Q6
WHO의 확대예방접종계획(Expended Program on Immunization : EPI)의 대상이 되는 질병은 어느 것인가?

A6
디프테리아, 백일해, 파상풍, polio, 홍역, 결핵으로 6가지. 보균율이 2% 이상인 나라에서는 B형간염을 추가한다.

VI 최근의 감염증에 대한 문제점

항생제나 항바이러스제의 개발, 그리고 백신 등으로 인한 예방접종의 보급 등으로 감염증으로 인한 사망률은 대폭적으로 개선되어 왔다. 그것은 감염성 미생물 대 인간의 전쟁이며, 이 전쟁은 앞으로도 계속될 것이다. 이 전쟁 과정에서 최근 문제가 되고 있는 사항을 몇 가지 들어 보았다.

A 재흥감염증과 신흥감염증

재흥감염증·신흥감염증이란 어떤 것을 가리키는 것일까? 특히 신흥감염증에는 최근에 유명한 중증급성호흡기증후군〈SARS〉이 있다. 각각의 정의와 대책에 대해서 살펴보자.

1 재흥감염증이란?

reemerging infectious disease

재흥감염증이란 「기존의 감염증에서 이미 공중위생상 문제가 되지 않을 정도로 환자가 감소한 감염증 가운데 최근 20년 동안에 다시 유행하기 시작하여, 환자수가 증가한 것」이라고 정의할 수 있다.

예전에는 맹위를 떨쳤던 감염증이었으나 항미생물제의 개발 등으로 한동안 제압되었는데, 최근에 다시 세력을 회복하여 유행하고 있는 감염증을 가리킨다. 재흥감염증 가운데는 세균, 바이러스(뎅기열, 황열, 인플루엔자, 광견병 등), 기생충, 원충 등이 있다(**표 17**).

표 17 재흥감염증

질환명	병원체의 종류	감염경로
말라리아	원충	학질모기가 매개
페스트	세균	쥐
디프테리아	세균	디프테리아 감염자
결핵	세균	비말감염
백일해	세균	비말감염
살모넬라 감염증	세균	경구감염
콜레라	세균	경구감염
광견병	바이러스	개, 고양이
뎅기 (dengue fever)	바이러스	이집트숲모기(aedes aegypti)가 매개
황열병	바이러스	이집트숲모기(aedes aegypti)가 매개
인플루엔자	바이러스	비말감염
주혈흡충증	기생충	유충이 피부로 침입
톡소포자충증 (toxoplasmosis)	원충	고양이를 통해 감염
리슈마편모충증 (leishmaniasis)	원충	흡혈파리가 매개
에키노코쿠스 (echinococcus)	기생충	여우의 배설물로부터 경구감염

2 신흥감염증이란?

emerging infectious disease

신흥감염증이란 「예전에는 알려지지 않았지만, 최근 20년 동안에 새로 인식된 감염증으로 국지적 또는 세계적으로 공중위생상 문제가 되는 감염증」이다.

최근에는 앞에서 말한 바와 같이 SARS가 기억에 새롭다. 신흥감염증 가운데 약 80%는 일본에서도 확인되고 있다. 병원체는 재흥감염증과 마찬가지로 여러 가지이다(표 18).

SARS 이외에 최근, 기억에 새로운 것은 출혈성 대장염인 O157과 후천면역결핍증후군인 HIV, 소화궤양인 헬리코박터필로리(*Helicobacter pylori*), 인플루엔자(최근에는 조류인플루엔자로서 위협이 되고 있다) 등이 있다.

표 18 주요 신흥감염증

발견년도	병원체의 명칭	병원체의 종류	질환명
1969	Lassa virus	바이러스	라사열(Lassa fever)
1973	rotavirus	바이러스	소아설사증
1976	borrelia burgdorferi	spirochaeta	Lyme병
1976	cryptosporidium	기생충	급성·만성 설사
1976	*Legionella pneumophila*	세균	레지오넬로증(재향군인병)
1977	ebola virus	바이러스	에볼라출혈열(ebola haemorrhagic fever)
1977	*Campylobacter jejuni*	세균	창자염
1978	A군용혈사슬알균	세균	독소충격 증후군(TSS : toxic shock syndrome)
1980	사람T세포백혈병바이러스	바이러스	성인T세포백혈병
1982	대장균 O157:H7	세균	출혈잘룩창자염, 용혈요독 증후군
1983	사람면역결핍바이러스	바이러스	AIDS
1983	*Helicobacter pylori*	세균	소화궤양
1988	제6형 사람헤르페스바이러스	바이러스	소아의 돌발발진
1989	C형간염바이러스	바이러스	간염
1992	*Vibrio cholerae* O139	세균	신형 콜레라
1992	*Bartonella henselae*	바이러스	고양이긁힘병(cat-scratch disease)
1993	Sin Nombre virus	바이러스	한타바이러스 폐 증후군
1995	제8형 사람헤르페스바이러스	바이러스	AIDS 환자의 카포시육종
1997	홍콩 인플루엔자	바이러스	인플루엔자
1999	Nipah virus	바이러스	뇌염
1999	*Clostridium difficile*	세균	거짓막창자염
1999	West Nile virus	바이러스	웨스트나일 감염증
2003	SARS virus	바이러스	SARS

B 내성균의 등장 drug-resistant bacteria

항생제나 항바이러스제, 항진균제는 꾸준히 개발되어 왔다. 그 덕분에 특정 병원체에 대한 약제를 선택할 수 있어 감염증 치료의 중심을 이루게 되었다. 한편으로 이들 약제의 사용으로 인해 그 약제에 대항하는 힘을 얻은 병원체가 나타나고 있다. 그것이 **내성균**이다. 내성균은 주로 세균이지만, 항생제를 장기간 투여하거나 필요 이상으로 여러 차례 투여하면 나타난다. 여러 약제에서 이런 현상이 반복되면, 많은 약제에 대항하는 슈퍼 세균이 생기게 된다. 세균감염증에서는 세균배양을 통해 감수성이 있는 항생제를 선택하는 것이 가장 중요하지만, 그 사용량이나 적응 등에 대해서 다시 한 번 검토할 필요가 있다. 의료현장에서 문제가 되는 것은 다음의 2가지이다.

1 VRSA vancomycin resistant *Staphylococcus aureus* (반코마이신 내성 황색포도알균)

MRSA는 앞에서 말했듯이 methicillin resistant *S. aureus*로 병원내 감염의 원흉이 되는 균이다. 이 균 자체는 여러 약제에 내성이 있는데, 특효약으로는 vancomycin이 있다. 그러나 한편에서는 vancomycin에 내성을 보이는 *S. aureus*가 나타났다. 바로 VRSA이다. VRSA나 vancomycin에 내성을 보이는 세균의 내성 유전자는 MRSA로부터 내성을 획득하게 된다. 만일 이 균에 감염된 경우에는 vancomycin이 효과를 나타내지 못하기 때문에 다른 항생제를 사용해야 하며, 환자의 예후는 매우 나빠진다. 따라서 병원에서는 vancomycin의 사용횟수·투여량·투여기간·적응에 있어 신중하게 검토하고 관리할 필요가 있다. 다행히 현재까지는 고도의 내성을 보이는 VRSA는 나타나지 않았다.

그림 64 녹농균에 의한 거즈 삼출액(ATLAS⑥ 참고)

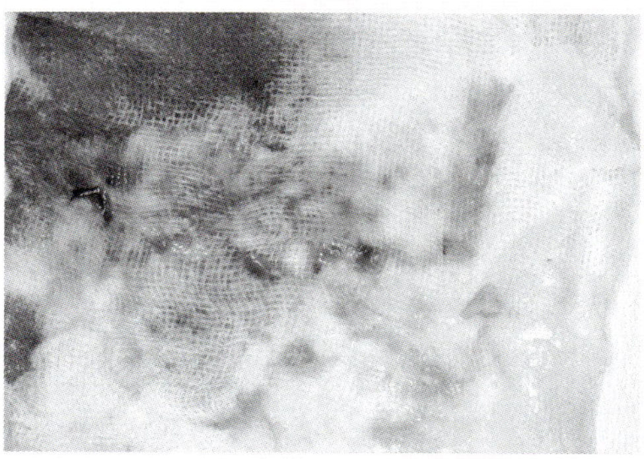

2 다제 내성 녹농균 multiply resistant *Pseudomonas aeruginosa*

다제 내성 녹농균이란 말은 이미 1970년대부터 등장했지만 그 의미는 시대의 흐름과 함께 변화해 왔다. 초기에는 겐타마이신(gentamicin)·카나마이신(kanamycin)이 이 균들에게 저항을 나타냄으로써 효과가 있어 많이 사용되어 왔다. 1980년대에는 광역 β-lactam이나 뉴퀴놀론(new quinolone), 아미노글리코시드계 항생제가 많이 사용되었는데, 녹농균뿐만 아니라 많은 Gram음성막대균에 사용되었다. 그러나 이들을 많이 사용함으로써 녹농균 자체도 이 약제에 저항을 보이게 되었다. 최근에는 카바페넴(carbapenem)계, 아미카신(amikacin) 등의 아미노글리코시드계, 레보플록사신(levofloxacin) 등의 new quinolone에 이르기까지 저항을 보이는 주(株)들이 나타나고 있다.

내성획득 기전은 다음과 같다.

① 세균 자체가 가지고 있는 유전자가 변화하여, 내인성으로 내성을 획득하는 경우
② 내성을 획득한 주(株)로부터 내성능이 전달되어 외인성으로 획득하는 경우

C 중증 급성 호흡기증후군 〈SARS〉

Severe acute respiratory syndrome을 약칭으로 SARS라고 한다. 2003년 중국 광동성에서 발병하기 시작하여 전세계(주로 아시아)적으로 문제가 되었다. 현재까지 알려진 것들을 정리해 보면 다음과 같다.

a. 원인

SARS 바이러스라는 신형 coronavirus이다.

b. 감염경로

사람(발병자)에서 사람으로 감염된다. 호흡기증상을 나타내기 때문에 기도분비물에 의한 비말감염이 중심이 된다고 생각된다. 그러나 그 이외의 감염경로(접촉감염, 경구감염, 폐쇄공간에서의 공기감염 등)도 완전히 부정할 수 없다고 본다. 또 사람에서 사람으로의 감염뿐 아니라, 너구리 등의 야생동물에서도 SARS 바이러스와 유사한 바이러스가 검출되고 있어 야생동물에서 사람으로의 감염도 부정할 수 없다.

잠복기는 2~10일로 평균 1주일 정도이다.

c. 증상

기침·호흡곤란·38℃ 이상의 발열 등이 주요 증상이다. 그 외에는 두통·식욕부진·전신권태감·오한·의식혼탁·소화기증상 등도 있으며, 이들은 모두 일반적인 감기증상과 비슷하다.

d. 검사소견

가슴X-선 사진에서는 폐렴이나 불투명유리와 같은 음영이 나타난다.

그러나 다른 감염증에서도 같은 증상·소견을 나타내기 때문에 확정진단을 위해서는 혈청학적으로 바이러스가 있는지를 조사해야 한다. 여기에는 3가지 방법이 있다.

① 살아 있는 바이러스를 배양·분리·분류하는 방법

② 바이러스 DNA의 절편을 조사하는 방법 (polymerase chain reaction : PCR)

그러나 바이러스가 검출되지 않는 경우도 많다.

③ 혈청학적으로 바이러스에 대한 항체를 조사하는 방법

이것은 병 초기에는 검출되지 않고, 약 10일 후부터 서서히 검출된다.

자세한 문진도 필요한데, 감염원이 될 수 있는 사람을 만났거나 또는 그러한 지역으로 여행간 적이 있는지 등을 묻는다.

e. 치료

다른 바이러스감염과 마찬가지로(herpes 등은 제외), 대증요법이 중심이 된다. 병의 초기에는 다른 호흡기 감염증과의 감별이 상당히 어렵기 때문에 세균성 폐렴을 상정하여 항생제를 투여하고 수액관리를 한다. 그 외에 시도되는 것으로는 항바이러스제나 부신겉질스테로이드제, 인터페론, HIV 치료제 등이 있는데, 유효성은 확립되어 있지 않다. 예방을 위해 사용할 수 있는 백신도 아직 없어 빨리 특효약이 개발되기를 기대한다.

D 예방접종에 관하여

특정 감염증에 관해서는 앞에서 설명한 대로 예방접종으로 발병을 예방하는 것이 가능하다. 그러나 우리나라의 경우 추가 접종률이 50% 미만으로 낮다(표 19, 20).

이 중에서 특히 문제가 되는 것은 풍진과 홍역의 접종률인데, 여기에서는 이 문제에 대해서 살펴보겠다.

표 19 법률에 따른 예방접종

대상전염병	백신종류 및 방법	0개월	1개월	2개월	4개월	6개월	12개월	15개월	18개월	24개월	36개월	만4세	만6세	만11세	만12세
(1) 정기 예방접종															
결핵	BCG(피내용)	1회													
B형간염	HepB (0-1-6개월)	1차	2차			3차									
디프테리아 파상풍 백일해	DTaP			1차	2차	3차		추4				추5			
	Td(성인용)													추6	
폴리오	IPV(사백신)			1차	2차	3차						추4			
홍역 유행성 이하선염 풍진	MMR						1차					추2			
일본뇌염	JEV(사백신)						1차~2차				3차		추4		추5
수두	Var						1차								
인플루엔자	Flu						매년1회								
장티푸스	(경구용)												경구용		
	(주사용)									주사용					
신증후군출혈열	(주사용)	고위험군에 한하여 접종													
(2) 기타 예방접종															
결핵	BCG(경피용)	1회													
일본뇌염	JEV(생백신)						1차				2차		3차		
B형 헤모필루스 인플루엔자 뇌수막염	Hib			1차	2차	3차	4차								
A형간염	HepA						1차~2차								
폐구균	PCV			1차	2차	3차	4차								

임의의 예방접종

임의 접종: 일반 사람들에게 흔하지 않은 질병의 예방을 위해, 필요한 사람 혹은 원하는 사람에게만 접종한다(뇌수막염(Hib, 수두, A형 간염, 폐구균성 폐렴, 장티푸스)

우리나라는 기본 접종에 포함시켜야 함에도 불구하고, 의료제정이 충분치 못한 관계로 임의 접종으로 분류되어 접종 비용을 본인이 부담해야 하는 접종들이 있는데, 대표적인 것들이 임의의 예방접종이다.

이런 접종은 분류는 임의 접종이지만 가능하면 접종을 적극 권한다.

표 20 기본 예방접종

연령	종류
0~1주	B형간염(산모가 B형간염 양성일 경우
0~4주	BCG
2개월	B형간염(2차와 3차는 제품에 따라 접종 시기에 차이가 있다) DTaP, 소아마비
4개월	DTaP, 소아마비 2차
6개월	DTaP, 소아마비 3차
12~15개월	MMR(홍역, 볼거리, 풍진)
1세	일본뇌염 1차, 2차
18개월	DTaP
2세	일본뇌염 3차
4~6세	DTaP, 소아마비, MMR
6세	일본뇌염
12세	일본뇌염
14~16세	성인용 Td(디프테리아·파상풍 백신)

1 풍진 rubella

풍진은 약 2주일의 잠복기를 거쳐 발열과 함께 전신에 홍반을 나타내는 감염증으로서, togavirus과(科)의 rubella virus에 의해 발병한다. 전신증상은 홍역에 비해 가벼워, 발병하고 며칠 지나면 열과 발진은 사라진다. 합병증으로는 혈소판감소자색반(thrombocytopenic purpura)이나 뇌염 등이 있다. 성인에 발병한 경우에는 고열과 폐렴 등의 합병증을 일으키는 경우가 있다.

그리고 이 질환에서 문제가 되는 것은 **선천성 풍진증후군**이다. 임신부가 풍진에 감염되면 태아에게 악영향을 미치기 때문에, 그 감염시기에 따라 중증도가 달라진다. 3가지 증상으로는 **감음성 난청·선천성 백내장·선천성 심장질환**(폐동맥협착, 심실중격결손 등)이다. 기타, 저출생체중, 혈소판감소자색반, 사이질폐렴, 뇌수막염, 뇌염, 용혈빈혈 등이 있다. 임신 초기의 기관형성 시기에 감염되면 여러 장기에 장애가 발생한다.

따라서 임신하기 전에 백신을 접종하는 것이 좋다.

우리나라는 12~15개월에 1차 예방접종을 하고 만 4~6세경 추가 예방접종을 실시한다. 또 임신중에 예방접종을 하는 것은 금기이다. 약독성 백신으로도 발병할 수 있기 때문이다.

2 홍역 measles

홍역바이러스에 의한 급성 열성 발진증이다.

38℃대의 2봉성 발열 후, 전신에 홍반·구진형의 발진이 나타난다. 풍진보다 위중하고 감염력도 상당히 강하다. 공기감염·접촉감염·비말감염 등이 있으며, 항체가 없는 사람은 감염자 가까이에 있으면 발병할 확률이 높다. 폐렴이나 뇌염·뇌수막염이나 간기능장애 등 합병증도 다양하다. 급성기 이외의 증상으로는 만성 감염으로 인한 **아급성 경화범뇌염**(subacute sclerosing panencephalitis : SSPE)이 있는데, 예후가 매우 나쁘다.

최근 일본에는 20대에서 홍역·풍진이 많이 발병하고 있다. 이들은 MMR(measles-mumps-rubella : 홍역·풍진·유행성이하선염 혼합백신) 접종이 폐지된 기간(1979~1987년) 에 태어난 세대이다. 소아에서 발병한 경우보다 증상이 심하고, 합병증도 높은 비율로 발생한다. 유럽이나 미국에서는 홍역 백신 접종률이 90%를 넘으며, 홍역의 발병뿐 아니라 근절을 목표로 하고 있다. 우리나라에서는 1차 기초접종률이 80%, 추가 접종률이 50% 정도된다. 그러나 지역간의 차이가 심하여, 대도시에서는 90%를 넘지만, 지방도시에서는 50~60% 정도이다. 유럽이나 미국과의 차이를 좁히는 데는 시간이 더 걸릴 것 같다.

2001년부터 초등학교 취학아동을 대상으로 추가 MMR 접종률을 확인하고 미접종자나 접종기록이 불확실한 경우 예방접종을 하여 현재 95% 이상 예방접종율을 유지한다. **MMR백신**(measles-rubella 혼합백신)을 이용하여, 제1기, 제2기에 1회씩 접종한다(표 21).

표 21 홍역 및 풍진의 접종방법

백신	출생시	6개월	12개월	15개월	2세	3세	4세	5세	6세	7세	8세	9세
홍역과 풍진의 혼합백신			제1기	1회			제2기	1회				

* 홍역, 유행성이하선염 및 풍진 예방접종은 MMR 혼합백신을 제1기, 제2기에서 1회씩

E 프리온병 prion disease

1 프리온병이란?

프리온은 이전부터 감염성 단백질인자(proteinaceous infectious particle)라고 불리었다. 단백질로서, 세균처럼 증식하는 기능은 없다. 정상인의 체내에도 존재하는 단백질인데 주로 신경세포에 분포되어 있다.

어떤 원인으로 인해 이 프리온의 구성이 파괴되거나 변화되면 비정상 단백질로 변한다. 이렇게 되면 정상 프리온이 이 비정상 단백질을 흡수하여 계속해서 비정상 단백질이 증가하며, 그 결과 병원성을 나타내게 된다.

대표적인 질환으로서(시험에 나오는 것), Creutzfeldt-Jakob disease(CJD)가 있는데, 뇌가 급속도로 위축되어 해면모양으로 되는 병이다. 사체 부검을 한 결과 지라·근육 등에서 프리온이 검출되었다. 이것은 어떤 의원성 감염을 시사하는 것이었는데 그 중 하나로서 경질막 이식이 있었다.

그 외에 원인불명의 단독발생형, 유전에 의한 가족형, 건조경질막 이식에 의한 의원성형, **소해면양뇌증**(bovine spongiform encephalopathy : BSE), 즉 광우병으로부터의 변이주(株)가 있다.

2 프리온병의 증상

증상으로는 신체의 경직·치매·간대성근경련증(myoclonus)이 급속하게 진행되는데, 특히 치매는 계속 악화되어 간다. 증상은 진행되기만 하고 개선되지는 않는다.

치료도 확립된 것은 없어 대증요법이 중심이 된다. 경련 때문에 항경련제나 항불안제를 사용하는 경우가 많다. 2002년부터 이 증상은 프리온병(prion disease)이라고 불리게 되었다.

3 BSE ; 소해면양뇌증 bovine spongiform encephalopathy

BSE는 프리온병과 같은 병태가 소, 양, 사슴 등의 동물에게 나타나는 것이다. 병원체는 역시 프리온이고 감염된 동물은 뇌가 스펀지 모양으로 되며 이상한 행동을 한다. 예전에, 양이나 소의 척수, 지라 등을 건조시켜 고기와 섞어서 소의 사료로 사용했는데, 이것에서 감염되었을 가능성이 시사되고 있다.

문제는 감염된 소 등의 고기를 인간이 먹는 경우이다. 프리온은 일반적으로 뇌나 척수, 림프절에 많이 분포되어 있기 때문에, 이것들을 배제하면 감염의 위험은 크게 줄어든다(**표 22**). 그러나 죽은 소의 콩팥이나 간에서도 검출되었기 때문에, BSE와 프리온병의 발병을 막기 위해 현재 쇠고기의 수입을 규제한다.

표 22 소의 부위에 따른 감염 위험도

1. 고감염성	뇌, 척수, 눈
2. 중감염성	지라, 편도선, 림프절, 돌창자, 근위잘룩창자, 뇌척수액, 뇌하수체, 부신, 경질막, 송과체, 태반, 원위잘룩창자
3. 저감염성	말초신경, 코점막, 가슴샘, 골수, 간, 허파, 이자
4. 감염성 없음	골격근, 심장, 젖샘, 우유, 혈괴, 혈청, 콩팥, 갑상샘, 침샘, 침, 난소, 자궁, 고환, 태아조직, 쓸개즙, 뼈, 연골조직, 결합조직, 털, 피부

(세계보건기구 "WHO"에서 인용)

각 론

New Steps to Internal Medicine

I 패혈증

A 패혈증과 감염증 sepsis and infection(infectious disease)

1 패혈증에 대한 이해

감염증은 2가지의 개념에서 동시에 공부해 나가야 한다. 하나는 **장기별로 공부**하는 것이고, 또 하나는 **미생물별로 공부**하는 것이다.

장기별로 공부한다는 것은 예를 들어 '호흡기 감염증, 중추신경계 감염증 … '과 같은 분류로 공부하는 것이고, 미생물별로 공부한다는 것은 예를 들어 '사슬알균(streptococcus)은 성홍열, 류마티스열 … '등과 같이 공부하는 것이다(**그림 65**).

그림 65 감염증을 이해하는 방법

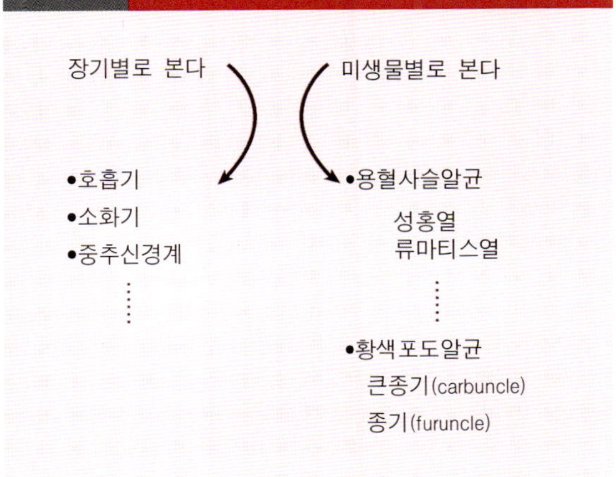

이 장(chapter)부터는 각론으로 들어가는데 감염증의 2가지 개념 중 전자인 장기별로 공부하기로 한다. 그것이 전체를 파악하기 쉽기 때문이다.

그러면, 이 장기별 공부에서 패혈증은 어떠한 위치에 놓이게 될까? 패혈증은 전신이 침범당하는 장기 감염증이다. 원인 미생물까지 외울 필요는 없다

2 패혈증의 정의

1991년에 미국 흉부질환학회와 응급의학회가 합동으로 패혈증에 대한 정의를 제안하였다. 현재는 이 정의가 널리 인정을 받고 있다.

먼저 **표** 23을 보자. 아직 공부하지 않은 SIRS(systemic inflammatory response syndrome : 전신염증반응 증후군)가 나온다. 패혈증을 공부하기 전에 SIRS에 대하여 먼저 이해할 필요가 있다.

a. SIRS와 감염증

미생물에 감염되었을 때의 면역계의 반응을 생각해 보자. 미생물이 침입하면 면역담당세포, 즉 대식세포와 T림프구, B림프구, 호중구 등이 서로 cytokine을 내놓아 세포면역과 체액면역을 최대한 가동

시킨다. 그 결과 미생물을 체내에서 몰아낼 수 있다.

미생물의 침입은 국소(local)에서 시작하여 국소로 끝나는 경우가 많다. 그러나 cytokine은 혈류를 타므로 국소에만 머무르지 않는다. 전신을 도는 cytokine은 전신성 반응(systemic reaction)을 일으킨다.

예를 들면, influenza virus에 감염된 경우를 생각해 보자. influenza virus는 상기도에서 증식하며 동시에 고열을 일으킨다.

그것은 influenza virus와 싸우는 면역계가 방출한 cytokine이 뇌의 시상하부에까지 이르러 발열중추를 건드리기 때문이다. 이것은 정도만 다를 뿐, SIRS의 개념을 나타내는 하나의 예라고 볼 수 있다.

b. SIRS와 외상

발목을 삔(염좌 : sprain) 경우를 생각해 보자. 바로 부어오르는데, 실은 이것도 cytokine 때문이다. 염좌란 결합조직(주로 인대)의 파괴로서, 이를 회복시키기 위해 세포가 cytokine을 방출한다. 이 때문에 혈관의 투과성이 항진하여 붓거나 열이 나기도 한다. 물론 cytokine 덕분에 손상 부위는 회복된다.

발목을 삔 정도로 SIRS가 되지는 않지만, 교통사고 등으로 인하여 신체의 여러 부위를 다치거나(다발외상) 개복수술을 받게 되면 그 침습을 치유하기 위하여 cytokine이 대량으로 방출된다.

중증 이자염에서 단백분해효소에 의해 복막이 용해되거나, 화상으로 인해 피부가 광범위하게 손상을 입었을 때에도 동일하게 생각할 수 있다.

표 23 패혈증과 장기부전의 정의

감염(infection)	미생물의 존재 또는 미생물이 본래 무균상태인 숙주조직을 침입함으로써 나타나는 염증반응이 특징적인 현상이다.
균혈증(bacteremia)	혈액중에 생균이 존재한다.
전신성 염증반응 증후군 (systemic inflammatory response syndrome : SIRS)	여러 가지의 위중한 임상적 침습에 대한 전신성 염증반응으로 이 반응은 아래 2가지 또는 그 이상의 항목에 의해 명확해진다. (1) 체온 > 38℃이거나 < 36℃ (2) 심박수 > 90/분 (3) 호흡수 > 20/분 또는 $PaCO_2$ < 32mmHg (4) 백혈구수 > 12,000/㎕, < 4,000/㎕, 또는 막대핵호중구(band neutrophil) > 10%
패혈증(sepsis)	감염에 대한 전신성 반응이며, 감염의 결과로서 아래의 2가지 또는 그 이상의 항목의 의해 분명해진다. (1) 체온 > 38℃ 이거나 < 36℃ (2) 심박수 > 90/분 (3) 호흡수 > 20/분 또는 $PaCO_2$ < 32mmHg (4) 백혈구수 > 12,000/㎕, < 4,000/㎕, 또는 막대핵호중구 > 10%
중증 패혈증 (severe sepsis)	장기기능장애, 저관류, 또는 저혈압을 동반하는 패혈증으로 저관류와 관류이상은 젖산산증(lactic acidosis), 핍뇨(oliguria), 또는 정신상태의 급성 변화를 포함하지만 여기에만 국한되지는 않는다.
패혈쇼크 (septic shock)	젖산산증(lactic acidosis), 핍뇨(oliguria), 정신상태의 급성 변화를 포함하는데, 여기에만 국한되지 않고 관류이상을 동반하여 적절한 수액에도 반응하지 않는 패혈증 기인성 저혈압이다. 강심제 또는 승압제를 투여받는 환자에서는 관류이상은 나타나도 저혈압은 나타나지 않는 경우가 있다.
패혈증 기인성 저혈압 (sepsis-induced hypotension)	저혈압을 초래하는 원인이 발견되지 않는 경우의 수축기혈압 < 90mmHg 또는 기준 혈압에서 > 40mmHg 이상 저하된다.
다장기 기능장애 증후군 (multiple organ dysfunction syndrome : MODS)	급성질환 환자에서 치료 없이는 항상성을 유지할 수 없을 정도로 장기기능이 변화된다.

(The ACCP/SCCM Consensus Committee, Chest, 101 : 1644-1655, 1992에서 인용 '그림 66' 참고)

c. SIRS와 hypercytokinemia

SIRS와 hypercytokinemia는 동의어로 볼 수 있다. cytokine은 수십 종류나 있는데, SIRS의 원인이 되는 cytokine은 TNF-α, IL-1, IL-6, IL-8 등으로(외울 필요는 없다) 염증성 cytokine이라 불리는 것이다. 이들은 다른 매개체(mediator)를 활성화하여 염증반응이 연쇄적으로 진행된다.

d. SIRS의 정의

SIRS는 다음과 같이 정의된다.

다양하고 위중한 임상적 침습에 대한 전신성의 염증반응이다. 이 반응은 아래 2가지 또는 그 이상의 항목에 의해 명확해진다.

① **체　　온** 〉38℃ 또는 〈 36℃
② **심 박 수** 〉90/분
③ **호 흡 수** 〉20/분 또는 $PaCO_2$ 〈 32mmHg
④ **백혈구수** 〉12,000/㎕, 〈4,000/㎕, 또는 막대핵호중구 〉10%

그림 66 패혈증과 감염의 상호관계

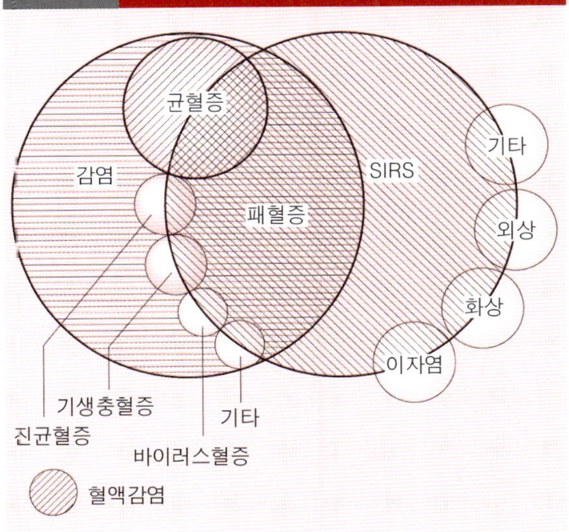

파혈증은 전신의 과도한 염증반응으로 생각되며, 이러한 반응은 ㅂ감염성 질환의 중증사례에서도 볼 수 있다.

SIRS의 정의에 cytokine이라는 글자는 나오지 않는다. SIRS는 어디까지나 임상증상을 주체로 한 질환개념이며, cytokine은 그 병태생리에 깊이 관여하기 때문이다.

e. 패혈증의 정의

패혈증은 다음과 같이 정의한다.

감염에 대한 전신성 반응이다. 감염의 결과로서 아래의 2가지 또는 그 이상의 항목에 의해 명확해진다

① **체　　온** 〉38℃ 또는 〈 36℃
② **심 박 수** 〉90/분
③ **호 흡 수** 〉20/분 또는 $PaCO_2$ 〈 32mmHg
④ **백혈구수** 〉12,000/㎕, 〈 4,000/㎕, 또는 막대핵호중구 〉10%

SIRS와 항목이 동일하다. ①~④의 원인이 감염인 경우를 패혈증으로 정의한다.
각 항목을 달리 표현하면 다음과 같다.

① 고체온(hyperthermia) 또는 저체온(hypothermia)
② 빠른맥(tachycardia)
③ 빠른호흡(tachypnea)이나 여기에 속발하는 저탄산혈증(hypocapnaemia)
④ 백혈구의 증가나 감소 또는 핵의 왼쪽 이동

그림 67 패혈증의 위치

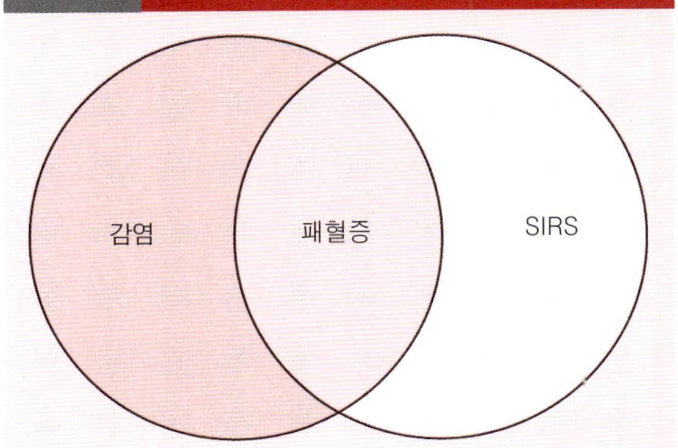

이러한 간편한 정의가 모두에게 인정을 받으며 세계적으로 보편화되고 있다.

그림 66을 보자. 작은 원을 무시하고 다시 그리면 **그림** 67이 된다. 'SIRS 중에서 감염을 배경으로 한 것이 패혈증'이라는 정의를 잘 나타내고 있다.

f. 패혈증과 균혈증의 차이

혈액중에 세균이 존재하는 것이 균혈증이다. 반드시 외어두어야 할 점은 다음 2가지이다. **그림** 67을 다시 그린 **그림** 68을 보면서 이해하기 바란다.

〈기억해야 할 점〉

① **세균이 혈액중에 존재하여도(균혈증), SIRS(패혈증)가 되지 않는 경우가 있다**

② **패혈증이라고 해도 항상 혈액중에 균의 존재를 증명할 수 있는 것은 아니다**

특히, ②가 중요하다. 패혈증이 의심되어 혈액배양을 한다고 해도 반드시 균의 존재를 증명할 수 있는 것은 아니다. 반대로 말하면 균을 분류할 수 있는 경우가 드물다는 것이다.

균혈증은 세균에 대하여 사용하는 말이다. 다른 미생물에 대해서는 진균혈증(fungemia), 기생충혈증(parasitemia), 바이러스혈증(viremia)이라는 말을 사용한다.

그림 68 **패혈증과 균혈증의 관계**

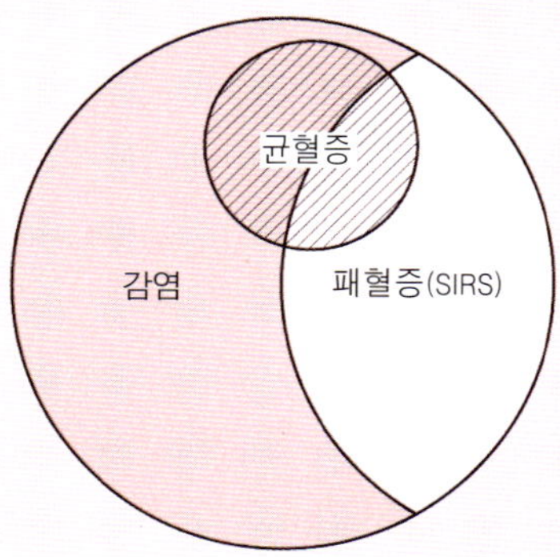

3 감염에서 패혈증이 되기까지

미생물에 감염되면, 왜 hypercytokinemia가 되는 것일까? 그 이유는 앞에서 면역계가 작용하기 때문이라고 간단하게 설명했는데, 여기에서 좀 더 자세히 살펴보기로 하자.

LPS나 endotoxin(내독소)이라는 말을 기억하고 있는가? 그것은 Gram 음성균의 세포벽에 있는 독이다(p.10).

실제로 LPS는 면역담당 세포에서 염증성 cytokine을 방출시키는 물질이다. Gram 음성균에 감염되면 균에 붙은 LPS가 hypercytokinemia를 유발하여 패혈증으로 진행된다.

염증성 cytokine의 생산을 유발하는 물질은 LPS만이 아니다. LPS 이외의 세포벽산물과 외독소에 해당하는 exotoxin A, TSST-1(toxic shock syndrome toxin-1, S. aureus가 생산하는 외독소), enterotoxin 등도 hypercytokinemia를 일으키고, 바이러스 항원이나 진균 항원 중에도 hypercytokinemia를 일으키는 것이 있다.

잠깐! 한 말씀 **Gram 양성균은 패혈증을 일으키지 않는다?**

「패혈증의 원인은 endotoxin뿐」인 것으로 알고 있는 사람도 가끔 있으며, 실제로 그렇게 설명한 책도 자주 눈에 띈다. 이것은 잘못된 것이다. 만약, 이러한 주장이 옳다면, 「Gram 양성균은 패혈증을 일으키지 않는다」는 것이 된다. 그러나 패혈증 환자에서 분리된 균을 보면 알 수 있듯이 Garm 양성균도 패혈증을 일으킨다.

아래 문장에 ○×를 표시해 보자.

1. Gram 음성균은 endotoxic shock을 일으킨다.
2. Gram 양성균은 endotoxic shock을 일으킨다.
3. Gram 음성균은 패혈증(sepsis)을 일으킨다.
4. Gram 양성균은 패혈증(sepsis)을 일으킨다.
5. Gram 음성균은 septic shock를 일으킨다.
6. Gram 양성균은 septic shock을 일으킨다.

정답은, 2가 ×이고 나머지는 전부 ○이다. 정의는 항상 확실하게 파악해 두기 바란다.

병원미생물에서 유래한 물질이 hypercytokinemia를 일으켜 패혈증(=SIRS)으로 발전하는 것이다.

미생물 감염 → LPS → hypercytokinemia → 패혈증

4 패혈증의 원인 미생물

패혈증 환자의 혈액을 배양하여 원인 미생물을 분류한다. 실제로는 분류할 수 없는 경우가 많다고 앞에서 설명하였다. 그러나 적지만 분류할 수 있는 경우가 있는데, 그 경우에는 어떠한 균들이 많이 발견될까?

대략의 수치를 나타내면 아래와 같다.

① **호기성 Gram 양성균** ························ 약 55%
② **호기성 Gram 음성균** ························ 약 30%
③ **혐기균** ·· 약 10%
④ **진균** ·· 약 10%

좀 더 자세히 살펴보자.

① 호기성 Gram 양성균

이 중, Staphylococcus가 70%를 차지한다(전체의 약 40%). 이 중에서도 *S. aureus, S. epidermidis* 가 많다.

② 호기성 Gram 음성균

E. coli, Klebsiella, Enterobacter, *Pseudomonas aeruginosa* 가 많이 분리된다.

③ 혐기균

Bacteroides가 많다.

④ 진균

진균 중에서 90% 이상이 Candida이다.
여러 가지 균이 분류되는 경우도 있다.

5 패혈증에 대한 항균제 치료

혈액중의 균을 분류하지 못해도 SIRS의 정의를 충족시키면 항균제 치료를 시작한다. 그러면 어떤 균을 상정하여 어떤 항균제를 사용하면 되는가?

* 시험에서는 균을 분류할 수 없는 상태에서 사용할 수 있는 항균제를 묻는 문제는 출제되지 않으므로 임상실습을 대비하여 읽어보기 바란다.

패혈증의 대부분은 호흡기 감염증이나 요로 감염증 등의 국소감염으로부터 시작되는데, 국소에서 번식한 균 또는 균독소가 혈류를 타는 것이 계기가 되어 패혈증으로 진행한다.

이 경우에는 감염장기에서 원인균을 분류하여 이 균에 효과가 있는 항생제를 선택한다. 감염장기에서 원인균을 분리할 수 없거나 국소감염의 존재조차 알 수 없는 경우에는 가능한 한 여러 균에 효과가 있는 spectrum이 넓은 항균제를 2가지 이상 동시에 사용하는 경험적 치료(empirical therapy)를 시행한다.

국소감염에서 분류되기 쉬운 균들을 미리 알아두면 항균제도 정확하게 선택할 수 있다(**표 24**).

균이 분류되면, 그 균을 죽일 수 있는 약을 선택한다. 자세한 테크닉은 의사가 된 후에 익혀도 좋다. 일단 **표 25**를 참고하기 바란다.

표 24 각 장기 감염증에서 검출되기 쉬운 균

장기	검출되기 쉬운 균
호흡기	*P.aeruginosa*, *S.aureus*, 혐기균
소화기·간·쓸개	*E.coli*, *P.aeruginosa*, 혐기균
요로	*E.coli*, *P.aeruginosa*, Enterococcus
욕창	*S.aureus*, *P.aeruginosa*, 혐기균
혈관 카테터	*S.aureus*, *S.epidermidis*, Candida
화상	*S.aureus*, *P.aeruginosa*

I

〈패혈증의 항균제 치료〉

- 치료 대상은 균혈증만이 아니다.
- 균을 분류하지 못해도 패혈증 진단이 내려지면 항균제 투여를 시작한다.
- 국소감염에서 분리된 균을 죽일 수 있는 약을 선택한다.
- 원인균을 전혀 추측하지 못하는 경우에는 모든 균에 효과가 있는 약을 선택한다.

잠깐! 한 말씀

항균제 투여로 패혈증이 악화된다?

항균제를 투여하면 균이 파괴되어 일과성으로 endotoxin 등이 방출됨으로써 패혈증이 악화된다는 설도 있다. 신빙성이 높은 설이긴 하지만 불명확한 점이 많기 때문에 항균제 사용에 마음 졸이지 말자.

표 25 패혈증의 주요 기염균과 그에 대한 항균요법

기염균	투여 항균제
MRSA (methicillin resistance *S. aureus*)	① vancomycin ② teicoplanin
Enterococcus	① ampicillin+gentamicin
Escherichia coli, Klebsiella, Serratia, Enterobacter	① ceftizoxime sodium, cefepime, cefozopran hydrochloride, cefpirome hydrochloride
Pseudomonas aeruginosa	① ceftazidime+tobramycin ② piperacillin sodium+amikacin
Bacteroides	① imipenem/cilastatin, panipenem/betamipron, meropenem
Candida	① amphotericin B ② fluconazole
원인불명의 경우	① imipenem/cilastatin, panipenem/betamipron, meropenem ② ceftazidime+tobramycin

B 패혈증과 쇼크

앞에서 감염증과 패혈증의 관계에 대해서 살펴보았다. 지금부터는 패혈증이 악화된 상태에 대해서 살펴보기로 하자.

1 패혈증의 진행

표 23의 정의를 다시 한번 생각해 보자. 이 가운데,

① **중증 패혈증(severe sepsis)**
② **패혈쇼크(septic shock)**
③ **다장기기능장애 증후군(MODS)**

이 대해서 이해할 수 있으면, 패혈증이라는 병태에 더한 고찰이 가능해진다. 먼저 정의를 살펴보자.

① **중증 패혈증(severe sepsis)**

장기기능장애, 저관류, 또는 저혈압을 동반하는 패혈증이다. 저관류와 관류이상은 lactic acidosis, 핍뇨(oliguria), 또는 정신상태의 급성 변화를 포함하는데 여기에만 국한되지는 않는다.

② **패혈쇼크(septic shock)**

젖산산증(lactic acidosis), 핍뇨, 정신상태의 급성 변화를 포함하지만 여기에만 국한되지 않는 관류이상을 동반하여 적절한 수액에 반응하지 않는 패혈증 기인성 저혈압이다. 강심제 또는 승압제를 투여받는 환자는 관류이상이 나타나도 저혈압은 나타나지 않는 경우가 있다.

③ **다장기기능장애 증후군**
(MODS : multiple organ dysfunction syndrome)

급성 질환 환자에게서 나타나는 것으로 치료를 하지 않으면 항상성을 유지할 수 없을 정도로 장기기능장애가 나타난다.

위의 정의를 좀 더 쉽게 설명하면 다음과 같다.

① **중증 패혈증 = 패혈증 + 장기기능장애**
또는 + 저관류
또는 + 저혈압

패혈증에 위의 3가지 중 한 가지라도 존재하면 중증 패혈증이다.

② **패혈쇼크 = (패혈증 + 저관류) + 수액으로 개선되지 않는 저혈압**

endotoxic shock도 패혈쇼크에 포함된다. 패혈쇼크는 중증 패혈증 증상의 일부분이다.

③ **MODS**

치명적인 장기기능장애로는, ARDS(adult respiratory distress syndrome)와 DIC(disseminated intravascular coagulation)가 대표적인데, 전형적인 콩팥기능상실, 간기능상실, 심장기능상실도 치명적인 장애이다. '여러 장기에 미친다'는 점이 핵심포인트이다.

MOF(multiple organ failure : 다장기 부전)도 MODS와 같은 의미로 쓰인다.

감염에서 MODS까지를 정리하면 **그림 69**와 같다.

2 SIRS와 쇼크의 경계

감염증에서 SIRS에 이르는 과정은 비교적 중증인 경우에 흔히 볼 수 있다. SIRS 후 쇼크에 이르면 이탈하기는 매우 어려워 가끔 MODS로 진행한다(**그림 70**).

그림 69 **감염에서 MODS까지**

감염 → SIRS (패혈증) → 저관류 (중증 패혈증) → MODS

앞에서 SIRS는 고사이토카인혈증(hypercytokinemia)에 의해 야기되는 병태라고 설명하였다. 이 hypercytokinemia이 오래 지속되면 쇼크로 진행하게 된다.

만약 SIRS에서 조기에 이탈하면 그 환자는 회복할 수 있다. 반대로 SIRS가 지속되면 쇼크, 다장기부전으로 악화된다. 「hypercytokinemia의 지속 여부가 패혈증의 예후를 결정한다」고 해도 과언이 아니다. 감염증에 의한 SIRS의 경우, hypercytokinemia에서 이탈할 수 있는 가장 좋은 방법은 「병원미생물을 조기에 근절하는 것」이며, 이것은 곧 「적절한 항균제의 조기 사용」이다.

3 쇼크에 대한 정리

패혈 쇼크 부분에서 시험에 출제될 만한 중요한 것은,

- warm shock
- endotoxin
- hyperdynamic state

의 3가지밖에 없다.

먼저 쇼크에 대한 정의를 확인하고 여러 종류의 쇼크에 대해서 간단히 공부한 후, 위의 3가지 점에 대해서도 살펴보자.

a. 쇼크의 정의

급성으로 말초에 순환부전이 발생하는 병태이며,

그림 70 **패혈쇼크에서의 이탈**

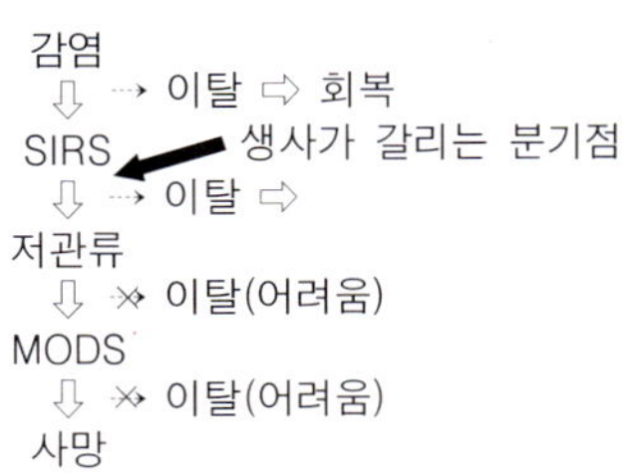

이로 인해 세포에 산소가 부족해진다. 쇼크가 계속되면 산소부족 상태에 놓인 세포가 죽게 되어 장기장애로 진행된다(**그림 71**).

b. 쇼크의 분류

쇼크의 원인에 따라 분류한다. 본 시리즈 『3. 심혈관질환』에서 공부한 전부하(preload), 후부하(afterload)가 다시 나온다.

심장을 사이에 두고 다음의 세 가지로 분류된다.

1) preload의 감소
2) 심장 자체의 기능저하
3) afterload의 감소

1) 전부하(preload)의 감소

preload의 감소는 순환 혈액량 자체가 감소하는 경우로서 「hypovolemic shock(혈액량감소증)」라고 한다. 그 중에서 급격하게 대량의 출혈이 발생하는 것을 **출혈성 쇼크**라고 한다.

광범위한 화상이나 중증 이자염(췌장염)과 같이 사이질(interstitium : 흔히 말하는 third space)에 혈장성분이 정체하여 순환 혈액량이 감소하는 경우

그림 71 **쇼크**

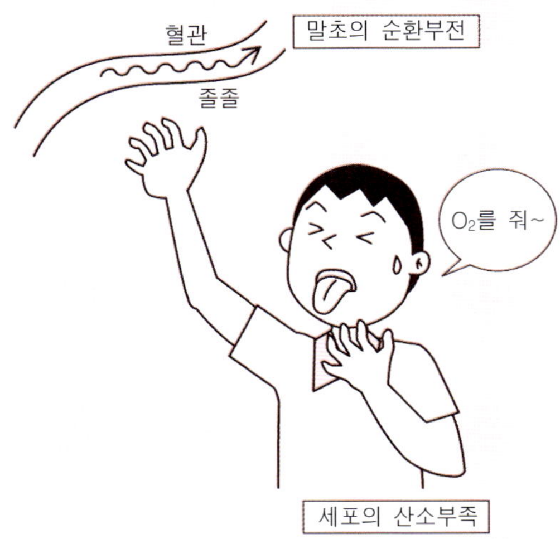

도 있다. 이와 같은 것에는 특별한 이름을 붙이지 않고 그냥 hypovolemic shock라고 한다.

2) 심장 자체의 기능저하

심장기능 저하로 일어나는 쇼크를 「**심장성 쇼크**(cardiogenic shock)」라고 한다. 급성 심근경색이나 확장형 심근증과 같이 심근 자체가 움직이기 힘든 것에서부터 긴장성 기흉과 같이 심장이 밖에서 압박을 받아 움직이기 힘들어지는 것까지 다양한 질환이 심장성 쇼크의 원인이 된다.

3) 후부하(afterload)의 감소

afterload 감소에 공통된 병태는 모세혈관을 포함하는 말초의 혈관이 열리는 현상, 즉 혈관저항의 저하이다. 「혈압 = 심박출량 × 말초혈관저항」이므로, 말초혈관저항이 저하되면 혈압을 유지하기 위해 심박출량을 증가시켜야 한다. 그러나 심박출량의 증가에는 한계가 있다. 그 결과 혈압이 저하된다(**그림 72**).

혈관저항이 저하되는 쇼크에는 다음과 같은 것이 있다.

- **패혈쇼크**(septic shock)
- **아나필락시스쇼크**(anaphylactic shock)
- **신경성쇼크**(neurogenic shock)

아나필락시스쇼크(anaphylactic shock)는 I형 알레르기의 대표적인 질환이다. 과도한 면역반응이 혈관 투과성을 항진시켜 사이질의 부종을 유발한다.

신경성 쇼크는 교감신경의 손상 등으로 인해 발생한다. 정상의 교감신경은 혈관 민무늬근을 수축시키지만, 교감신경이 손상되면 혈관을 수축시키지 못하므로 혈관은 반대로 확장되어 혈관저항이 저하된다.

그림 72 혈관저항의 저하와 혈압

① 말초혈관저항 × ② 심박출량 = ③ 혈압

↓ ↓ ↓

① 말초혈관저항이 저하되면 ② 심박출량이 증가하나, 증가에는 한계가 있기 때문에 ③ 혈압이 저하된다

쇼크를 일으키는 질환을 표로 정리하면 다음과 같다(**표 26**).

c. 패혈쇼크의 병태생리

1) 미세순환

Hypercytokinemia가 지속되면 지나친 면역반응도 지속된다. 그 결과,

① **혈관투과성 항진**
② **혈액응고성 항진**

이라는 비정상적인 상태가 2차적으로 나타난다.

① 혈관투과성이 항진되었기 때문에 사이질이 물에 잠기는 셈이 되어 세포가 산소를 흡수하기 어려워진다(**그림 73**).

② 응고성이 항진되었기 때문에 미세혈전이 생겨서 혈류가 가늘어진다. 한편, shunt가 증가하

표 26 쇼크의 분류

I 순환혈액량 감소성 쇼크(preload 감소)
① 출혈(trauma, ulcer, hepatoma rupture, aneurysmal rupture, ectopic pregnancy)
② 체액상실(laceration, acute pancreatitis, ileus)

II 심장성 쇼크
① 심장수축력 저하
  1. acute myocardial infarction
  2. dilated cardiomyopathy
② afterload 증대
  1. MR(mitral regurgitation)
  2. VSD(ventricular septal defect)
  3. 왼심실 유출로 폐색(AS〈aortic stenosis〉, hypertrophic cardiomyopathy)
  4. 오른심실 유출로 폐색(pulmonary embolism)
③ 부정맥
④ 심장압박에 의한 쇼크
  1. tension pneumotharax
  2. cardiac tamponade
  3. constrictive pericarditis

III 혈관운동성 쇼크(afterload 감소)
① septic shock
② anaphylactic shock
③ neurogenic shock

므로 혈액은 저항이 적은 shunt 쪽으로 계속 흘러, 산소가 필요한 곳으로 보내지지 않는 현상이 발생한다(**그림 73**).

이러한 기전으로 인해 조직으로 보내지는 산소의 공급이 감소된다. 이것이 패혈증에서의 저관류의 병태생리이다.

2)온몸순환

shunt가 증가하므로 상대적으로 혈관저항이 감소되어 혈압이 낮아진다. 이것을 보충하기 위해 심박출량이 증가한다. 이 상태에서는 시간당 심장을 통과하는 혈액량이 증가하므로 「hyperdynamic state (high flow state)」라고 한다.

그러나 심장이 아무리 애를 써도 혈압이 올라가지 않는 경우가 있다. 즉, hyperdynamic state임에도 불구하고 저혈압 상태에 빠지는 경우이다.

혈액량이 증가하면 피부는 따뜻해진다. 대부분의 쇼크에서는 피부가 차가와지는 반면 패혈증에서는 피부가 따뜻해지므로 「warm shock」라고 하기도 한다.

이와 같은 「hyperdynamic state」가 언제까지 계속되는 것은 아니다. 말기에는 심박출량이 감소하고 혈관저항이 증가하여, 반대로 「hypodynamic state」로 이행된다. 그 원인은 심장이 아주 지쳐버리기 때문이라고 생각할 수 있다.

그림 73 패혈증에서의 조직산소 대사장애 기전

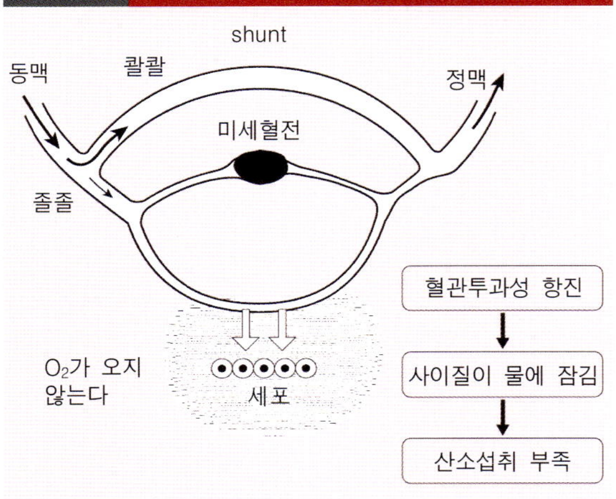

shock 상태에서의 체온

hypovolemic shock	냉
cardiogenic shock	냉
anaphylactic shock	냉
neurogenic shock	온

4 키워드 정리

a. 내독소 endotoxin

endotoxin은 SIRS의 원인 중 하나이다. 쇼크에 이르면 endotoxic shock라고 한다. 이것은 패혈쇼크의 하나이다.

b. warm shock

패혈쇼크 환자의 피부 온도는 초기에는 따뜻하고 말기에는 차가워진다. 일반적으로 대부분의 쇼크에서 피부가 차가워지므로 예외로 주목을 받고 있다. 따라서 「warm shock」라는 단어를 사용한다.

c. 과역동상태 hyperdynamic state

심박출이 많은 상태를 말한다. 쇼크에 대한 보상기전이다.

C 패혈증과 다장기기능장애 증후군

sepsis & multiple organ dysfunction syndrome : MODS

「다장기 기능장애(MODS)」에서는 이름 그대로 많은 장기기능에 이상이 일어나는데, 특히 장애가 일어나기 쉬운 장기가 「폐」이다.

고사이토카인혈증(hypercytokinemia)이 지속되면, 이유는 알 수 없지만 면역담당세포가 감염부위나 장애부위와는 전혀 관계가 없는 장기에 모여든다. 그 중에서도 「폐」에 모이기 쉬운데 이것은 **중증 환자에게 ARDS가 동반되기 쉬운 원인**으로 생각된다. 또한 패혈쇼크 항목에서 설명한 기전이 광범위하게 진행되어 다장기의 저관류, 전신성 응고능 항진이 발생한다. 다장기의 저관류가 불가역적인 상태에 이르면 쇼크에서 이탈하는 것은 거의 불가능해진다. 전신성 응고능 항진은, 곧 「DIC」를 가리킨다.

1 ARDS

adult respiratory distress syndrome

ARDS는 adult respiratory distress syndrome(성인 호흡곤란 증후군) 또는 acute respiratory distress syndrome(급성 호흡곤란 증후군)의 약칭이다. 반드시 성인에게만 일어나는 질환은 아니기 때문에 RDS라고 부르기도 한다.

1967년에 제창된 질환개념인데, 지금까지도 명확한 정의와 진단기준은 확립되어 있지 않다.

현재의 견해는 아래와 같다.

- 다장기부전(MOF)의 초기에 나타난다.
- SIRS의 말기, 즉 MODS 초기에 나타난다.
- 지속되는 SIRS로 인해 손상을 입기 쉬운 곳이 폐이며, 그것이 눈에 보이는 형태로 진행된 것이 ARDS이다.

a. ARDS의 개요

1) 패혈증이나 다른 큰 침습에 병발한다.

SIRS의 원인으로는 패혈증이나 다발성 외상, 중증 급성 이자염, 광범위한 화상 등이 있다. 이들은 모두 높은 빈도로 ARDS를 초래할 수 있다.

2) 급속하게 진행되는 호흡부전

가스교환장애가 일어난다(AaDO$_2$ 〉 20mmHg). 이 중에서 「**확산장애**」가 원인의 대부분을 차지한다. 염증반응에 따라 폐포의 모세혈관 투과성이 항진하여, 혈관에서 장액 성분이 새어나와 사이질이 물에 잠기게 되므로(**폐부종** ; pulmonary edema) 산소가 통과하기 어려워지기 때문이다.

3) 산소투여로 개선되지 않는 저산소혈증 (hypoxemia)

저산소혈증이 진행되면 「shunt」가 생겨, 아무리 산소를 투여하여도 증세가 개선되지 않는다. 이것은 shunt가 가스교환에는 관계하지 않는 혈류이기 때문이다.

4) 가슴 X-선에서 미만성의 양측성 침윤음영

diffuse bilateral infiltration

사이질이 물에 잠기게 되어 소위 「**폐부종**」이 발생한다.

b. ARDS의 치료

근본적인 치료는 원인질환의 치료이다.

대증요법으로는 다음과 같은 것이 실시된다.

- 산소투여, PEEP(positive end-expiratory pressure ; 날숨끝양압)

I

• 물을 빼다(이뇨제)

그림 74 저산소혈증의 원인

- 저산소혈증
  - 가스교환장애 (호흡부전 I형)
    - 환기혈류 불균등분포
    - shunt
    - 확산장애
  - 폐포저환기 (호흡부전 II형)

그림 75 산소포화곡선

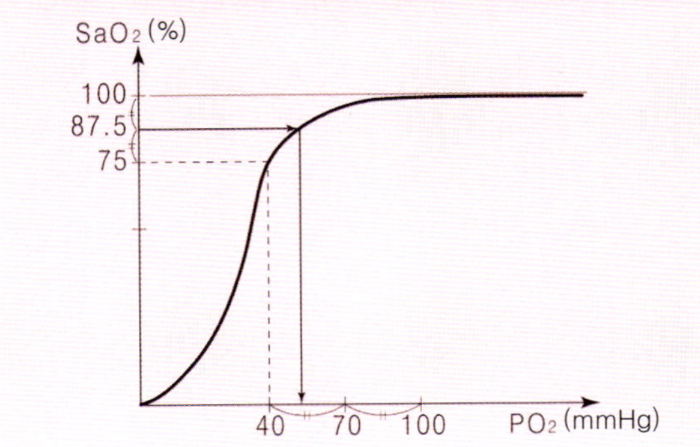

복습 1 저산소혈증의 원인

저산소혈증(PaO_2 < 60mmHg)의 원인은 크게 나누어 2가지가 있다. 그 중 하나는 「가스교환장애」이다. 가스교환장애의 원인은 다시 3가지로 나눌 수 있는데, 「환기혈류 불균등 분포(V–Q mismatch)」, 「shunt」, 「확산장애」이다. 모두가 저산소혈증을 보상하기 위하여 과환기 상태가 되기 때문에 혈액중의 CO_2는 감소한다. 일반적으로 $PaCO_2$ < 45mmHg이 되는 경우가 많다.

저산소혈증의 또 한 가지 원인은 「폐포저환기」이다. 이 경우, 폐포저환기의 결과, CO_2가 혈중에 머물러 $PaCO_2$ > 45mmHg가 되는 경우가 많다.

전자의 「가스교환장애」인 경우를 「호흡부전 I형」, 후자의 「폐포저환기」인 경우를 「호흡부전 II형」이라고 하기도 한다(**그림 74**).

복습 2 shunt가 있으면 왜 나쁜가?

정맥혈(산소분압은 약 40mmHg)과 동맥혈(산소분압은 약 100mmHg)이 1 : 1로 혼합되면 어떻게 될까? (100 + 40)/2 = 70mmHg가 될까?

그러나 이것은 틀린 계산이다.

혼합 혈액의 산소분압은 산소포화도(SaO_2)로 생각한다. **그림 75**를 보자. 정맥혈의 산소포화도는 약 75%이다. 동맥혈의 산소포화도는 약 100%이다. 양쪽을 1 : 1로 혼합하면, 혼합혈의 산소포화도는 (100 + 75)/2 = 87.5%가 된다. 이 때의 산소분압은 산소포화곡선에서 구할 수 있다. 그림을 보면 분명히 알 수 있듯이 70mmHg보다 훨씬 낮은 수치가 된다(대략 50mmHg).

산소를 투여받고 있는 사람은 동맥혈의 산소분압이 150mmHg 또는 300mmHg으로 상승할 수가 있다. 그러나 산소분압이 아무리 올라가도 산소포화도는 100%를 넘을 수 없다.

그러면, shunt가 있는 사람에게 고농도의 산소(FIO2 = 50%)를 투여한 경우를 생각해보자(확산장애와 환기혈류 불균등 분포는 없다는 가정에서). 먼저, 폐포와 접할 수 있는 혈액의 산소분압, 산소포화도는 어떻게 되는지 생각해 보자.

$PaO_2 = FIO_2 - PaCO_2/R$이라는 공식을 이용한다. 대기압을 1기압으로, 수증기압을 47mmHg, $PaCO_2$ = 80, R = 0.8로 하면, $PaO_2 = (760-47) \times 0.5 - 80/0.8 ≒ 250$mmHg이 된다. 산소포화곡선에서 산소포화도를 구하면, SaO_2 = 100%가 된다. 이 산소가 풍부한 혈액이 shunt 혈액과 1 : 1로 혼합되면, 산소분압은 50mmHg 정도까지 내려가 버린다(**그림 76**).

이상에서 알 수 있듯이, shunt가 존재하는 경우는 아무리 흡입산소의 농도를 올린다고 해도(FIO_2 = 50% 등) 혈액중의 산소포화도는 낮은 상태로 머물러 있다. 즉, 저산소혈증은 개선되지 않는 것이다.

복습 3 ARDS에서는 「확산장애」에서 왜 「shunt」로 이행되는가?

확산장애에서는 흡입산소의 농도를 높이면 혈액중의 산소포화도도 올릴 수 있다. 그러나 shunt에서는 아무리 흡입산소 농도를 높여도 혈액중의 산소포화도는 올릴 수 없다. 그만큼 심각한 기능이상 상태라 할 수 있다. 그러면 왜 그렇게 나쁜 방향으로 이행되는 것일까?

먼저 폐포의 모세혈관이 확장하여 폐포의 사이질이 물에 잠기게 되면 폐포내의 산소가 혈액쪽으로 확산되어 가기 어렵기 때문에 저산소혈증이 일어난다. 이것이 바로 **「확산장애」**이다. 그러나 이 상태가 더욱 진행되면, 폐포내의 산소는 전혀 혈액 속으로 확산될 수 없게 된다. 이러한 상태에서는 폐포를 관류하는 혈액은 폐포로부터 산소를 받지 못하므로 폐포를 그냥 통과해 버릴 뿐이다. 이것은 곧 산소분압이 낮은 폐동맥의 혈액이 그대로 좌심방으로 유입된다는 것을 의미한다. 그리고 이것은 「shunt」가 발생되어 있는 것과 같은 상태이다. 폐동맥혈이 폐에서 가스교환을 하지 못하고 폐를 그냥 통과함으로써 발생하는 shunt이므로 **「폐내 shunt」**라고도 한다.

그림 76 산소화혈액이 shunt 혈액과 혼합되는 경우

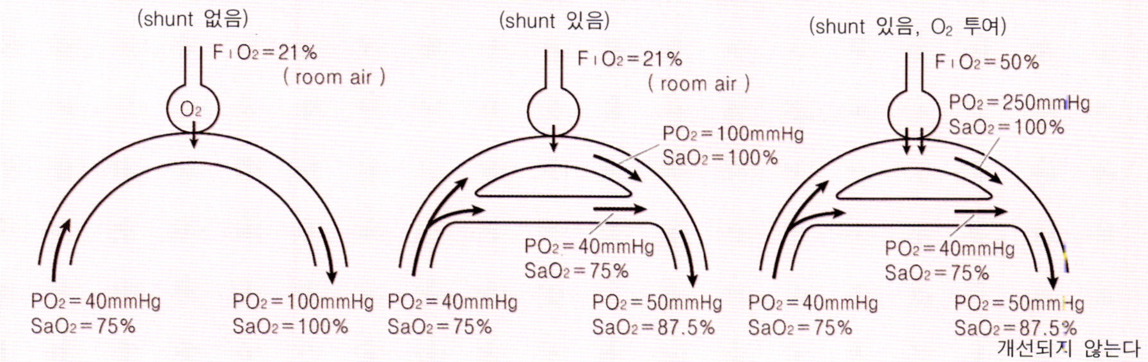

2 DIC

모든 DIC에는 반드시 기초질환이 있다.

시험에 출제 빈도가 높은 것으로는 아래와 같은 것이 있다.

- **전골수백혈병**(promyelocytic leukemia, AML의 M3)
- **태반 조기박리**
- **패혈증**

DIC의 발생기전으로는 조직인자(tissue factor)의 방출과 혈관내피장애(endothelial damage)가 가장 주목을 받고 있다. 그러면 SIRS라는 개념부터 주목해 보기로 하자.

a. 미세혈전 microthrombus

패혈쇼크의 저관류 부분에서 이미 설명하였듯이 SIRS의 진행은 응고계(coagulation system)를 항진시킨다. 이렇게 되면 미세혈전이 여러 장기에서 발생하여 장기의 관류장애를 일으킨다. 많은 혈전을 녹이기 위해서 용해계(fibrinolytic system)도 항진된다.

b. 패혈증에 동반되는 DIC는 응고 우위

DIC에도 **응고 우위**인 것과 **용해 우위**인 것이 존재하는데, 패혈증에 동반되는 DIC는 응고 우위가 된다. 즉 출혈이 멈추지 않아 사망하는 형태의 DIC(섬

유소 용해 우위)가 아니라 혈전이 중요한 장기를 침범하여 장기에 혈액이 흐르지 않게 되는 형태의 DIC이다.

패혈증에서의 DIC는 MODS, MOF의 일부 증상으로 볼 수도 있다.

패혈증→응고 우위의 DIC→장기 관류부전→MODS

라는 과정 속에 DIC의 위치를 부여하면 패혈증과 DIC의 관계가 확실해질 것이다.

C. 치료

이것도 ARDS와 같이 원인질환의 치료가 가장 중요하다.

그 다음은 헤파린(heparin)만 기억해 두면 된다.

I

D 패혈증을 공부할 때 반드시 나오는 감염증

1 감염심내막염

infective endocarditis : IE

a. 감염심내막염의 개념

심장에 어떤 이상(인공판막, 판막증, 선천성 심질환)이 있는 사람이 감염되기 쉬운 질환으로, 혈액 속으로 세균을 비롯한 미생물이 침입하여 심장으로 흘러 들어가 그곳에서 감염소를 만들고 그 감염소가 원인이 되어 패혈증을 일으킨다.

이것이 감염심내막염에 대한 기본적인 이해이다.

b. 심장에 이상이 있는 사람은 왜 IE에 걸리기 쉬운가?

심장에 어떤 이상이 있으면, 심장내강에 흐름이 급격한 곳이 존재할 수가 있다. 이 급격한 흐름을 이상 제트혈류라고 하는데 이 제트류는 가끔 심장의 내막에 상처를 입혀 혈전을 유발한다. 그러나 이 혈전은 세균이 생활하기에 좋은 환경이다. 혈액 속에 세균이 들어가기 쉬운 조작, 예를 들어 IVH 카테터를 삽입하거나 발치 등을 실시하면 침입한 세균은 말초조직의 대식세포(macrophage)에게 탐식당하기 전에 심장내 혈전에 생착하여 증식한다.

c. 증식증(vegetation)이란 무엇인가?

포근한 보금자리(혈전)에서 편안하게 자란 세균 덩어리를 「vegetation」이라고 한다(**그림 77**). 이것을 관찰하는 데는 심장초음파가 적합하다. vegetation은 가끔 떨어져 나와 혈류를 타고 전신을 돌기도 하는데, 혈관이 좁은 곳에 걸리면 색전(embolism)의 원인이 된다. IE에 대한 임상증상 중에서 중요한 것은 뇌, 폐와 말초 등의 「혈관색전증상」이다.

d. IE의 분류

IE의 분류 방법에는 몇 가지가 있다.

PVE vs NVE

PVE란, prosthetic valve endocarditis의 약자로, 심장판막치환술 후의 환자에게 일어나는 심내막염을 가리킨다. NVE는 native valve endocarditis의 약자로, PVE 이외의 IE를 가리킨다.

PVE의 초기 원인균으로 가장 흔한 것은 Coagulase 음성 포도 알균이고, NVE의 원인균으로 흔한 것은 사슬알균과 포도알균이다. 또 IE에는 급성 경과를 거치는 것과 아급성 경과를 거치는 것이 있다. *S. aureus*에 의한 IE는 급성 경과를 거치는 반면, *S. viridans*에 의한 IE는 아급성 경과를 거치는 경우가 많다.

그림 77 vegetation

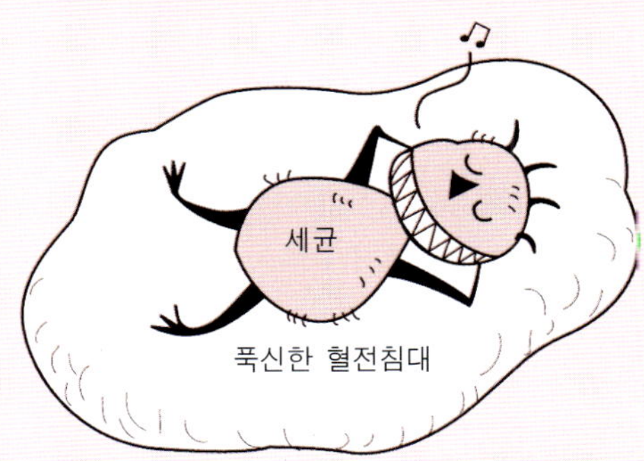

<vegetation>
혈액의 급격한 흐름에 의해 생기는 심장내강의 혈전은 세균이 살기에 아주 좋은 환경이다

PVE = 초기IE = coagulase 음성포도알균이 원인
NVE = *S. viridans*, *S.aureus*가 원인

이상의 내용을 정리하면 다음과 같다(표 27).

e. IE의 임상증상

IE가 의심되는 경우에 중요한 증상은 「**불명열 + 심장잡음**」이다. 불명열이란 말 그대로 원인을 알 수 없는 발열로, 38.3℃ 이상의 열이 3주일 이상 계속되어 1주일 이상의 입원검사에서도 원인이 밝혀지지 않는 상태를 말한다. 이러한 환자가 내원하면 먼저 감염증을 의심하는데, 악성 질환이나 결합조직질환도 의심할 수 있다. 흉부 청진소견에서 「심장잡음」이 들리는 경우에는 일단 「IE」를 생각해야 한다.

IE에서는 vegetation이 다시 조각조각 떨어져 퍼져서 다른 혈관을 막음으로써 발생하는 색전증상이 중요하다.

① **감염증상**
발열(불명열), 발한, 오한, 빈혈 등

② **심장증상**
심장잡음, 심장기능상실(심장판막장애, 심근장애), 부정맥

③ **혈관색전증상**
Osler's node(손·발톱 밑의 통증성 결절), Janeway's lesion(손발바닥의 결절성 출혈), splinter hemorrhage(손톱 선상출혈), clubbed finger(곤봉손가락), Roth's spot(중심이 밝은 둥근 형태의 망막출혈), 지라비대, 현미경적 혈뇨, 각 장기의 색전증상(뇌색전이나 콩팥색전 등)

이밖에 진균성 심내막염 등이 있다.

표 27 IE의 분류

	인공판막 있음(PVE)	인공판막 없음(NVE)
원인균	*S. aureus*	*S. viridans*
경 과	acute	subacute

잠깐! 한 말씀 **아급성 세균성 심내막염**

심장판막 치환술이 실시되기 전에는 심내막염이라고 하면 NVE로, 원인균은 S. viridans이고 경과는 아급성이었다. 그러나 심장판막 치환술이 시행되게 되었고, 세균뿐만 아니라 진균도 심내막염을 초래할 수 있다는 것이 밝혀졌기 때문에 현재는 감염심내막염이라고 불리게 되었다. 아급성 세균성 심내막염이라는 말은 제한된 경우에만 사용해야 함에도 불구하고 아급성(세균성) 심내막염=감염심내막염으로 설명하는 참고서도 있으므로 주의하기 바란다.

f. IE의 치료

vegetation 중의 세균을 완전히 사멸시키는 것이 치료의 목적이다. 그러기 위해서는 대량의 항생제를 장기간에 걸쳐 사용할 필요가 있다.

*S. viridans*에는 「penicillin G」가 효과가 있다. *S. aureus*에는 배양의 결과를 보아 감수성이 있는 것을 사용한다(MRSA에는 vancomycin, penicillin 감수성에는 penicillin G로 충분).

내과적 치료가 효과를 나타내지 못하는 경우에는 외과적으로 vegetation을 제거한다. 구체적인 적응은 다음과 같다.

① **진행성 울혈성 심부전(CHF)**
② **판막의 천공(특히 *S. aureus*는 조직을 파괴한다)**
③ **반복되는 색전증(embolism)**

일단 농양(abscess)이 형성되면 항생제는 효과가 없어지므로 수술을 적용한다.

2 장티푸스 typhoid fever

장티푸스는 *Salmonella typhi*에 의한 감염증인데, 소화관 증상보다 패혈증 증상이 문제가 되므로 식중독과는 구별해서 취급한다.

a. 장티푸스의 증상

- 계류열, 경미한 느린맥
- 장미진(roseola)
- 지라비대(splenomegaly)

가 특징적인 triad이다.

계류열이란 하루의 변동이 1℃ 이내인 발열을 말한다. 또한 경미한 느린맥이란, 일반적으로 체온이 1℃ 상승하면 맥박은 약 20/분 증가하는데, 발열이 있음에도 불구하고 빠른맥이 되지 않는 상태를 말한다.

b. 장티푸스의 치료

Chloramphenicol이 있는데 현재는 사용하지 않는 추세이다. quinolone과 cephalosporin을 사용한다.

II 호흡기 감염증 respiratory tract infection

A 호흡기 감염증 총론

1 호흡기 감염증의 이해

폐렴을 감염증의 입장에서 이해하는 것이 이 장의 최대 목표이다. 쉽게 이해하기 위한 요령으로 호흡기 감염증을 3가지로 분류하였다.

우선 호흡기 중의 어느 부위가 침범당하였는가 하는 것으로 「**부위에 의한 분류**」, 다음으로, 건강한 사람이 걸리기 쉬운 것, 입원 환자가 걸리기 쉬운 것 등 「**사람에 의한 분류**」, 마지막으로 「**균에 의한 분류**」로 설명해 나가겠다. 이 3가지의 분류를 통해 전체적인 조망이 가능할 것이다.

a. 부위에 의한 분류

우선, 상기도와 하기도로 나눈다. 상기도와 하기도의 경계는 성대(vocal cord)이다.

1) 상기도 감염증

- 감기(보통의 감기로서 99%가 바이러스 감염증)
- 인두염(pharyngitis)
- 편도염(tonsilitis)
- 후두염(laryngitis)
- 후두덮개염(epiglottitis)
- 굴염(sinusitis)
- 중이염(otitis media)
- 외이도염(otitis externa)

이비인후과 영역과 상당히 관련되어 있음을 알 수 있다. 또 목이 아프다거나 또는 감기에 걸렸다거나 하는 일상적으로 많이 볼 수 있는 병의 대부분이 상기도 감염증이다.

2) 하기도 감염증

- 기관지염(bronchitis)
- 폐렴(pneumonia)
- 폐화농증

상기도 감염에서 하기도 감염으로 이행하는 경우도 흔히 있고, 종종 중증화하기도 한다.

b. 사람에 의한 분류

하기도 감염증에 걸린 사람의 배경을 알면 원인균을 대충 알 수가 있다. 다음과 같은 유형을 기억해 두기 바란다.

1) 건강한 사람(정상인)
2) 만성 호흡기질환 환자
3) 흡인폐렴에 걸리기 쉬운 사람

4) immunocompromised host(면역저하숙주)

5) 고령자

물론, 위의 5가지 분류는 독립된 것이 아니고 서로 중복된다. 예를 들어 기관지확장증이 있는 뇌경색 환자(2)+3))로서 할아버지(2)+3)+5))인 경우이다.

각각에 대해 살펴보자.

1) 건강한 사람

여러분은 대부분 이 범주에 들어갈 것이다.

- **원인균**

  1위 : *Streptococcus pneumoniae*

  2위 이하 : mycoplasma, *Haemophilus influenzae*

  그러나 다음의 병원균은 고령자나 면역결핍인 사람에게는 위험한 균으로, 정상인에게도 병을 일으키는 경우가 있으므로 알아두자.

- *Mycobacterium tuberculosis*
- Chlamydia
- Legionella

*Mycoplasma pneumoniae*는 건강한 사람에게서 감염증을 일으킨다.

정상인에게서 **결핵**이 증가하고 있다

2) 만성 호흡기질환 환자

폐기종(emphysema), 만성기관지염(chronic bronchitis), 미만성 범세기관지염(diffuse bronchiolitis), 기관지 확장증(bronchiectasis) 등이 있는 경우, 감염증을 일으키기 쉽고 더구나 위험해지기 쉽다.

- 원인균

1위 : *H. influenzae*

2위 : *S. pneumoniae*

3위 : *Pseudomonas aeruginosa*

4위 : *Moraxella catarrhalis*

3) 흡인폐렴을 일으키기 쉬운 사람

연하곤란을 일으키는 사람 모두가 흡인폐렴(aspiration pneumonia)을 일으킬 위험이 있다고 보면 된다. 삼킨 것이 원인이므로, 구강내의 상재균(normal flora)과 혐기균(anaerobes)이 원인균이다.

- 원인균

1위와 2위 : 구강내 상재균, 혐기균

4) 면역저하숙주 (immunocompromised host)

어느 균에나 감염될 수 있는데 p.50에서 설명한 기회감염을 일으키는 원인균이 여기에 해당된다.

- 원인균

모든 균이라고 생각하면 된다. Gram(-) bacillus (Gram 음성막대균)가 차지하는 비율이 증가하고 있다.

5) 고령자

고령자는 2), 3), 4)의 요소를 조금씩 가지고 있다고 생각하여 대응하는 것이 좋다.

- 원인균

모든 균이 해당되는데, Gram 음성막대균이 비교적 많다.

c. 균에 의한 분류

균으로 분류하는 것은 항미생물제의 선택과 직결된다. 각론의 폐렴 항목(p.134)에서 자세히 설명하기로 하고 일단 간략하게 살펴보자.

1) *S. pneumoniae*

폐렴의 가장 흔한 원인균으로 쇠의 녹과 같은 색의 객담이 특징적이다.

2) *H. influenzae*

- virus나 mycoplasma 감염 후, 2차 감염의 원인으로서 가장 많다.
- 만성 호흡기질환 환자가 폐렴을 일으켰다면 일

단 이것을 의심해야 한다.

3) Mycoplasma

- 정상인의 폐렴에서 반드시 의심해야 하는 균이다.
- β-lactam계 항생제가 효과를 나타내지 못한다.

4) Chlamydia

- 잉꼬, 앵무새가 키워드이다.
- β-lactam계 항생제가 효과를 나타내지 못한다.

5) Legionella

- 가습기, 에어컨이 키워드이다.
- β-lactam계 항생제는 효과가 없다.

6) *P. aeruginosa*

- 원내 감염을 일으키는 주범이다.
- 정상인에게서는 녹농균 폐렴을 일으키지 않는다.

7) *Moraxella catarrhalis*

Gram 음성균으로 옛날 명칭은 *Branhamella catarrhalis*이다.

8) *Mycobacterium tuberculosis*

- 연소자, 고령자에게 의외로 많다.
- 항결핵제를 사용한다.

9) *S. aureus*

- MRSA의 존재를 확인한다.
- 하기도 감염의 원인으로는 그다지 많지 않다(많은 것은 *S. pneumoniae*와 *H. influenzae*이다).

10) *Klebsiella pneumoniae*

- 폐렴이라는 이름이 붙어 있기는 하지만, 하기도 감염증에서 분리되는 빈도는 의외로 낮다.

11) 혐기균

- 잘못 삼키는 경우이다.

정리

- 폐렴의 원인균으로서는 *S. pneumoniae*와 *H. influenzae*가 많다.
- 정상인에서는, β-lactam계 항생제가 효과가 없는 균에 의해 발병하는 경우가 많다(Mycoplasma, Chlamydia, Legionella 등).
- 고령자 등 면역력이 약간 저하되어 있는 사람에서는 원내 감염의 원흉인 *P. aeruginosa*를 반드시 표적으로 정해 놓는다.
- *S. aureus*나 *E. coli*가 폐렴의 원인이 되는 경우는 별로 없다(다른 감염증에서는 원인이 되는 경우가 종종 있다).

2 세균의 판별법

a. 객담 배양

가장 확실한 것은 객담 배양이다. 객담 배양에 의해 균을 판별할 수 있으며, 또한 감수성 시험을 동시에 실시하면 사용 가능한 항생제도 알 수 있다.

그러나 객담 배양에도 다음과 같은 몇 가지의 결점이 있다.

1) 상재균에 지나지 않는 경우가 있다.

객담이라고 하여 제출된 검체 중에는 단순한 침도 있다. 실제로 담이 나오지 않는 사람이 1/3 정도 있다. 침을 배양한다고 해도 구강내 상재균을 배양하고 있을 뿐인 경우가 있다.

2) 결과를 판정하는 데 시간이 걸린다.

배양에 시간이 걸린다. 균의 양이 많으면 배양하지 말고 바로 도말표본을 만들어 Gram 염색을 해서 균을 어느 정도 판별할 수 있지만, 균의 양이 적을 때에는 배양해야 한다.

3) 특수한 배지(media)가 필요한 경우가 있다.

보통, 검체를 제출하면 검사실의 사람들은 일반 배지에서 배양한다. 만약 특수한 배지에서만 자라는 균이 원인인 경우에는 아무리 시간이 지나도 원하는 결과를 얻을 수 없다. 이것은 검사실에서 잘못한 것이 아니라 특수 배지에서의 배양을 의뢰하지 않은 의사가 잘못한 것이다.

특수 배지의 예로는 Legionella의 B-CYE 배지, 진균의 Sabouraud 배지 등이 있다.

4) 이미 균이 사라졌다.

대부분의 환자들은 바로 큰 병원에 오지 않고 가까운 병원에서 감기약이나 항생제를 처방받는다. *S. pneumoniae* 와 *H. influenzae* 는 항생제에 잘 반응한다.

약을 복용해도 잘 낫지 않아서 대학병원에 왔을 때에는 이미 균은 사라지고 증상만 남아있는 경우가 있다.

5) 약 반수는 배양해도 음성

항생제를 전혀 복용하지 않는 사람은 객담 배양을 해도 음성인 경우가 있다. 그래도 호흡기 감염증이 강하게 의심되는 경우에는 치료를 시작해야 한다.

b. 치료의 시기

객담 배양의 결과를 기다려 치료를 하는 것이 이상적이지만 그 시간이 치명적인 결과를 초래하는 경우도 있다.

실제로는 객담 배양의 결과를 기다리지 않고 환자의 background를 고려해서 원인균을 추정하여 항미생물제를 선택한다. 이렇게 경험에 근거하여 치료하는 것을 empirical therapy라고 한다.

c. 객담배양 결과의 판독법

객담을 배양할 때 약제감수성 시험도 실시하면 배양으로 판별해낸 균과 그 균의 약제 감수성을 알 수 있다. R은 resistant의 머리글자로 그 약이 내성이 있어 효과가 없다는 의미이고, S는 sensitive의 머리글자로 그 약이 효과가 있다는 의미이다.

그림 78에 배양결과의 일례를 제시하겠다. 검사결과에서 *P. aeruginosa* 와 *S. aureus* 가 분리되었다는 것을 알 수 있다. 이 *S. aureus* 의 약제감수성을 보면 R뿐이다. 감수성에서 알 수 있듯이, 이것은 MRSA(methicillin-resistant *S. aureus*)이다.

양쪽 모두에 효과가 있는 약에는 VCM(vancomycin), ABK(arbekacin), GM(gentamicin) 등이 있다.

그림 78 **약제감수성 시험결과의 예**

검체 종류 객담

균명	**균수**
1 : *P. aeruginosa*	1+
2 : *S. aureus*	1+

약제내성

약제명	1	2
PCG		R
ABPC	R	R
PIPC	S	R
CEZ	R	R
CMZ	R	R
CPR	S	
CAZ	S	
IPM/C	S	R
MEPM	S	
AZT	R	
VCM		S
ABK		S
AMK	S	
GM	S	S
TOB	S	
EM		R
CLDM		R
ST	S	
NFLX	S	

3 호흡기 감염증에서 항미생물제를 선택하는 방법

먼저 원인균을 좁혀간다. 원인균이 짐작되면 항미생물제를 선택한다.

항미생물제를 선택하는 데 있어서 주의할 사항을 살펴보자.

a. 유해한 부작용

알레르기를 가진 약제는 원칙적으로 사용하지 않는다. 또 콩팥질환 환자에게는 콩팥장애를 초래하는 aminoglycoside계 항생제를 사용해서는 안 된다.

다른 약과 병용함으로써 부작용을 초래하는 것도 원칙적으로 사용하지 않는다(예를 들어 new quinolone과 NSAID를 함께 투여하면 경련을 일으킨다).

b. 가능하면 스펙트럼이 좁은 약제를 사용한다

스펙트럼이 넓다는 것은 많은 균에 효과가 있다는 것을 의미한다. 스펙트럼이 좁다는 것은 한정된 균에만 효과가 있다는 것을 의미한다. 자신이 추정한 원인균에 자신이 있다면 스펙트럼이 좁은 항미생물제를 사용해야 한다. 스펙트럼이 넓은 약은 어떤 균에도 효과가 있지만, 균교대현상(microbial substitution)을 조장한다. 그러나 자신을 지나치게 믿고 효과가 없는, 스펙트럼이 좁은 약을 계속 사용하는 것도 어리석은 일이다. 배양결과나 임상증상을 보면서 변경한다.

c. 반드시 효과판정을 한다

자신이 처방한 약이 효과가 있었는지 없었는지를 평가해야 한다. 투여 개시 후 48시간에서 72시간 이내(2~3일)에 효과를 판정하여 효과가 없으면 약제를 변경한다.

d. 참고

표 28을 보고, 무엇이 효과가 있고 무엇이 효과가 없는지를 참고하기 바란다. 굵은 글씨를 주목하기 바란다.

표 28 감염증 원인 세균의 약제감수성

원인균	감수성	내성	주
S. pneumoniae	penicillin, carbapenem, 제3세대 cepha계, vancomycin	aminoglycoside, new quinolone(일부)	penicillin에 대해 내성이 증가되고 있으며 macrolide, tetracycline에 대해 약 30~60% 내성
S. pyogenes	β-lactam(penicillin, cepha계, carbapenem), vancomycin	aminoglycoside	macrolide, tetracycline에 대해 내성이 있다
S. milleri	penicillin, carbapenem, vancomycin	aminoglycoside	macrolide, tetracycline에 대해 내성이 있다
methicillin sensitive *S. aureus*	penicillin, carbapenem, cepha계 vancomycin, macrolide, aminoglycoside	old quinolone, 제3세대 cepha계, monobactam	macrolide계는 고도의 erythro-micin 유도 내성균이 있다
methicillin resistant *S. aureus*(MRSA)	vancomycin, arbekacin, rifampicin(일부 고도내성)	β-lactam계, macrolide, aminoglycoside	minocycline, carbapenem에도 내성균이 많다. vancomycin 내성균은 없다
Moraxella (Branhamella) catarrhalis	new quinolone, carbapenem, macrolide, β-lactamase inhibitor를 배합한 β-lactam	penicillin G	β-lactamase 생산균이 약 90%를 차지한다
H. influenzae	penicillin, new quinolone, 제2, 3세대 cepha계, amoxicillin/clavulanate	macrolide	β-lactamase 생산균이 약 15% 나타난다. 새로운 macrolide계는 항균력이 있다
K. pneumoniae	cepha계, carbapenem, new quinolone, aminoglycoside(gentamicin 등)	penicillin, macrolide, tetracycline	penicillinase를 생산하므로 penicillin에는 내성이 있다
E. coli	cepha계, carbapenem new quinolone, aminoglycoside(gentamicin 등)	macrolide	
P. aeruginosa	piperacillin, ceftazidime gentamicin, new quinolone	macrolide, ampicillin tetracycline	활성을 나타내는 약제는 한정되어있다
당비발효 Gram 음성막대균	minocycline	β-lactam, macrolide	균종에 따라 감수성이 다르다
Mycoplasma pneumoniae	tetracycline, macrolide, new quinolone(일부)	β-lactam계	**mycoplasma는 세포벽을 갖고 있지 않으므로** β-lactam 등의 세포벽합성 억제제는 항균력이 없다
Chlamydia pneumoniae 앵무새병 *Chlamydia psittaci*	tetracycline, macrolide, new quinolone(일부)	β-lactam계, aminoglycoside	
Legionella pneumophila	macrolide(erythromycin). tetracycline, rifampicin	β-lactam계, aminoglycoside	β-lactamase를 생산하는 **세포내 기생균**이므로 세포내 이행이 높은 항균제가 사용된다.
혐기균	carbapenem, clindamycin, penicillin(일부 내성) cepha계(일부 내성)	aminoglycoside	*Bacteroides fragilis*는 β-lactamase를 생산하고, penicillin, cepha계에 내성균이 많다. clindamycin 내성 *B. fragilis*가 증가한다(약 20%)

II

잠깐! 한 말씀

스펙트럼이란 무엇인가?

penicillin계 항생제인 penicillin G(PCG)와 piper-acillin(PIPC)을 예로, 스펙트럼이란 무엇인지 살펴보자(표 29, 30).

PCG가 좋은 효과를 나타내는 균은 Gram 양성 알균뿐이라고 해도 과언이 아니다. 이와 같은 항생제를 "스펙트럼이 좁다"고 한다.

PIPC는 Gram 양성알균뿐만 아니라 Gram 음성막대균에도 효과가 있다. 이처럼 많은 균에 대하여 효과가 있는 항생제를 "스펙트럼이 넓은" 항생제라고 한다.

즉 '스펙트럼이란 얼마나 많은 균에 효과가 있는가' 하는 적용 균종의 폭을 말하는 것이다. '항균 스펙트럼'이라고도 한다.

그림 29 PCG 적용 균종

일반명			benzylpenicillin potassium	
약 칭			PCG	
주요 상품명			결정 페니실린G칼륨	
적용균종	Gram 양성 알균		Staphylococcus	○
			Streptococcus	○
			S. pneumoniae	○
			Enterococcus	
	Gram 음성균	알균	*N. gonorrhoea*	○
			N. meningitidis	
		막대균	*H. influenzae*	
			E. coli	
			Klebsiella	
			Serratia	
			Proteus	
			Enterobacter	
			Citrobacter	
			Pseudomonas	
			Acinetobacter	
			Shigella	
	혐기 세균		Bacteroides	
			Peptococcus	
			Peptostreptococcus	
			M. tuberculosis	
			Mycoplasma	
			Treponema pallidum	
			Chlamydia	
			Rickettsia	
			lymphogranulomatosis inguinalis	

Diphtheria, Actinomyces, Leptospira에도 적용된다.

표 30 PIPC 적용 균종

일반명			piperacillin sodium	
약 칭			PIPC	
주요 상품명			펜토실린	
적용균종	Gram 양성 알균		Staphylococcus	○
			Streptococcus	○
			S. pneumoniae	○
			Enterococcus	○
	Gram 음성균	알균	*N. gonorrhoea*	
			N. meningitidis	
		막대균	*H. influenzae*	○
			E. coli	○
			Klebsiella	○
			Serratia	○
			Proteus	○
			Enterobacter	○
			Citrobacter	○
			Pseudomonas(*)	○
			Acinetobacter	
			Shigella	
	혐기 세균		Bacteroides	○
			Peptococcus	
			Peptostreptococcus	
			M. tuberculosis	
			Mycoplasma	
			Treponema pallidum	
			Chlamydia	
			Rickettsia	
			lymphogranulomatosis inguinalis	

(*) P. aeruginosa

B 호흡기 감염증 각론

1 상기도 감염증

upper respiratory infection

보통의 감기에 관해서는 자세하게 살펴보기로 하고, 그 밖의 상기도 감염증에 관해서는 병원체를 열거하는 정도로 간략하게 살펴보겠다.

a. 감기

1) 감기의 병원체

원인의 80% 이상이 바이러스이며, 그 중 'rhinovirus'가 2/3를 차지한다.

2) 감기 증상

재채기, 콧물, 코막힘, 발열, 인두통(목의 통증)이 주요 증상이다.

3) 감기 치료

기침에는 진해제, 거담제, 식욕부진에는 수액, 인두통에는 가글과 흡입 등의 대증요법이 중심이 된다.

b. 감기가 악화된다는 것은?

'감기가 악화된다'는 표현을 자주 듣는다. 정확하게 표현하면 바이러스 감염으로 손상당한 점막이 2차적으로 세균에 의해 감염된 상태라고 할 수 있다.

2차적으로 상기도에 세균이 감염되면 다음과 같은 증상이 나타난다.

① 노란색 객담이 나온다(단순 감기에서는 담이 나오지 않는다)
② 발열이 계속된다
③ 백혈구가 10,000/μl을 초과한다
④ 객혈검사에서 세균이 분리된다

GABS, *S. pneumoniae*, *H. influenzae*가 발견되는 경우가 있다. 가장 악화된 상태는 세균성 폐렴이다.

c. 감기 환자에게 항생제를 처방하는 의미

감기의 원인은 바이러스이므로 항생제(항균제)를 투여할 필요가 없다. 그러면 왜 감기환자에게 항생제를 처방하는 것일까? 바로 감기가 악화되었을 때의 세균감염을 예방하기 위해서이다.

감기에 항생제를 처방하는 것이 옳은지에 대해서는 의견이 분분하다. 환자에게 충분한 면역력이 있다면 2차 감염을 일으키지 않고 완치될 것이다. 그러한 환자에게 항생제를 투여하는 것은 무용지물에 지나지 않을 뿐 아니라 균교대현상 등을 일으켜 오히려 환자에게 해롭다. 그러나 면역력 저하가 나타나는 환자에게 항생제를 처방하여 2차 감염을 예방하는 것은 중요한 의미가 있다고 할 수 있다. 이처럼 환자에 따라 세밀하게 판단해서 대처하는 능력이 바로 임상의의 실력이 아닐까 생각한다.

d. 기타 상기도 감염증과 병원체

1) 급성 인두염·편도염

- 감기와 똑같은 바이러스가 원인인 경우가 많다
- adenovirus를 잊지 않도록 하자(인두결막염 등)

세균으로는 group A β-hemolytic Streptococcus를 기억해 두기 바란다(p.138를 참고하자).

2) 급성 후두염 (croup)

- croup → parainfluenza virus
- 'croup' 하면 '소아과'

- 고전적으로는 디프테리아
- 목쉰소리, 개가 짖는 듯한 기침소리가 난다

3) 후두덮개염 (epiglottitis)

- *H. influenzae*인 경우가 많다
- 후두개가 부어오르면 기도를 막아 버린다
  → 질식하므로 기관절개를 할 필요가 있다
  → 이비인후과의 응급질환
- 목쉰소리는 나지 않는다

4) 굴염(sinusitis), 중이염(otitis media)

- *S. pneumoniae, H. influenzae*, anaerobes에 의해 발생하는 경우가 많다

2 기관지염

a. 병원체

기관지염은 상기도염의 2차감염에 의해 일어나므로 병원체도 대부분 같다. 단, 만성 폐쇄 폐질환(COPD) 환자에서는 다음의 3가지가 주된 원인균이다.

- *H. influenzae*
- *S. pneumoniae*
- *Moraxella catarrhalis*

입원 환자인 경우에는 여기에 '*P. aeruginosa*'가 추가된다.

b. 만성 폐쇄 폐질환(COPD) 환자의 기관지염

만성 폐쇄 폐질환 환자가 호흡부전의 급성 악화를 일으키는 경우가 있다. 이때의 원인으로 가장 많은 호흡기 감염증은 폐렴이 아니라 기관지염이며, 가장 의심해야 할 균은 '*H. influenzae*'이다.

3 폐렴

총론에서 이야기한 것과 중복되는 면이 많지만 복습하는 의미로 다시 읽어보기 바란다. 폐렴이 의심되는 환자를 보면 그 사람의 배경을 생각해 보는 것이 중요하며, 이것이 또한 치료의 첫걸음이다(**그림 79**).

a. 정상인의 폐렴

1) 의심되는 병원체

정상인이 폐렴을 의심하여 내원하면 다음과 같은 질환을 떠올리기 바란다.

① **비정형 폐렴**(atypical pneumonia)
② **폐렴알균 폐렴**(pneumococcal pneumonia)
③ **폐결핵**(pulmonary tuberculosis)
④ **인플루엔자 폐렴**(influenzal pneumonia)
⑤ **혐기균 폐렴**(Anaerobes pneumonia)
⑥ **앵무새병**(psittacosis)

그림 79 폐렴이 의심되면

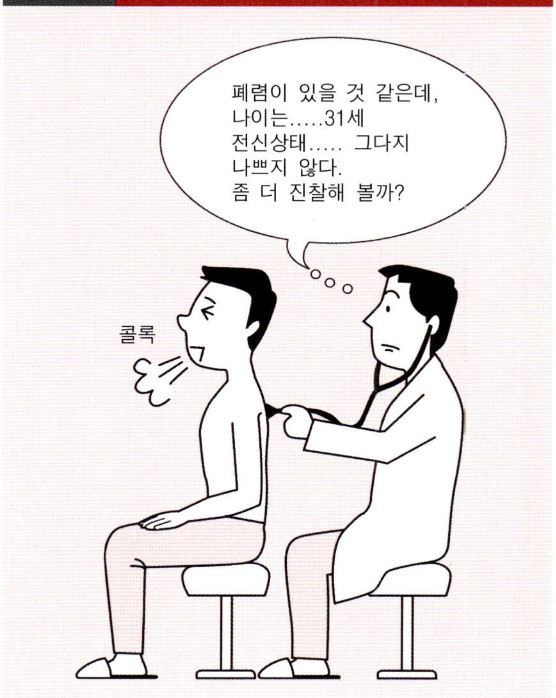

⑦ Legionnaires' disease(재향군인병)

⑧ 폐흡충증(paragonimiasis)

8가지나 열거하였지만 실제로는 ①과 ②가 대부분을 차지한다. 그러므로 가장 먼저 '비정형 폐렴'과 '폐렴알균 폐렴'을 의심하고, 이것이 아니라면 ③ 이하의 질환을 차례로 감별해 나간다.

2) 초기치료의 요점

정상인의 폐렴에서는 β-lactam계 물질이 효과가 없는 경우가 많다는 사실을 항상 의식해야 한다. 이것을 의식하고 있으면 Mycoplasma, Chlamydia, Legionella, 결핵 등을 쉽게 감별할 수 있다. 그 결과 적합한 검사를 의뢰하여, 조기에 진단을 내릴 수 있으므로 초기단계부터 올바른 치료를 할 수 있게 되는 것이다.

β-lactam계 항생제를 사용해도 증상이 좋아지지 않는다는 것도 진단적인 의미가 있다.

3) 각각의 원인균과 폐렴의 특징

① 비정형 폐렴 (atypical pneumonia)

세균성 폐렴이 아닌 것 중, 바이러스성 폐렴인 것 같으면서 원인이 바이러스가 아닌 폐렴을 가리킨다. 그 대표적인 것이 *Mycoplasma pneumoniae*에 의한 '*Mycoplasma* 폐렴'과 *Chlamydia pneumoniae*에 의한 '*Chlamydia* 폐렴' 두 가지이다.

비정형 폐렴이라는 용어를 살펴보자. 우선, 폐렴과 염증반응에 대해서는 다음과 같은 전제가 존재한다.

- **세균성 폐렴**
  → 백혈구 증가, ESR 항진, CRP(C-reactive protein) 증가
- **바이러스성 폐렴**
  → 백혈구, ESR, CRP는 정상인 경우가 많다

비정형 폐렴이라는 용어는 'Mycoplasma, Chlamydia는 바이러스가 아니고 세균으로 취급됨에도 불구하고 이들 폐렴은 마치 바이러스성 폐렴과 비슷하다'는 의미이다.

〈특징〉

- 연소자에게 많다
- 백혈구수는 정상
- 건성 기침
- 열은 나지만 환자는 건강
- penicillin, cepha계는 효과가 없다
- macrolide계 항생제가 제1선택

② 폐렴알균 폐렴

폐렴알균은 시중감염의 원인균으로서 가장 많은 균이다.

〈특징〉

- *Streptococcus pneumoniae*
- 쇠의 녹 색깔과 같은 객담
- 대엽성 폐렴(lobar pneumonia)
- penicillin, cepha계 항생제가 제1선택이고, 그 외에는 macrolide가 있다

③ 폐결핵

발생률이 감소되긴 했지만 종종 접할 수 있는 질환이다.

일반적인 약(β-lactam이나 macrolide)으로는 효과가 없으므로 정확한 진단이 필요하다. 결핵에 대해서는 뒷부분에서 다시 설명하겠다.

④ 인플루엔자 폐렴

인플루엔자균은 만성 호흡기질환의 원인균으로서 가장 많은 균이다.

〈특징〉

- *Haemophilus influenzae*
- 폐렴 이외에는 급성 후두덮개염, 수막염에서 중요하다
- penicillin, cepha계 항생제가 효과가 있다

⑤ 혐기균 폐렴

흡인폐렴(aspiration pneumonia)에서 다시 설명하겠다.

⑥ 앵무새병

앵무새병은 *Chlamydia psittaci*에 의한 호흡기 감염증이다. 사람에서 사람으로 감염되지는 않는다. *Chlamydia psittaci*에 감염된 새의 배설물을 흡인한 사람이 앵무새병에 걸린다.

〈특징〉

- 사랑새, 앵무새가 키워드
  ('최근 기르고 있던 새가 죽었다'라는 등의 정보가 있다면 더욱 좋다. 이 새는 Chlamydia에 감염되어 죽었을지 모른다)
- penicillin, cepha계 항생제는 거의 효과가 없다.
  ← 세포내 이행성이 나쁘기 때문(Chlamydia는 세포내 기생세균)
- tetracycline이 제1선택
- macrolide계 항생제도 효과가 있다.

Chlamydia에 관해서는 p.198에서 자세하게 설명하겠다.

⑦ Legionnaires' diease(재향군인병)

Legionella를 함유한 aerosol을 흡입하여 감염된다. 폐렴 증상과 더불어 복통, 구토, 설사 등의 소화기증상과 의식장애, 급성 착란 등의 정신증상도 나타난다.

〈특징〉

- **에어컨, 온수기, 온천**이 키워드
- 경미한 느린맥, SIADH에 의해 저나트륨혈증(hyponatremia)을 일으키기 쉽다
- penicillin, cepha계 항생제는 거의 효과가 없다.
  ← 세포내 이행성이 나쁘기 때문(Legionella는 세포내 기생세균)
- erythromycin이 제1선택

잠깐! 한 말씀 Legionella의 어원

1976년 7월, Philadelphia의 한 호텔에서 재향군인회가 열렸을 때 숙박자와 호텔 주변의 통행인 221명이 폐렴에 걸려 그 중 29명이 사망하는 사건이 일어났다. 그래서 집단 발생한 이 폐렴을 재향군인병(Legionnaires' disease)이라고 이름 붙였다. 참고로 재향군인회를 Legion이라 하고, 그 회원을 Legionnaire라 한다.

재향군인병의 병원체는 1977년에 분리되어 *Legionella pneumophila*라고 명명되었다. *Legionella*균은 세포내 기생세균이다.

습한 토양이나 따뜻한 물 속에서 잘 자라므로 에어컨의 냉각탑, 급탕설비 속에서 생존하여 감염원이 된다. 재향군인회에서의 사건은 호텔의 공조 냉각탑 속의 물이 *Legionella*에 오염되어 있었기 때문에 일어났던 것이다.

⑧ 폐흡충증

〈특징〉

- *Paragonimus westermani*에 의해 발생한다.
- "민물게"만 기억해 두자

b. 만성 폐쇄 폐질환(COPD) 환자의 폐렴

'*H. influenzae*'가 원인균 중에서 가장 많다. 그 외에는 *S. pneumoniae, Branhamella, P. aeruginosa*를 기억해 두면 된다.

미만성 범세기관지염(DPB)에 대해서 한 가지 추가로 설명하면, DPB의 감염 예방에는 소량의 'erythromycin'을 지속적으로 사용한다는 것이다. 그 이유에 대해서는 다음 기회에 설명하기로 하고, 작용기전은 적어도 항생제로서의 작용은 아니라고 생각된다. 왜냐하면, 앞에서 설명한 바와 같이 *H. influenzae* 등의 원인균에 대해서 erythromycin은 효과가 없기 때문이다. erythromycin에는 섬모상피의 섬모운동을 활발하게 하는 작용이 있다는 것이 밝혀졌는데, 그러한 작용이 DPB에 있어서 효과가 있는 것으로 추측되고 있다.

c. 흡인폐렴 aspiration pneumonia

흡인폐렴은 다음과 같은 특징을 가지고 있다.

- **흡인하기 쉬운 사람에게서 일어난다**

- 원인균이 다양하다
- 완치되기 힘들다

1) 흡인폐렴의 기전

우리가 음식을 먹을 때 인두와 후두는 절묘하게 움직여 액체·고체는 식도로 들어가고 공기만 기관으로 간다. 그런데 연하기능이 저하되면 이 변별능력도 저하되어 음식물(타액도 포함)이 기관으로 흘러 들어간다. 이때 입안에 정상적으로 존재하던 세균(상재균)도 기관으로 들어가는 것이다. 원래 기관에서 말초까지는 무균상태이지만 세균이 들어감으로써 하기도 감염증을 일으키게 되는 것이다.

이상과 같은 과정에서 알 수 있는 것은, 원인균은 구강내 상재균에서 분리될 빈도가 매우 높다는 것이다. 구강내 상재균의 종류를 하나하나 기억할 필요는 없지만 혐기균(통성, 편성 모두)이 많다는 것만은 기억하기 바란다.

표 31 흡인하기 쉬운 병태

① 의식 상태의 저하
알코올의 과음* 진정제의 사용 전신마취 중추신경계 질환(뇌혈관 장애*, Parkinson병 등) 대사성 뇌증 두부 외상
② 말초신경장애
되돌이신경마비 뇌신경장애
③ 근육성 질환
④ 식도 질환
기관식도루(tracheoesophageal fistula) 식도곁주머니(diverticulum) 식도열공탈장(hiatal heria) 이완못함증(achalasia)
⑤ 인후두 질환
⑥ 기계적 요인
코위영양관(nasogastric tube)의 유치 기관내 삽관 기관 절개 인공호흡기 장착*
⑦ 기타

* 빈도가 높은 것

2) 흡인하기 쉬운 사람

표 31에 있는 것처럼 흡인을 초래하기 쉬운 병태는 다양하다. 그 중에서 흡인폐렴을 유발할 빈도가 높은 병태는 다음 3가지이다.

- 뇌혈관장애
- 알코올 과다섭취
- 인공호흡기 장착

3) 흡인폐렴의 원인균

특징은 다음과 같다.

- 원인균이 두 가지 이상인 경우가 많다
- 90%의 증례에서 혐기균이 관여한다

또 혐기균에 의한 폐렴의 치유에서 중요한 것은 'aminoglycoside가 효과가 없다'는 점이다. 즉, aminoglycoside가 효과를 발휘하는 과정에서 세균내의 호기성 대사의 일부가 이용되기 때문에 호기성 대사를 이용하지 않는 세균에는 효과를 나타내지 못하기 때문이다.

4) 흡인폐렴은 왜 치료하기 힘든가?

음식 덩어리가 기관 아래로 들어가 버리면 직접 그것을 제거하지 않는 한 완치를 기대할 수 없다. 또 잘못 삼키기 쉬운 상태를 치료하는 것은 상당히 어려우므로 몇 번씩이고 흡인폐렴을 일으키게 된다. 상당히 고질적인 질환이라고 할 수 있다.

d. 면역저하숙주(immunocompromised host)의 폐렴

원내 감염의 가장 큰 원인으로는 다음과 같은 것들이 있다.

- *pseudomonas aeruginosa*(가장 많다)

잠깐! 한 말씀 **혐기균에서 알아두어야 할 것**

- 혐기균에서 기억할 속(屬)은 *bacteroides*(Gram 음성막대균)와 *clostridium*(Gram 양성막대균), 2가지이다.
  또 pepto가 붙는 속도 기억해 두면 좋다(*Peptostreptococcus*와 *Peptococcus*).
- 구강내 상재균의 하나
- 흡인폐렴, 폐화농증의 원인균
- aminoglycoside는 효과가 없다

- *pneumocystis carinii*
- cytomegalovirus
- 진균성 폐렴
- 결핵

면역저하숙주에 대해서는 기회감염증(p.47)에서 설명하였으므로 생략한다.

4 폐화농증

pulmonary suppuration

a. 폐화농증의 개념

폐화농증이란 폐실질의 화농성 염증으로, 폐실질의 괴사를 동반하는 농양을 형성한다. 여기에는 3가지의 형태가 있다.

1) 폐농양(pulmonary abscess)
2) 괴사성 폐렴
3) 가슴고름집(empyema)

1) 폐농양

괴사한 부분에 공동(cavity)이 생겨 그 곳에 고름이 고인다. 공동 주위는 폐렴의 상을 나타낸다. 방사선 사진에서 중요한 것은 niveau라는 용어이다.

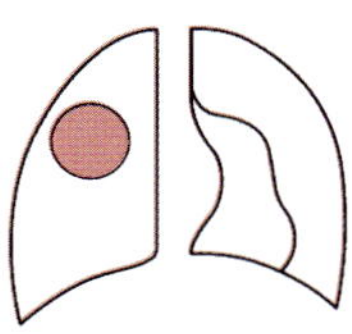

2) 괴사성 폐렴

폐렴에 '괴사를 동반한 것'이다. 공동을 형성하지는 않는다.

3) 가슴고름집

폐농양은 폐실질내에 형성된 「공동에 고름이 고인 것」이고 가슴고름집은 「가슴안에 고름이 고인 것」이다. 폐렴이 가슴막까지 미치면 가슴고름집으로 진행된다.

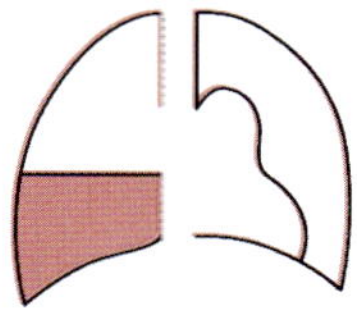

b. 폐화농증의 원인

주된 원인은 다음의 3가지이다.

① 흡인폐렴
② 기관지 확장증
③ 폐암에 의한 기관폐색

특히, 흡인폐렴에 속발하는 경우가 많다. 항균제를 선택할 때 참고해야 할 사항이다.

c. 폐화농증의 특징

흡인폐렴에서 속발하는 경우가 많다는 것이 포인트이다. 특징은 다음과 같다.

- 혐기균이 관여하고 있을 비율이 매우 높다
- 여러 가지 균에 감염되어 있는 경우가 많다

이것은 흡인폐렴에서 설명한 것과 같다.

d. 폐화농증의 치료

혐기균에 효과가 있는 약을 선택하는 것이 원칙이다.

1) 폐농양

항균제를 장기간 사용한다. penicillin 항생제와 lincomycin계 항생제가 제1선택이다.

2) 괴사성 폐렴

폐농양과 마찬가지이다.

3) 가슴고름집

항균제 사용과 더불어 가슴안으로부터 고름을 배액(drainage)한다.

5 hemolytic streptococcus에 관한 지식을 넓히자

hemolytic streptococcus와 관련된 용어들이 많이 나온다. 화농균, *S. viridans*, ASO, Group A β .... 등은 자주 접하는 말들이지만, 내용에 대해서는 확실히 모르는 것이 많으리라 생각한다.

a. hemolytic의 의미

여기서 말하는 "용혈(hemolysis)"이란 어떤 의미인가?

혈액부분에서 공부하는 용혈성 빈혈의 "용혈"과는 의미가 조금 다르다. 여기에서 말하는 "용혈"이란 균이 배지에서 자랄 때 배지에 첨가되어 있는 적혈구를 파괴하는 데서 비롯된다(이 배지를 혈액 한천배지라고 한다)(**그림 80**).

붉은 혈액 한천배지에 하얀 원이 여러 개 있다. 원의 중심에는 Streptococcus의 colony가 보인다. Streptococcus가 생산하는 용혈소가 배지 속의 적혈구를 녹이므로 배지의 색이 하얗게 변하는 것이다. 이것을 '용혈'이라고 한다(**그림 81**).

용혈소를 생산하는 Streptococcus를 hemolytic streptococcus라고 하는데, 적혈구를 첨가한 배지에서 용혈현상을 볼 수 있다.

- hemolytic streptococcus는 streptococcus 중의 하나이다.
- 용혈이란 배지 속의 적혈구가 파괴되는 것을 말한다.

그림 80 사슬알균에 의한 용혈(ATLAS⑦ 참조)

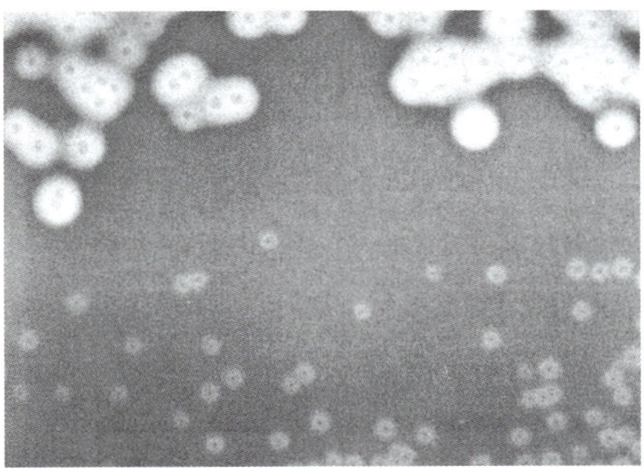

위 : β용혈, 아래 : α용혈

(中山宏明 : 『戸田新細菌學〈제31판〉』 天兒和暢·南嶋洋一編, 南山堂, 1997. 허가에 의해 전재)

b. 용혈소에는 어떤 것이 있는가?

용혈소에는 streptolysin O, streptolysin S가 알려져 있다. 그 외에도 있을 것으로 추정되지만 연구가 아직 진척되지 않고 있다.

이 두 가지의 용혈소 중, 전자는 용혈현상보다 진단에 있어서 중요한 의미를 가진다. Streptococcus에 감염되면 생체의 면역계는 streptolysin O에 대한 항체를 생산한다. 이것이 antistreptolysin O인데 생략해서 ASO라고 한다.

그림 81 용혈

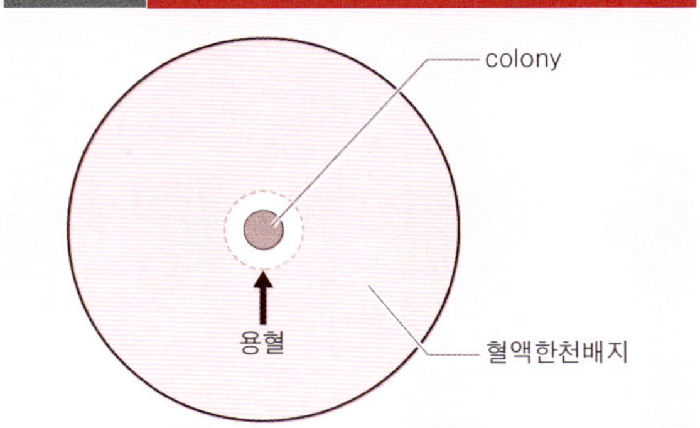

• Streptococcus에 감염되면 ASO가 상승한다

c. 용혈의 종류

용혈에는 α 용혈과 β 용혈이 있다. 이 구별은 눈으로 보면 알 수 있는 것으로, 요컨대 혈액한천배지가 용혈에 의해 어떤 식으로 색이 빠지는가 하는 것이다.

탈색 부분에서 '가장자리가 선명한 것이 β 용혈'이고 '가장자리가 희미한 것이 α 용혈'이다. **그림 81**의 위쪽 반이 β 용혈이고, 아래쪽 반이 α 용혈이다.

잠깐! 한 말씀 **사슬알균의 형태**

알균이 연결되어 사슬처럼 보이는 것을 사슬알균(streptococcus)이라고 한다(**그림 82**). 또 포도송이 모양으로 보이는 것을 포도알균(staphylococcus)이라고 한다(**그림 83**). 둘 다 형태학에서 파생된 명칭들이다.

그림 82 **사슬알균**

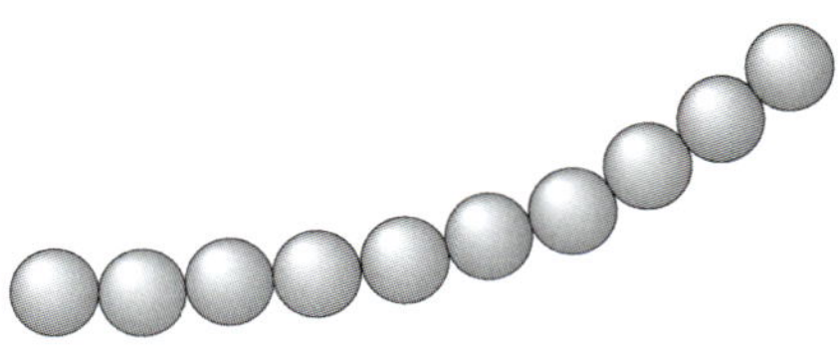

그림 83 **포도알균**

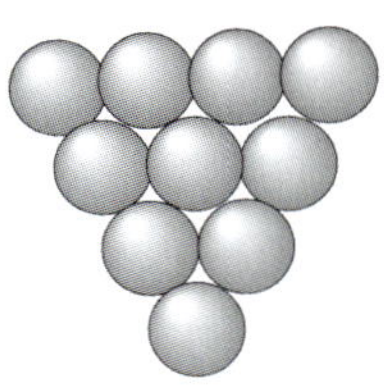

d. Streptococcus는 모두 용혈현상을 나타내는가?

그렇지 않다. 우선 **표 32**를 보기 바란다. 이 표에는 사슬알균속(Streptococcus)이 모두 열거되어 있다. 그리고 장알균(Enterococcus)도 열거되어 있다. 분류학상, 장알균은 1984년에 사슬알균으로부터 독립하였으므로 아직 사슬알균과 함께 취급되는 경우가 많다.

표에서 '용혈성'을 나타낸 곳에서 "-"표시가 된 곳이 있는데 이것은 용혈현상을 일으키지 않는다는 의미이다. "/"로 나타낸 것은 어느 쪽이든지 있을 수 있다는 의미이다. 이것으로 보아 Streptococcus가 모두 용혈현상을 나타내는 것은 아니라는 것을 알 수 있다.

e. 군항원이란 무엇인가?

군항원은 사슬알균을 면역학적으로 분류하기 위한 지표인데, 'Lancefield의 군항원'이라고 쓰여 있는 책도 있다. 본래는 세균벽 속의 다당체로 'C물질'이라고도 한다. C물질은 면역학적으로 A에서 O까지 분류된다. β-hemolytic Streptococcus를 더욱 자세하게 분류하기 위해서 군항원을 이용한 것이다. 그

표 32 *Streptococcus*속 주요 균종의 군항원과 용혈성(*Enterococcus*속)

종	군항원	용혈성
S. pyogenes	A	β
S. agalactiae	B	β
S. pneumoniae	–	α
S. salivarius	K/–	–
S. sanguis	H	α
S. mitis	K/O/–	α
"S. milleri"	F/G/C/A/–	–/α/β
S. mutans	–	–
S. sobrinus	–	α
S. rattus	–	–
S. cricetus	–	α
S. bovis	D	–/α
Enterococci	D	–/α/β

러나 용혈성과 균항원 때문에 사슬알균을 더욱 이해하기 어려워졌다는 것도 사실이다(**그림 84**).

참고로 말하면 염증반응의 지표로 사용되는 'CRP'는 'C-reactive protein'의 약어로 이 C는 C물질의 C이다. 다시 말하면 사슬알균의 세포벽에 반응한 결과 생긴 단백질이라는 것이며 바로 그것이 어원이 된다.

f. 우리말 이름의 균

S. pyogenes 화농사슬알균
S. pneumoniae 폐렴알균

이 2가지는 우리말로 부르는 경우가 많지만, 그 외의 사슬알균은 학명으로 부른다.

g. 녹색사슬알균(*S. viridans*)이란 무엇인가?

α 용혈을 나타내는 사슬알균은 적혈구를 녹여 배지의 색을 탈색시킬 뿐 아니라 녹색의 색소를 낸다. **그림 80**에서도 α 용혈의 부분이 녹색을 띤 것처럼 보인다.

그림 84 **A군 β-사슬알균이란?**

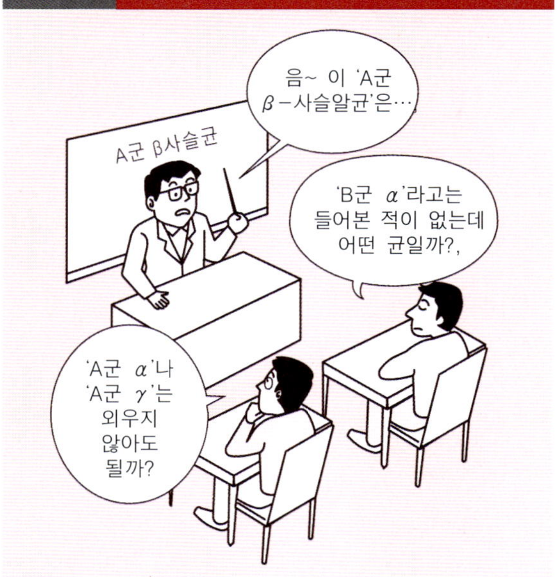
음~ 이 'A군 β-사슬알균'은…
A군 β사슬균
'B군 α'라고는 들어본 적이 없는데 어떤 균일까?,
'A군 α'나 'A군 γ'는 외우지 않아도 될까?

α 용혈을 나타내는 사슬알균 중 구강내에 상재하고 있는 것을 *S. viridans*(녹색사슬알균)이라고 한다. 이것은 어디까지나 속칭일 뿐 학명은 *S. sanguis*, *S. mitis* 등이 해당된다.

_S. viridans_라고 하면 감염심내막염

h. 용혈사슬알균(hemolytic Streptococcus)이란 무엇인가?

용혈사슬알균이라면 용혈을 나타내는 사슬알균 모두가 해당되지만, 임상에서 "용혈사슬알균"이라고 할 때는 특히 β 용혈성을 가리킨다. β 용혈성인 것에는 group A의 *S. pyogenes*와 group B의 *S. agalactiae*의 2가지가 있다. 이 중에서 병원성이 강한 것은 group A의 β-hemolytic streptococcus, 즉 *S. pyogenes*으로 이 균이 협의의 "용혈사슬알균"이라고 할 수 있다.

광의의 용혈사슬알균 : 용혈성 있는 모든 사슬알균
약간 광의의 용혈사슬알균 : **β용혈사슬알균**
협의의 용혈사슬알균 : **A군 β용혈사슬알균**(고름사슬알균)

i. 사슬알균에서 공부할 것은 무엇인가?

균으로 분류하면 다음의 3가지이다.

- group A β-hemolytic streptococcus, 즉 *S. pyogenes*
- *S. pneumoniae*
- *S. viridans*

질환으로 분류하면 *S. pyogenes*은 매우 많다.

1) *S. pyogenes*

인두염·편도염

피부화농성 염증(단독, 농가진, 봉소염)
성홍열
산욕열
류마티스열(rheumatic fever)
hemolytic streptococcus 감염후 급성 사구체신염
post-streptococcal glomerulonephritis(감염후 사구체신염)

2) *S. pneumoniae*

폐렴을 비롯한 호흡기 감염증

3) *S. viridans*

감염심내막염(아급성)

6 *Chlamydia*에 대하여

Chlamydia 속(屬)에는 3종이 있다.

a. *Chlamydia trachomatis*
b. *Chlamydia psittaci*
c. *Chlamydia pneumoniae*

세균학적으로 중요한 것은 '세포내 기생세균'이라는 점이다. Chlamydia 3종은 모두 인간에 대해 병원성을 갖는다. 각각의 병원성을 살펴보자.

a. *Chlamydia trachomatis*

STD와 trachoma(전염성 만성 각막결막염)의 병원균이다. 골반장기와 눈이 손상을 입는데, 선진국에서는 trachoma, 봉입체결막염이 거의 나타나지 않는다. 반대로 부인과 영역에서는 Chlamydia 감염증이 매우 많다.

〈질환〉

- trachoma
- (신생아)봉입체결막염
- 요도염
- 자궁경관염(불임의 원인으로서 최근에 특히 주목을 받고 있다)
- 기타 비뇨생식기의 염증
- 서혜림프육아종증

b. *Chlamydia psittaci*

앵무새병의 원인균이다. 앵무새병은 비정형 폐렴으로 취급되기도 한다.

〈질환〉

- 앵무새병

c. *Chlamydia pneumoniae*

최근에 밝혀진 종으로 폐렴을 비롯한 호흡기 감염증을 일으키는데 비정형 폐렴을 일으킨다.

〈질환〉

- 비정형 폐렴

표 33 여러 나라의 결핵이환율

국가명	이환율	년도
스웨덴	4.3	2003
오스트레일리아	4.8	2003
미국	5.1	2003
이탈리아	7.4	2003
네덜란드	7.9	2003
프랑스	9.5	2003
영국	10.8	2003
덴마크	7.0	2003
독일	7.9	2003
일본	23.3	2004

일본 이외의 다른 나라의 데이터는 「Global Tuberculosis Control WHO Report. 2005」에서 인용함

7 결핵균에 대하여

결핵균은 우리나라 인구 10^5명당 73명 정도 감염되는 세균이다(**표 34**).

결핵균에 감염되면 다양한 증상을 보인다(**표 35**). 가장 많은 것이 **폐결핵**으로 결핵감염증의 85%를 차지한다. 나머지 15%는 폐외결핵으로 결핵성 수막염, 결핵성 가슴막염, 창자결핵, 뼈결핵(척추결핵 등), 결핵성 림프절염 등이 있다.

a. 결핵의 감염경로

결핵의 감염경로는 감염원이 되는 '객담 도말검사에서 결핵균이 양성으로 나온 환자' 즉, 폐결핵 환자가 기침이나 재채기를 했을 때 배출되는 비말(droplet)을 들이마심으로써 일어나는 **공기감염(비말감염)**이 가장 많다.

표 34 연도별 결핵 발생률

구분			2001년	2002년	2003년	2004년	2005년
전결핵		신고 신환자수	34,123	32,010	30,687	31,503	35,269
		신환자율 (/10^5)	72.1	67.2	64.0	65.4	73.0
폐결핵	활동성	신고 신환자수	30,326	28,039	26,940	27,947	30,098
		신환자율 (/10^5)	64.1	58.9	56.2	58.0	62.3
	도말양성	신고 신환자수	11,805	11,345	10,976	11,501	11,638
		신환자율 (/10^5)	24.9	23.8	22.9	23.9	24.1
폐외결핵		신고 신환자수	3,797	3,971	3,747	3,556	5,171
		신환자율 (/10^5)	8.0	8.3	7.8	7.4	10.7

1) 신고기준 결핵발생률(case notification rate) 계산방법:신고된 결핵신환자수/연안추계인구 *10^5
2) 결핵발생률(TB Incidence rate) 간이 계산방법(WHO 추정 방법): 전결핵발생률(All forms of TB Incidence) =(신고기준 도말양성 결핵발생수/도말양성 환자발견율 *2.22)/연앙추계인구 *10^5
3) 자료원:결핵환자 신고현황 연보(질병관리본부, 결핵연구원, 2005), 장래인구추계(통계청)

b. 잠복기

결핵균을 흡입한 후 1~2개월이 지나 투베르쿨린 반응이 양성으로 전환된다. 감염된 사람의 30%는 살아있는 동안 언젠가는 증상이 나타난다. 그러나 언제가 될 지는 예측할 수 없다. 발병한 사람을 조사해 보면 감염 후 3개월에서 2년 이내에 발병한 경우가 50%를 차지하고, 감염 후 2년 이상 지나 발병하는 경우가 나머지 50%이다.

c. 결핵의 유형

1) 초감염 결핵

감염 후 3개월에서 2년 이내에 발병하는 경우, 특히 대략 1년 이내에 발병하는 경우는 초감염 형태의 결핵이다. 이러한 형태의 결핵은 초기 침윤이 주로 폐의 아래엽을 중심으로 나타나 보통의 폐렴과 같은 임상 증상을 보인다. 폐문 림프절에도 결핵균이 이동해 오는데 거기에서 균은 면역세포에게 잡힌다. 경증의 가슴막염이 병발하는 경우도 있다.

2) 만성 결핵(성인형 결핵)

감염 후 2년 이상 지난 다음 산발적으로 발병하는 경우, 대략 1년 이후에 발병하는 경우는 만성형 결

표 35 결핵증의 증상 분류

폐결핵 – 폐 및 기관지결핵
폐외결핵 – 결핵성 가슴막염
결핵성 가슴고름집
폐문림프절결핵
좁쌀결핵*
결핵성 수막염
척추결핵
기타 뼈·관절결핵
기타 림프절결핵
요로결핵
기타 폐외결핵

* 좁쌀결핵은 폐병변의 유무를 불문하고 폐외결핵으로 간주한다

핵이다. 이러한 유형의 결핵에서는 주로 **폐의 위엽을 중심으로 건락성 육아종 병변**을 동반하는 병변이 나타나며, 또한 병변의 중심부에 **공동**이 보이는 경우가 있다. 임상증상도 관해와 악화를 반복하면서 만성적인 경과를 보인다.

d. 결핵의 증상

폐결핵은 기침, 담, 발열, 전신권태감으로 시작하여, 일반적인 치료를 해도 낫지 않고 2주일 이상 지속되는 것이 특징이다. 진행되면 체중감소, 혈담, 객혈, 호흡곤란이 나타난다.

e. 결핵의 검사와 진단

결핵의 진단에서 가장 중요한 것은 객담 속에서 결핵균을 찾아내는 것이다.

또한 임상소견 특히, 가슴 X-선 소견이 결핵일 때 나타나는 소견과 일치하는지를 확인하는 것이 중요하다. 의외라고 생각될지 모르지만, '투베르쿨린 반응'은 진단에 그다지 중요하지 않다. 우선 이것에 관한 잘못된 생각에 대해서 살펴보자.

1) 투베르쿨린 반응

투베르쿨린 반응은,

① IV형 알레르기 반응이다
② BCG 접종 후 또는 결핵균 감염 후에는 양성이 된다
③ 투베르쿨린반응이 음성으로 전환하는 경우가 있다

우리나라는 예방 접종률이 높으므로 대다수의 사람들은 투베르쿨린 반응이 양성이다. 결핵을 진단하는 경우에 투베르쿨린 반응의 결과는 어디까지 참고가 되는 것일까?

BCG 접종을 받지 않은 사람에게 투베르쿨린 반응을 실시하면 결핵균 감염의 기왕력을 조사할 수가 있다. 감염에 기왕력이 있는 사람은 양성이 된다. 그러나 앞에서 설명한 것처럼 감염된 사람 모두가 발병하는 것은 아니다. 따라서 결핵 발병의 진단에 투베르쿨린 반응은 그다지 도움이 되지 않는다. 또 이미 BCG 접종을 받은 사람에게는 투베르쿨린 반응 검사를 실시해도 양성의 결과만 나올 뿐이다. 따라서 이것도 진단상 의의는 거의 없다.

투베르쿨린 반응 검사가 의미를 갖는 것은 '감별

표 36 투베르쿨린 반응이 일시적으로 음성 전환하는 요인

감염	바이러스	홍역, 유행성 이하선염, 수두
	세균	발진티푸스, 브루셀라, 티푸스, 나병, 백일해, 중증 결핵, 결핵성 가슴막염
	진균	남아메리카 블라스토 진균증
생백신 접종		홍역, 유행성 이하선염, 소아마비
대사이상		만성 콩팥기능상실
영양상태		중증도의 단백질 결핍
림프조직을 침입하는 질환		Hodgkin병, 림프종, 만성 림프성 백혈병<CML>, sarcoidosis
약제		부신겉질스테로이드제 및 각종 면역억제제
연령		신생아, 고령자
결핵균의 감염 초기 또는 중증 결핵		
스트레스		수술, 화상, 정신장애, 이식후 거부반응이 발생했을 때

진단'에 유효하기 때문이다. 구체적인 숫자로 예를 들어보면, 60세 미만인 사람에게서 투베르쿨린 반응이 음성으로 나타났다면 결핵은 98%까지 부정할 수 있다. 또 60세 이상인 사람에게서도 음성으로 나타났다면 90%까지 부정이 가능하다.

또 이것은 결핵의 진단과는 다른 이야기가 되겠지만, BCG 접종을 받은 사람 중에서 예전에 투베르쿨린 반응이 양성이었던 사람이 음성이 되는 경우가 있다. 이것을 '**투베르쿨린반응의 음성 전환**'이라고 한다. 우리나라 사람들은 대부분 투베르쿨린 반응이 양성이므로 투베르쿨린 반응의 음성전환은 많은 정보를 부여해 준다.

표 36을 보기 바란다. 공통되는 배경은 '**세포면역의 저하**'이다. 하지만 세포면역과는 아무 관련이 없는 것도 포함되어 있다. 전부 외우는 것은 무리이므로 굵은 글씨만이라도 기억해 두자.

한 가지 강조하고 싶은 것은, 좁쌀결핵과 같은 중증 결핵이나 결핵성 가슴막염, 결핵균의 감염 초기에 투베르쿨린 반응이 음성으로 전환한다는 것이다. 결핵균을 죽이는 세포면역이 저하되어 있으므로 중증화되고, 동시에 투베르쿨린 반응이 음성으로 전환한다고 생각할 수 있다. 결핵균의 기왕력이 있다면 투베르쿨린 반응이 양성이 되겠지만, 결핵균에 감염되어 있음에도 불구하고 투베르쿨린 반응이 음성이 되는 경우가 있다는 것도 중요하므로 기억해 두자.

2) 객담검사

우선 객담검사에 의해 결핵균을 검출하는 것이 진단의 중요한 근거가 된다.

흔히 다음의 3가지 방법이 이용된다(**표 37**).

표 37 결핵균의 분류

	장점	단점
도말표본	빠르고 간편하다	간과할 수 있다
배양	간과하는 경우가 적다	아주 느리다
핵산증폭	비교적 빠르고 간과하는 경우가 적다	어디에서나 가능한 검사가 아니다

① 객담을 그대로 도말하여 Ziehl-Neelsen 염색을 해서 균을 찾아낸다.
② 객담을 특수배지에서 배양하여 균을 분류한다.
③ 객담 속 결핵균의 DNA와 RNA를 증폭하여 결핵균의 존재를 증명한다.

①은 간편하고 신속한 장점이 있지만 감도가 좋지 않다(균이 있는데도 발견되지 않는다).

②는 감도는 좋지만, 결과가 나오는데 몇 주일이나 걸린다.

③에는 MTD법(RNA를 늘린다)이나 Amplicor법(DNA를 늘린다) 등이 있다. 감도도 좋고 결과도 비교적 빠르게 나오지만 어떤 검사실에서나 가능한 방법은 아니다.

도말표본에서 꼭 알아두어야 할 용어가 있는데, 그것은 Gaffky 호수(号数)이다.

도말표본을 광학현미경으로 보았을 때 어느 정도 결핵균이 존재하는가 하는 것을 수치화한 것이 'Gaffky호수'이다. 표본에서 균이 한 개라도 발견되면 양성이며, 호수가 커질수록 균의 수가 많아진다는 것을 나타낸다(**표 38**).

도말표본에서 양성인 환자에게서는 다음과 같은 사실을 알 수 있다.

- 감염원이 될 위험성이 높다
- 이미 결핵 증상이 나타나는 경우가 많다(80%).

이것은 결핵의 조기치료, 예방에 도움이 된다.

잠깐! 한 말씀 **niacin test란?**

niacin이란 nicotinic acid와 nicotin amide의 총칭이다. mycobacterium 중에서도 결핵균(*M. tuberculosis*)만이 'niacin'을 대량으로 생산할 수가 있다. 다시 말해 같은 mycobacterium 이라고 해도 비정형 항산균은 niacin을 만들 수 없으므로, niacin test는 음성이다. mycobacterium 을 배양하여 배지에 niacin이 많이 있으면 'niacin test 양성'이며 이로써 결핵균임을 알 수 있다.

표 38　도말염색표본의 현미경검사 성적 기재법

( )속의 균수는 브라운에 의한 변법		Gaffky호수	간단한 표시
전 시야에	1~4	1	소수(+) (rare)
몇 시야에	1	2	
1 시야에(평균)	1	3	중등수(++) (few)
1 시야에(평균)	2~3	4	
1 시야에(평균)	4~6	5	
1 시야에(평균)	7~12	6	
1 시야에(평균) 약간 많다	(13~25)	7	다수(+++) (numerous)
1 시야에(평균) 많다	(26~50)	8	
1 시야에(평균) 매우 많다	(51~100)	9	
1 시야에(평균) 무수히 많다	(101 이상)	10	

3) 가슴 X-선 사진

전형적인 만성 폐결핵에서는 상부 폐영역(S1, S2가 많지만 때로는 S6에 생기는 경우도 있다)을 중심으로 침윤음영이 나타나며 때때로 내부에서 공동을 볼 수 있다(**그림 85**).

또 고령자에서는 결핵이 치유된 후의 오래된(진구성) 결핵을 종종 볼 수 있다.

그림 85　**결핵균의 가슴 X-선 사진**

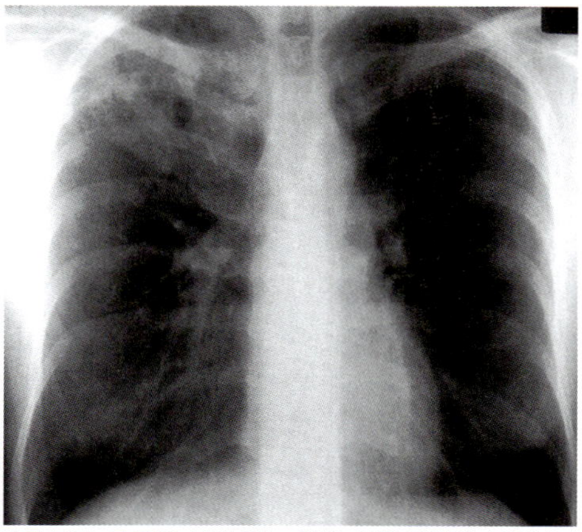

폐첨부에 공동을 동반하는 다발 결절음영이 나타난다

표 39　항결핵제의 주요 부작용

항결핵제	약칭	주요 부작용
Isoniazid	INH	peripheral neuritis 간장애 알레르기반응(발열·발진)
Rifampicin	RFP	인플루엔자성 증후(발열) **혈소판 감소** 간장애 위장장애
Streptomycin	SM	**평형장애** **청력장애** 알레르기반응 콩팥장애
Ethambutol	EB	**시력장애** **말초신경장애**
Kanamycin	KM	콩팥장애 청력장애
Capreomycin	CPM	청력장애
Ethionamide Prothionamide	TH	위장장애 간장애
Enviomycin	EVM	청력장애 평형장애
Pyrazinamide	PZA	간장애 위장장애 hyperuricemia
Para-aminosalicylic acid	PAS	위장장애 알레르기
Cycloserine	CS	정신장애 경련

f. 결핵의 치료제

결핵의 치료제는 매우 특수하다. 결핵의 치료제를 다른 감염증에 사용하는 경우는 없으므로 기억하기 쉬울 것이다.

먼저 약 이름을 잘 기억하고 다음으로 부작용을 기억한다. 그리고 실제로는 무엇을 사용하는지 외운다.

표 39에 '항결핵제의 주요 부작용'에 항결핵제의 이름, 약칭이 나란히 쓰여 있는데 이 중에서 굵은 글씨로 된 약은 암기하자.

다음의 부작용들을 기억하자.

- isoniazid ············ peripheral neuritis
- rifampicin ············· **혈소판 감소**
- streptomycin ········· **평형장애, 난청, 말초신경장애**
- ethambutol ··········· **시력장애**
- pyrazinamide ········ hyperuricemia

실제의 사용법으로는 **그림** 86을 보기 바란다. 이것은 결핵에 대해 처음으로 화학요법을 실시할 때의 표준방식이다. 실선의 길이만큼 약제를 사용하고 점선의 길이만큼 약제의 투여를 연장할 수 있다.

그림 86 **결핵 첫회 화학요법의 표준방식**

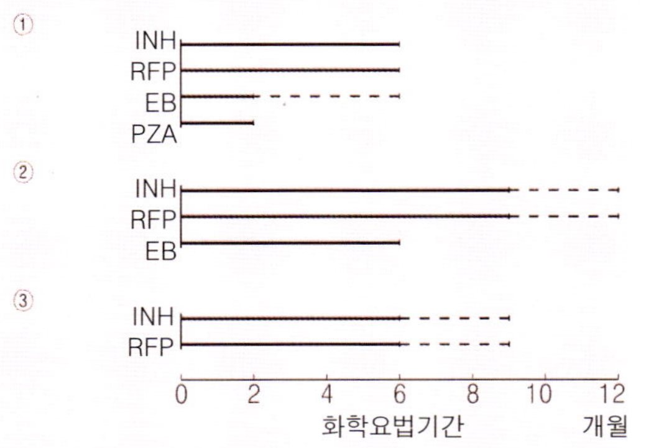

「객담도말 양성」은 ① 또는 ②
「기타 결핵균 양성」 및 「균 음성·기타」는 ①, ② 또는 ③

g. 결핵의 예방

우리나라 의료법규상 결핵은 3종 전염병에 속한다. 따라서 의사가 결핵 환자를 진단할 때에는 환자 또는 보호자에게 전염방지 방법을 알려 주고 7일 이내에 관할 보건소장에게 신고하도록 규정되어 있다.

투베르쿨린반응이 음성인 사람은 BCG 접종을 받아야 한다.

기억해야 할 것은 신고와 예방접종의 2가지이다.

잠깐! 한 말씀 **의료법규 – 정기예방접종 대상질환**

디프테리아, 폴리오, 백일해, 홍역, 파상풍, 결핵, B형간염, 유행성 이하선염, 풍진, 기타 보건복지부 장관이 전염병 예방을 위하여 지정하는 전염병을 말한다.

법률 제5850호 일부개정 1999. 02. 08
법률 제6798호 일부개정 2002. 12. 18

제1조(목적) 이 법은 결핵의 예방과 결핵환자에 대한 적정한 의료를 실시함으로써 기여함을 목적으로 한다.[개정 93.12.27]

제2조(정의) 이 법에서 사용하는 용어의 정의는 다음과 같다.

1. "결핵"이라 함은 결핵균으로 인하여 발생하는 질환을 말한다.
2. "결핵관리업무"라 함은 결핵의 발병, 전염, 약제내성 및 이로 인한 사망 등을 방지하기 위한 활동을 말한다.

제3조(국가·지방자치단체 및 의사 등의 의무) ① 국가와 지방자치단체는 결핵을 예방하고, 결핵환자에 대하여 적정한 의료를 실시하여야 한다.

② 의료법 제3조 규정에 의한 의료기관(이하 "의료기관"이라 한다)의 장 및 의사 기타 의료업무종사자는 제1항의 규정에 의하여 국가와 지방자치단체가 실시하는 결핵예방 및 결핵환자에 대한 의료업무에 협조하여야 한다. [개정 93.12.27]

1) 신고의 의무

가) 결핵환자를 치료하는 경우 : 치료시작 시 외래/입원 구분 없이 1회만 신고

나) 다른 기관에서 치료하던 환자가 해당 기관으로 옮겨 치료하고자 하는 경우

다) 결핵환자를 진단만 한 경우 : 진단일자를 기재하고 처방은 입력하지 않음

라) 진단결과 결핵이 의심되는 경우 : 정밀검사(2

잠깐! 한 말씀

플러스 코너

시험과는 관계없이 알아두면 도움이 되는 상세한 지식들을 ○× 형식으로 정리해 보았다. 필요한 지식도 같이 기재하였으니 참조하기 바란다.

Q1 비정형 항산균증(atypical mycobacteriosis)이라고 진단되었다. 보건소에 신고하지 않아도 된다.

A1 정답은 ○이다. 비정형 항산균이 양성이라고 밝혀져도 보건소에 신고할 필요는 없다. 단 실제로는 결핵균이 아닌 비정형 항산균이라고 확진하는 것이 어려워서, 항산균이 양성이라는 것을 안 시점에서 결핵 신고를 하는 경우가 많다. 도말표본에서 항산균을 본 것만으로는 그것이 결핵균인지 비정형 항산균인지를 구분하는 것이 불가능하기 때문이다.

Q2 BCG 접종은 폐결핵의 예방에 상당한 효과가 있다.

A2 정답은 ? 이다. 폐결핵의 예방에 효과가 있다는 보고와 효과가 없다는 보고가 있다. 실제로 선진국에서는 결핵의 예방에 BCG 접종을 의무화하는 경우가 별로 없다. 아무튼 결핵균의 자연 감염이 BCG접종으로 인해 투베르쿨린 반응에서 알 수 없게 되는 것이 문제이다.

Q3 BCG 접종은 소아 결핵성 수막염에 상당한 효과가 있다.

A3 정답은 ○이다. BCG 접종은 소아의 결핵성 수막염과 좁쌀결핵에 예방효과가 매우 높은 것으로 알려져 있다.

Q4 BCG는 생백신이다.

A4 정답은 ○이다.

Q5 정기 예방접종인 polio 생백신을 접종하였다. 이 소아의 결핵균 감염을 조사하기 위해 polio 백신 접종 후 2주일 지나서 투베르쿨린 반응 검사를 실시하였다

A5 정답은 ×이다. 홍역이나 polio 등 생백신 접종 후에 투베르쿨린 반응 검사를 실시해 보면 반응이 일시적으로 약해지거나 소실된다(표 36). 따라서 결핵균에 감염되어 있음에도 불구하고 투베르쿨린 반응 음성이라고 판단해 버리게 된다. BCG를 접종하는 경우에는 다른 생백신 접종 후 4주일 이상 시간적 간격을 두고 투베르쿨린 반응 검사를 실시하여 음성임을 확인한 후에 실시한다. 일반적으로 예방 접종의 접종 간격은 **그림 87**과 같다.

Q6 BCG를 방광암에 사용한다

A6 정답은 ○이다. BCG를 방광에 주입함으로써 방광 주변의 세포 면역을 높여 악성 종양을 없애려는 것이 목적이다. 원래 가지고 있던 면역능을 활성화시키는 치료법으로, 결핵의 치료와는 아무런 관련이 없다. 이와 같이 면역능을 높이는 물질을 생체반응 수식물질이라고 하는데 악성 종양의 치료에서 주목을 받고 있다.

그림 87 **예방접종의 접종간격**

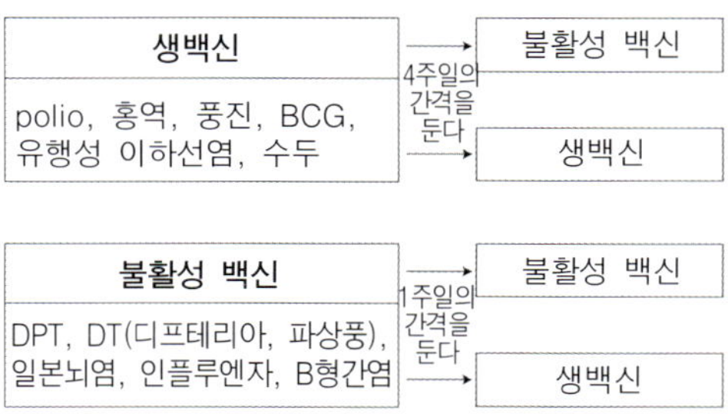

생백신

- polio
- 홍역
- 풍진
- 유행성 이하선염
- 수두
- BCG

II

차 검사)를 위하여 보건소 및 타 의료기관으로 환자를 전원하는 경우도 포함

2) 예방접종

(신생아에 대한 예방접종의무)

① 출생후 1월 미만인 신생아의 보호자(친권자 또는 기타의 자로서 출생후 1월 미만인 신생아를 보호하고 있는 자를 말한다)는 보건복지부령이 정하는 바에 따라 신생아에 대하여 결핵예방접종을 받도록 하여야 한다(〔개정 97.12.13, 2002.12.18〕〔시행일 2003.03.19〕)

② 의료기관의 장은 당해 의료기관에서 출생한 신생아에 대하여 퇴원전에 결핵예방접종을 받도록 적극 권장하여야 하고, 보호자의 요청이 있는 때에는 결핵예방접종을 실시하여야 한다(〔개정 2002.12.18〕〔시행일 2003.03.19〕)

8 비정형 항산균증 atypical mycobacteriosis

우선 결핵균, 항산균, *Mycobacterium* 속이라는 용어의 정의부터 살펴보자.

a. 항산균이란?

Mycobacterium 이라는 속이 존재하는데, 세포벽의 구성 성분상 특징 때문에 균체가 잘 염색되지 않지만, 한번 염색되면 '산을 사용해도 탈색이 잘 안 된다'는 특징을 가지고 있다. 이 때문에 '항산균'(acid-fast bacillus : AFB)이라고 한다.

항산균은 *Mycobacterium* 속 그 자체이다.

b. 항산균에는 어떤 것이 있는가?

우선 배양 가능의 여부로 분류한다(**표 40**). 다음으로 배양할 수 있는 항산균을 결핵균과 그 밖의 균으로 나눈다. 배양 가능한 항산균 중, 결핵균이 아닌 것을 '비정형 항산균'이라 부른다. 배양 불가능한 항산균은 나병을 일으키는 '*M. leprosy*'이다.

c. 비정형 항산균에는 어떤 것이 있는가?

대표적인 것이 *M. avium complex*(*M. avium* 과 *M. intracellulare*. 줄여서 MAC)로, 비정형 항산균 중의 75%를 차지한다. 다음으로 *M. kansasii* 가 많아 20%를 차지한다.

d. 비정형 항산균에 감염되기 쉬운 사람은?

비정형 항산균은 토양이나 물 등에 넓게 분포되어 있는 균으로서 정상적인 면역능력을 가진 사람은 감염되지 않는 약독균이다. 사람에게 감염되는 경우는 '**기회감염**'이며, 사람에서 사람으로의 전파는 거의 없다는 점에서 결핵균과 구별된다.

e. 비정형 항산균증

이환되는 장기는 대부분 폐이다. 결핵과 아주 비슷한 임상증상을 보이지만 항결핵제가 별로 효과가 없다는 점이 다르다. 항결핵제가 효과가 없을 경우에는 외과적 절제를 실시한다. 결핵과 비교해서 외과적 절제를 하는 빈도가 높다.

표 40 항산균의 분류

Mycobacterium 속 = 항산균		
항산균	배양 가능	결핵균
		비정형 항산균(종류가 많다)
	배양 불가능	나균

III 외과적 감염증

A 외과적 감염증 총론 소화기 질환을 중심으로

1 외과의가 접할 수 있는 감염증

외과의가 접할 수 있는 감염증에는 2가지 유형이 있다.

① 이미 감염증이 존재하고 그에 대해 외과적 조치가 필요한 것

② 원래는 없었던 감염증이 새롭게 나타난 것

①의 대표적인 예는 천공성 복막염(perforational peritonitis)이다. 소화관에 구멍이 뚫려 세균이 복강내 감염증을 일으키는 것이다. 우선적으로 외과적 처치, 즉 구멍을 막는 작업을 해야 한다. 여기에서는 이러한 유형의 감염증을 '**1차 감염증**'으로 취급하기로 한다.

②의 대표적인 예는 외과적 수술에 관련된 감염증이다. 이 유형을 '**수술후 감염증**'으로 취급하기로 한다.

2 1차 감염증

primary infection

내과에서도 외과적 처치가 필요한 질환에 대해 공부하게 되는데 그 외과적 처치에는 '암을 절제하여 치료하는 것'에서부터 혈액질환에서의 '지다적출'에 이르기까지 실로 다양한 시술이 존재한다. 감염증에 대해서도 전부 '항생제'로 치료하는 것이 아니라 그러한 '외과적 처치'가 필요한 경우가 있다.

외과적 처치(배농절개에서부터 drainage, 개복·개흉수술을 포함하는)가 필요한 감염증에는 다음과 같은 것들이 있다.

- 특발성 식도파열(idiopathic esophageal rupture)
- 소화성 궤양천공(perforation of gastric ulcer)
- 급성 막창자꼬리염의 천공(perforation of acute appendicitis)
- 항문주위 농양(perianal abscess)
- 간농양(liver abscess)
- 급성 폐쇄성 화농성 쓸개관염(acute obstructive suppurative cholangitis)
- 급성 이자염(췌장염)의 감염성 이자괴사, 이자농양(pancreatic abscess)
- 감염심내막염(infective endocarditis)의 일부
- 당뇨병성 괴저(diabetic gangrene)
- 피부 연부조직 감염증(생인손〈whitlow〉, 괴사성 근막염 등)
- 가슴고름집(empyema)
- 손상, 외상(trauma)
- 화상

위에서 공통적인 것은 '외과적 수술·수기를 실시하지 않으면 감염증을 제어할 수 없다'는 것이다. 감염증을 제어하지 못하면 패혈증을 일으켜 생명이 위태로울 수 있다. 병명에서 "농(고름)"이라는 글자가 많다는 것을 알 수 있다.

우선 위의 항목을 외과적 처치에 따라 분류해 보겠다.

〈배농절개, drainage〉

- 항문주위농양
- 간농양
- 급성 폐쇄성 화농성 쓸개관염
- 이자농양(췌장농양)
- 피부 연부조직 감염증(큰종기, 작은종기, 생인손)
- 가슴고름집(농흉)

〈débridement, 절제〉

- 당뇨병성 괴저
- 손상, 외상
- 급성 이자염의 감염성 이자괴사
- 감염심내막염의 일부
- 괴사성 근막염
- 화상

〈봉합〉

- 특발성 식도파열
- 소화성 궤양천공
- 급성 막창자꼬리염천공

〈피부이식〉

- 화상

이러한 처치가 왜 중요한지에 대해서는 뒷부분에서 설명하겠다.

3 수술후 감염증

postoperative infection

수술의 성공 여부는 수술후 감염증의 제어에 있다고 해도 과언이 아니다. 수술을 함으로써 발생되는 감염증을 살펴보기로 하자.

- 창상 감염
- 복강내 감염증(장관 봉합부전이 대표적)
- 카테터(catheter) 감염증
  - IV 카테터(좁은 의미의 카테터 감염증)
  - 요도 카테터
  - 경질막외 카테터
  - 복강내 drain
- 가슴안 drain
- 기타 drain
- 호흡기 감염증
- 담도계 감염증

이들 감염증은 수술을 하지 않으면 발생하지 않는다. 그러나 감염증의 제어가 귀찮다고 해서 메스를 잡지 않는 외과의는 없다. 모든 외과의는 감염증의 위험과 싸우면서 수술을 하는 것이다. 외과의를 목표로 한 이상은 수기의 단련뿐만 아니라 수술후의 감염증을 최소화하기 위한 방도를 항상 생각하기 바란다.

참고로 소화기 외과 영역의 수술후 감염증의 빈도를 살펴보자(**그림 88**). 복강내 감염증이 가장 많은

그림 88 **수술후 감염증의 종류**

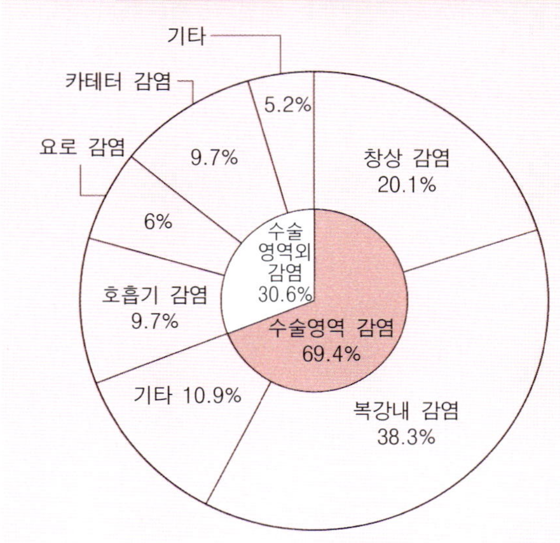

것은 당연하지만, 수술 부위와 관계없는 수술 영역외 감염이 상당한 빈도를 차지하고 있는 것도 주목할 만하다. 수술을 할 때 몸에 삽입되는 관의 삽입부위에 의한 감염증인데 아주 작은 상처로도 감염증이 발생한다는 것을 다시 한번 인식하기 바란다.

4 감염증에 대한 연구

a. 항생제를 사용하기 전에 해야 할 일

항생제를 사용하는 것이 외과 영역에서 감염증을 제어하기 위한 유일한 방법이라고 생각하면 큰 착각이다.

항생제를 사용하기 전에 해야 할 일이 몇 가지 있는데 가장 먼저 해야 할 일은 손 씻기와 소독이다.

1) 손 씻기

무균장갑을 끼지만 장갑에 구멍이 뚫리는 등의 '사고'는 얼마든지 일어날 수 있다. 이 때 손에 균이 묻어있지 않다면 사고의 피해를 최소한으로 줄일 수 있다. 손을 씻어 손의 상재균(normal flora)을 완전히 없앤 상태에서 수술에 임한다. 손 씻는 방법은 각 병원마다 달라 솔질을 하는 곳도 있는가 하면 iodine으로 비벼 씻기만 하는 곳도 있는 등 다양하다.

그림 89 **피부소독을 소홀히 하면**

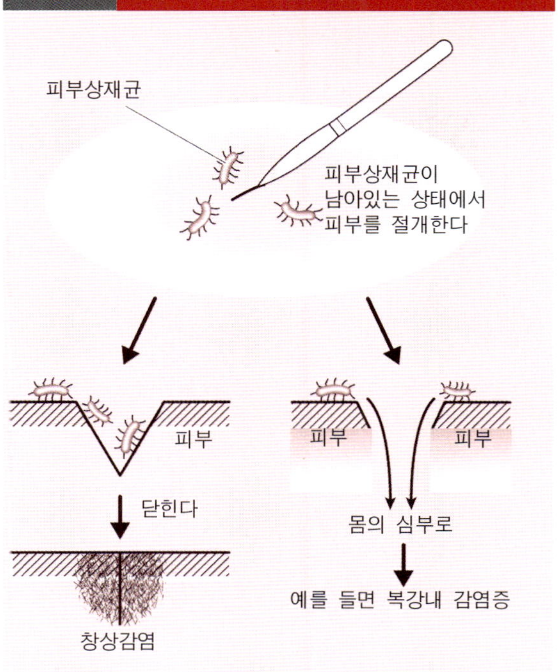

2) 피부소독

피부를 절개하지 않고 실시하는 처치는 기관지경과 내시경에 의한 처치뿐으로 모든 외과적 기술은 피부나 점막에 대해 손상을 입히게 된다.

피부 자체는 감염의 방호벽이지만 피부 표면에는 상재균이 우글거린다. 피부소독에는 2가지의 의미가 있어 다음과 같은 것을 목적으로 한다.

- 피부 상재균에 의한 창상 감염을 막는다.
- 피부 상재균이 무균상태인 몸의 깊숙한 부위에 들어가지 않도록 한다.

피부소독이 충분히 이루어지지 않으면 창상 감염이나 복강내 감염이 높은 비율로 발생한다(**그림** 89).

카테터를 삽입하기 전의 소독도 감염증 예방에는 필수적이다. IVH 카테터나 경질막외 카테터는 피부를 경유해서 삽입하고, 요도 카테터는 요도를 경유해서 삽입한다. 카테터를 삽입하기 전에 충분히 소독하지 않으면 상재균을 들여보내는 것이 된다(**그림** 90).

소독은 iodine을 주로 사용하지만, 시설이나 소독 부위에 따라 소독약을 구분해서 사용한다.

그림 90 **카테터의 관외성 감염경로**

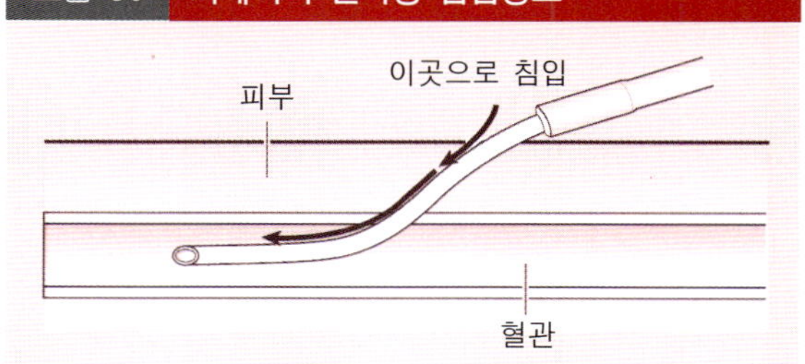

b. drainage의 의의

개복수술 후에는 굵은 바늘이 부착된 drain을 피부에 찔러 관통시켜서 drain을 고정한다. '이제 수술이 끝나가는구나'라고 느끼게 되는 순간이다. 그럼 왜 drain을 유치하는 것일까?

drain을 유치하는 것은 문자 그대로 삼출액과 혈액을 drainage하기 위해서이다. 그런데 drainage는 감염증의 제어와 어떤 관련이 있는 것일까?

여기에서 항생제의 한계에 대해서 생각해 보아야 한다.

항생제는 혈류를 타고 말초조직으로 운반되는데 항생제의 침투에도 한계가 있어서 혈류가 부족한 곳에는 항생제가 도달하지 못한다.

복강내 자체에는 혈관이 존재하지 않는다. 있다고 하면 복강을 감싸고 있는 복막의 혈관이다. 복강내에 고인 삼출액이나 혈액의 대부분은 혈종(hematoma)이나 장액종(seroma ; 혈청이나 림프액, 액화된 조직으로 이루어짐)이 되어 혈류와는 동떨어진 환경을 형성한다. 이것은 이들에게 항생제가 충분히 도달하지 않는다는 것을 의미한다.

세균의 입장에서 보면 혈종이나 장액종은 증식하기에 아주 좋은 배지가 된다. 영양이 많은 것에 비해 항생제라는 천적이 오지 않기 때문이다. 그곳에 세균감염이 일어나면 항생제의 투여만으로는 해결이 곤란해진다.

그러면 어떻게 해야 할까? 복강내에 고인 삼출액이나 혈액을 지속적으로 흡인하여 혈액 등이 정체되지 않게 하면 된다. 이것이 drain 유치의 의미이다. drain은 복강내의 낮은 곳에 유치한다(**그림 91**).

drainage의 의의는 혈종이나 장액종의 형성을 막는 데에 있다. 만일 drainage를 소홀히 하면 항생제가 도달하지 않는 세균의 온상이 만들어져 항생제에 의한 감염증의 제어가 어려워진다(**그림 92**).

지금까지 이야기한 내용이 후복강내 감염증에서의 복강 drainage의 의의인데, 이 외에도 drainage, 즉 액체를 뽑아내는 일은 빈번하게 이루어진다.

그림 91 수술후 복강내 감염이 자주 발생하는 부위

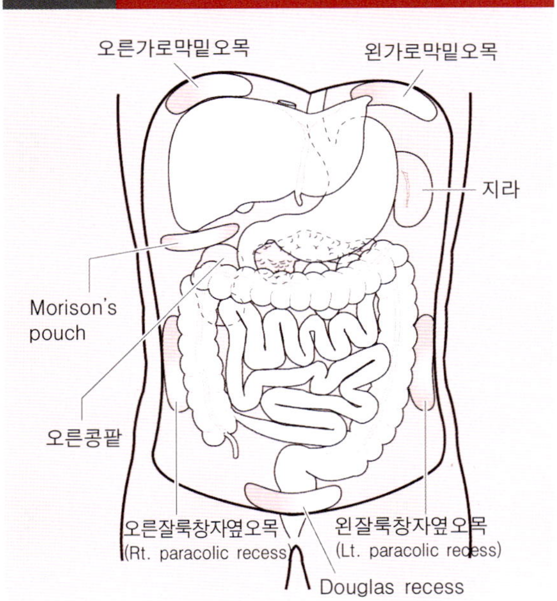

위와 같은 부위 외에도 수술조작부, 장관문합부, 죽은공간에 감염이 발생하기 쉽다. 이들 부위에는 예방하기 위해서 drain을 유치하는 경우가 많다

그림 92 drainage의 의의

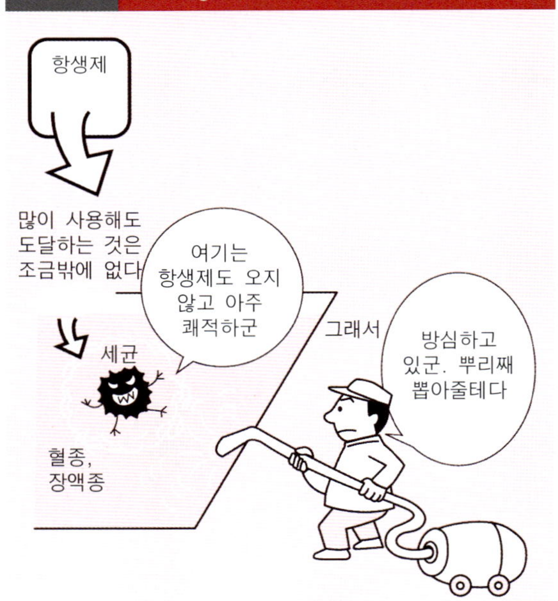

c. 배농

drainage는 예방적인 의미가 강한 것이지만, 지금부터 설명하는 것은 치료와 직결되는 것이다.

농(pus)은 세균과 면역간의 싸움을 보여주는 증거물로서, 백혈구나 조직세포의 잔해로 이루어져 있다. 백혈구(호중구, 대식세포)가 세균을 탐식하면 농의 발생이 멈추고 농은 대식세포에 의해 처리된다.

아무리 시간이 지나도 농이 사라지지 않는 경우에는 무엇을 생각할 수 있는가?

단순하게 '농 속에는 백혈구가 먹어치울 수 없을 정도로 많은 세균이 존재하고 있기 때문'이라고 생각할 수 있다. 그래서 항생제의 힘을 빌리는 것이다. 그러나 항생제를 사용해도 세균을 죽일 수 없는 경우가 있다.

왜 항생제를 사용했는데도 세균을 없앨 수 없는 것일까? 예리한 사람은 이미 알아차렸을 것이다. 액상인 농은 혈류와는 관계가 없는 장소에 있으므로 항생제가 아주 조금밖에 도달하지 못하기 때문이다.

물론 세균은 그런 장소를 좋아해 눌러 살게 된다. 앞에서 설명한 것처럼 항생제가 도달하지 않는 곳이 생긴다면 그러한 장소를 없애버리는 것이 최선의 방법이다. 즉, 배농을 해주면 되는 것이다.

배농에는 2가지의 방법이 있는데, 농양이 체표로부터 얕은 곳에 있는가, 깊은 곳에 있는가에 따라 시술이 달라진다. 얕은 곳에 있으면 배농 절개, 깊은 곳에 있으면 배농 drainage를 실시한다(**그림 93**).

그림 93 **배농**

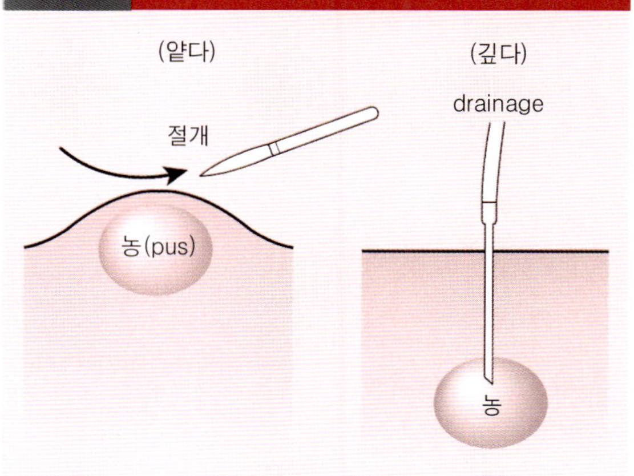

배농 자체는 매우 간단한 시술이지만, 감염증 치료에 있어서 때로는 항생제 투여 이상으로 중요하다는 것을 명심하기 바란다.

d. 씻기

더러워진 곳을 씻는다는 발상은 극히 자연스러운 것으로, 의료에 있어서도 중요한 위치를 차지한다. 더러워졌다는 말에는 2가지의 의미가 있다. 첫 번째는 병원균이 있다는 의미이고, 두 번째는 병원균의 주거환경이 되는 이물질이 있다는 의미이다.

2가지 장면을 생각해 보자.

첫 번째 장면은 심하게 넘어져 무릎에 상처를 입은 환자가 외래에 왔을 때이다. 무릎에는 모래가 박혀 있다. 눈에는 보이지 않지만 상처가 난 자리에는 토양에 존재하는 균과 피부의 상재균이 존재한다. 당신이라면 어떻게 할 것인가? 망설이지 않고 씻을 것이다. 환자가 다소 아프더라도 상처가 난 곳에서 모래 등의 이물질을 완전히 제거하고 난 다음에 소독을 하거나 항생제 등을 투여할 것이다. 상처를 씻는다고 하는 물리적인 처치는 감염증 예방에 있어서 중요한 것이다.

다음으로 급성 막창자꼬리염 수술이 끝나기를 기다리고 있는 장면을 상상해보자. 주치의가 생리식염수로 내장을 마구 씻는 장면을 본 적이 있을 것이다. 여기에는 다음과 같은 의미가 있다.

- 막창자꼬리 절제, 봉합에 동반하여 수술부위에 나타난 장내세균을 씻어낸다
- 혈종이나 림프액, 혈청 등 세균증식에 유리한 환경을 철저하게 제거한다.

혈종을 남기는 것이 수술후 감염에 있어 얼마나 불리한가는 앞에서 이미 설명하였다. 감염증과 직접적인 관련은 없지만, 악성 종양을 절제했을 때에도 절제 후에 대량의 생리식염수로 씻는다. 암세포를 남기지 말아야 하기 때문이다.

잠깐! 한 말씀

배농 절개와 면창

면창이란 **그림 94**의 빗금친 부분에 생긴, 수포를 중심으로 한 화농성 염증을 말한다. 왜 하필 이 부분에 생긴 화농성 염증에 이름이 붙게 되었는가 하면, 항생제가 등장하기 전에는 해면정맥굴염이나 세균성 수막염, 뇌농양의 위험인자로서 경계되었기 때문이다. 해부학적으로 다음과 같은 3가지 특징이 있다.

① 얼굴정맥에는 정맥판(valve)이 존재하지 않는다.
② 얼굴정맥은 눈확 내를 통과하는 위눈·아래눈정맥과 연결된다.
③ 위눈·아래눈정맥은 해면정맥굴(cavernous sinus)로 들어간다.

얼굴의 어느 특정 부분에 생긴 상처로부터 들어간 세균은 정맥혈의 흐름을 타고 뇌(해면정맥굴)쪽으로 흘러가는데, 해면정맥굴은 혈액이 고인 커다란 동굴과 같아 흐름의 속도가 갑자기 느려지므로 세균이 고여 정착하기 쉽다. 이것으로 면창과 해면정맥굴염과의 관계는 이해했을 것이다(**그림 95**).

앞에서 '농이 고여 있으면 배농한다'는 것을 강조하였는데, 면창에 한해서는 배농 절개를 하지 않는다. 배농 절개에 의해 절개면의 혈관 끝에서 농내의 세균이 유입하여(이것은 배농 절개에 의해 반드시 생기는 현상) 다시 뇌(해면정맥굴)쪽으로 흘러가기 때문이다. 최근에는 항생제의 등장으로 면창에서 해면정맥굴염으로까지 파급되는 일은 적어지게 되었다.

그림 94 면창

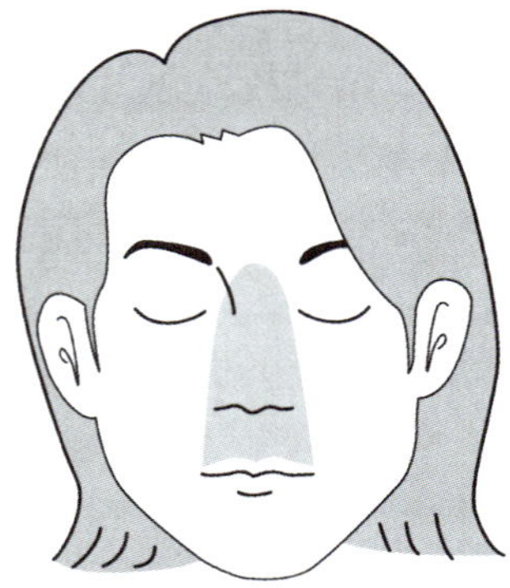

그림 95 눈·코 영역을 관류하는 정맥의 주행

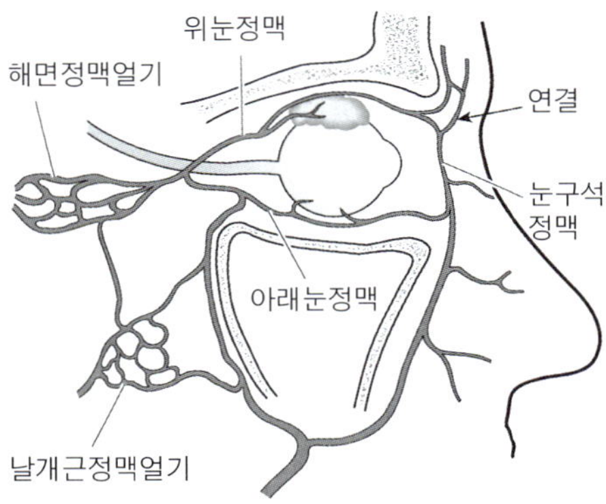

e. débridement

브러시로 싹싹 씻어도 제거되지 않는 이물질이 존재하는 경우가 있다. 이러한 이물질은 조직과 함께 절제한다. 또 좌멸조직(crushed tissue), 화상 등으로 생긴 괴사조직(necrotic tissue)도 절제해 버린다. 좌멸조직이나 괴사조직은 혈류가 없거나 부족하기 때문에 세균감염의 온상이 되기 쉽기 때문이다.

débridement는 오염된 상처에 대한 가장 중요하고 기본적인 수기로서, 그 정의는 '**이물질이나 오염물질을 포함한 조직이나 좌멸·괴사조직을 절제하는 수기**'라고 할 수 있다(**그림** 96).

'씻는다'는 것과 'débridement'는 창상 감염에 대처하는 물리적인 방법으로서는 가장 강력한 수단이다.

débridement는 "상처"에 대한 수기로만 사용된다.

잠깐! 한 말씀 **급성 이자염(췌장염)의 감염성 이자괴사와 외과적 치료**

débridement와 감염성 이자괴사의 'necrosectomy'는 괴사 부분을 절제한다는 점에서 공통점을 가진다. 몇 번이나 언급한 것처럼 혈류가 존재하지 않는 곳에는 항생제가 효과가 없으므로 이자의 괴사부분에 감염이 발생하면 내과적으로는 치료 가능한 방법이 없다. 괴사부분을 절제하고 주위를 잘 세척하는 것이 유일한 치료법이다.

그림 96 débridement

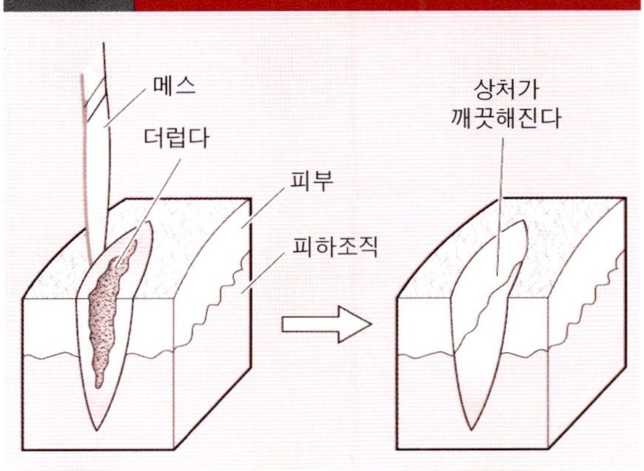

f. 열린 상처

상처를 덮지 않은 채 그대로 두는 것을 '열어둔다'라고 한다. 어떤 종류의 세균에 대해서는 상처를 열어두는 것이 매우 중요한 의미를 갖는다. 공기에 접촉시켜 놓음으로써 혐기성 세균, 특히 파상풍균(*Clostridium tetani*)에 의한 감염을 예방할 수 있다. 상처를 열어두면 상처가 공기와 접촉하여 혐기성 세균은 증식할 수 없게 된다. 상처가 더러울 경우에는 충분히 débridement를 실시함과 동시에, 상처를 잘 소독하여 열어두는 것이 중요하다.

파상풍은 치명적이므로 파상풍균에 의해 상처가 오염되었을 가능성이 조금이라도 있으면 상처를 열어두고 한동안 상태를 관찰해야 한다. 동시에 파상풍 toxoid, 면역글로불린을 투여한다. 동물(개나 고양이)에게 물린 상처도 또한 봉합하지 않는다. 구강의 상재균에 의한 감염이 일어나기 때문이다.

g. 개복수술에서의 감염증 대책

소화관의 내강은 장내세균으로 넘쳐난다(**그림** 97). 무균상태인 복강내에서 보면 아주 더러운 환경이다. 그런 소화관에 인위적으로 틈을 만들면 장내세균이 튀어나간다.

소화관을 절제하거나 문합하면 반드시 장내세균이 복강내로 누출되는데 외과의는 이것을 알고 수술

그림 97 장내세균

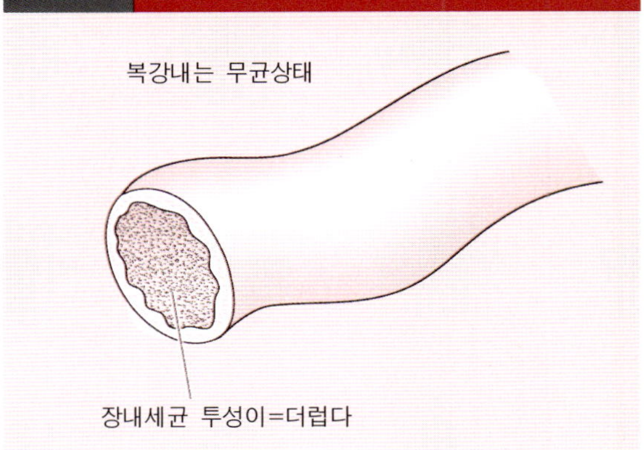

III

에 임해야 한다. 물론 이에 대한 대책이 있다.

다음 3가지가 주요 대책이다.

1) 수술전에 가능한 한 장관내강을 비운다.
2) 수술전에 항생제를 복용시켜 장내세균의 수를 감소시킨다.
3) 장관 처치 후, 생리식염수로 잘 씻는다.

1)과 2)에 대해서 설명하겠다.

1) 장관 내강을 비운다

대변에는 장내세균이 들러붙어 있다. 소화관을 자른 순간에 소화관의 내용물이 복강내를 더럽히지 않도록 한다. 장관내강을 비우기 위하여 금식, 관장, 설사약 투여 등의 처치를 한다.

2) 수술전에 항생제를 복용한다

일련의 외과적 조작중 환자가 가장 '세균에 노출되기 쉬운' 시기가 언제인가를 생각해 보기 바란다. 수술후 감염증을 중심으로 설명하고 있지만 결코 수술이 끝난 '후'가 아니다. 수술전, 메스가 피부를 가른 순간에 혈액중의 면역세포는 외부에 존재하는 다수의 세균이나 이물질과 만나게 되는 것이다. 따라서 수술전에 항생제를 복용해 두고, 앞으로 반드시 만나게 될 세균에 대비해 두는 것이 중요하다. 특히 복강내 수술의 경우에는 장내 세균량을 줄여두는 것에 큰 의미가 있다. 단, 이 처치에는 몇 가지 주의할 점이 있다.

항생제를 복용하면 감수성이 있는 균은 죽으므로 장내세균의 수가 줄어든다(완전히 없어지는 것은 불가능하다). 살아남은 균은 복용한 항생제가 효과가 없었던 균이므로, 만일 수술후에 봉합부전 등으로 복강내 감염증을 일으킬 경우에는 수술전에 사용했던 항생제를 전신투여해도 효과가 없게 된다.

또 수술전에 항생제를 복용하면 균교대현상(microbial substitution)이 일어나 수술후에 MRSA창자염(methicillin resistant *Staphylococcus aureus* enteritis)이 발생할 가능성도 있다는 것을 고려해야 한다.

III

B 외과적 감염증 각론

수술후의 감염증에 대해서 살펴보자.

1 창상 감염

wound infection

피부를 절개하거나 봉합했을 때 '**발적, 종창, 통증, 열감**' 등의 염증증상을 보인다. 오염된 환경에서의 절개 또는 봉합법의 오염이 원인이다. 배농절개 등의 외과적 처치와 항미생물제의 전신투여가 실시된다.

2 수술후 복강내 감염

post operative intra-abdominal infection

a. 병태생리

다음과 같은 병태생리가 있다.

① 복강내에 잔존 또는 누출된 균이 혈종이나 장액종에서 증식
② 봉합부전에 의한 감염
③ 수술중 장관, 쓸개관, 이자관, 요관 등의 손상(구멍 뚫림)에 의한 감염
④ 복강내 drain 삽입에 동반되는 감염

①에 관해서는 이미 설명하였고, ②에 대한 설명은 생략하겠다.

④에 관해서는 나중에 설명하기로 한다.

여기에서는 ③의 쓸개관(담관)이나 이자관(췌관)이 손상되면 왜 감염되기 쉬운지에 대해서 살펴보자.

쓸개관이 손상되면 쓸개즙(담즙)이, 이자관이 손상되면 이자액이 각각 복강내로 누출된다. 본래 쓸개, 쓸개관 안은 무균상태이지만, 고령자인 경우나 쓸개돌이 존재하는 경우에는 쓸개관(담관)내에서 높은 비율로 세균이 검출된다. 약 반수의 환자에게서 쓸개길(담도)내 세균이 검출되므로, 쓸개즙 누출로 인해 쓸개길내 세균이 원인인 감염증을 일으키는 경우가 있다. 또 쓸개즙 자체가 세균의 증식에 유리하게 작용하기 때문에 감염의 위험이 더욱 높아지게 된다.

이자액(췌액)은 자가소화작용이 있어 조직을 녹인다. 이자액에 의해 손상을 입은 조직과 세포는 세균에게 있어서 살기 좋은 장소가 되어 감염의 위험이 높아지게 된다.

수술시에는 쓸개관이나 이자관에 상처를 입히는 경우가 있어, 수술후 복강내 감염의 원인이 되는 경우가 있다. 쓸개관이나 이자관에 상처를 입히지 않을 수 없는 간절제나 이자절제에서는 누출 쓸개즙과 누출 이자액의 확실한 drainage가 수술후 감염증 제어의 열쇠를 쥐고 있다고 해도 과언이 아니다.

b. 증상

복통, 오심, 구토, 복막자극증상, 수술후 발열 등 복막염과 같은 증상을 나타낸다.

c. 원인균

항생제를 예방적으로 투여한 상태에서 생기는 감염이므로 선행 투여된 항생제에 내성이 있는 균이 원인균이 되는 경우가 많다. 그러나 이러한 균이 많은 것은 아니므로 원인균에 대해서는 기억하지 않아도 된다.

d. 치료

감염소의 drainage와 항미생물제의 투여가 기본이다.

3 카테터 감염증

catheter-related infection

수술이 끝나면 몸에는 여러 가지의 관이 들어가 있다. 필요한 것이기는 하지만 이것이 감염원이 되는 경우가 종종 있다. 우선, 다양한 카테터가 수술후에 어떠한 역할을 하는지 설명하겠다.

a. 각종 카테터

1) IVH 카테터, 혈관내 카테터

소화관 수술후에는 모든 예에서 금식을 하며 경과를 본다. 영양관리 및 약제관리는 수액을 통해서 실시한다. IVH(intravenous hyperalimentation) 카테터의 등장으로 수술후의 관리가 비약적으로 향상되었기 때문에 현재는 수술에서 당연히 사용되는 것으로 인식되고 있다.

2) 요도 카테터

수술후 통증 움직일 수 없기 때문에 요도 카테터를 넣는 것은 아니다. 시간 당 요량을 확인하는 것이 가장 큰 목적이며, 이것은 수액관리에 있어서 없어서는 안 될 중요한 정보이다.

III

3) 경질막외 카테터

수술후 통증관리를 위하여 유치하며 그곳으로 진통제를 투여할 수 있다.

4) 복강내 배출관(drain)

복강내 drain을 유치함으로써 혈종이나 장액종이 형성되지 않도록 한다.

b. 카테터의 유치와 감염증의 관계

카테터의 유치와 감염증은 밀접한 관계에 있다. 관을 넣으면 당연히 감염증이 발생한다고 생각해도 될 정도로 카테터 감염증은 높은 빈도로 나타난다.

소독 부분에서 카테터의 관외성 감염경로에 대해서 설명했는데, 여기에서 다시 한번 설명하겠다.

1) 관외성 감염경로

카테터 삽입시 또는 삽입후, 피부로부터 카테터 외벽을 따라 상재균이나 외래균이 침입한다.

2) 관내성 감염경로

카테터의 내부로부터 균이 침입하는 경로를 말한다.

3) 원격부위로부터의 감염경로

혈행성으로 흘러온 세균이나 진균이 카테터에 부착하는 경로이다. 카테터의 주위에 혈전(thrombus)이나 fibrin이 휘감겨 세균이 달라붙기 쉬워지기 때문에 일어난다.

이상의 3가지 경로를 생각할 수 있다.

이들 경로로부터 침입한 세균, 진균은 증식을 시작하며 다음과 같은 각종 감염증을 일으킨다.

- 혈관유치 카테터 ········ 패혈증
- 요도유치 카테터 ········ 요로감염증(방광염 등)
- 경질막외 카테터 ········ 중추신경계 감염증(뇌수막염 등)
- 복강 drain ················ 복막염

일반적으로 카테터 감염증이라면 혈관유치 카테터에 의한 감염증만을 가리키는 경우가 많지만, 본문에서는 수술후에 사용하는 '관'과 관련시켜 일괄적으로 설명하였다.

c. 치료

우선, 카테터를 제거하는 것이다. 카테터가 원인인 경우에는 카테터를 제거하기만 해도 대부분 감염의 징후가 소실된다.

4 수술후 호흡기 감염증

postoperative respiratory infection

소화관 수술에서도 수술후에 폐렴을 초래하는 경우가 있다. 수술과 호흡기 감염증에는 어떤 관계가 있는지 알아보자.

a. 객담을 뱉어낼 수 없다

객담을 자력으로 뱉어낼 수 없으면 그 객담은 기도 안으로 떨어지게 될 확률이 높다. 이른바 '흡인폐렴'(p.135)의 시작인 것이다. 객담을 뱉어낼 수 있는지의 여부가 호흡기 감염증 발생의 갈림길이 된다. 객담을 뱉어내는 데에도 다음과 같은 어려움이 있다.

→ 담을 뱉기 위해서는 성대를 조이고 힘을 주어야 한다
→ 상처가 아파서 힘을 줄 수가 없다
→ 진통제 투여
→ 진통제로 인해 의식이 분명하지 않다
→ 객담을 뱉으려고 하는 의지가 약해진다
→ 악순환의 반복

이 외에도 수술후 호흡기 감염증에 영향을 주는 것으로 다음과 같은 것들(b~f)이 있다

b. 기관(내) 삽관

→ 코인두의 세균을 기관내로 끌고 들어가게 된다

c. 수술에 의한 스트레스성 궤양을 예방하기 위해 위산분비를 억제

→ 위 속의 pH가 높아진다
→ 위 속에서 세균이 증식하기 쉬워진다
→ 위액을 잘못 삼켰을 때에 세균량이 많다

d. 카테터에 의한 객담의 흡인

→ 카테터를 집어넣는 것 자체가 감염의 원인

e. 되돌이신경 마비(식도암에 많다)

→ 잘못 삼키기 쉬워진다

f. 인공호흡기 사용

→ 오염되어 있다면 큰 문제

이상과 같이 수술로 인해 호흡기 감염증이 발생하기 쉬운 원인이 몇 가지 있으며, 소화기 수술로도 폐에 감염이 일어날 수 있다는 것을 알고 있어야 한다.

5 수술후 담도계 감염증

postoperative biliary infection

수술후의 담도감염은 담도계에 직접 메스를 대는 것이 원인으로 일어나는 것(**수술후 역행성 쓸개관염**〈담관염〉)과 담도계에 어떤 조작을 하지 않았는데도 불구하고 일어나는 것(**급성 무결석쓸개염**〈무결석담낭염〉), 두 가지가 있다.

복강내 감염증으로 분류되지만, 소위 복막염을 일으키는 복강내 감염증과는 병태가 전혀 다르다.

수술후에 담도계 감염증(특히, 급성 무결석쓸개염)이 일어날 수 있다는 사실을 모르면 실제 임상에서 당황하게 되므로 기억해 두기 바란다.

a. 수술후 역행성 쓸개관염/담관염

쓸개관과 빈창자를 문합한 경우나 샘창자유두(duodenal papilla)를 형성한 경우는 쓸개길(담도)에 통과장애가 일어나 쓸개길내압이 상승할 수가 있다. drainage tube가 막힌 경우에도 쓸개길내압이 상승한다. 쓸개즙이 고인 곳에서는 세균이 증식하기

III

쉬워지는데(**그림 98**), 방치해 두면 급성 폐쇄성 화농성 쓸개관염으로까지 진행한다.

통과장애를 제거하는 것이 치료방법으로, 재수술이나 배액관(drainage tube)의 교환, 그리고 쓸개즙으로 배설되기 쉬운 항미생물제를 투여한다.

b. 급성 무결석쓸개염/무결석 담낭염

acute acalculous cholecystitis

신경외과 뇌수술이나 정형외과 수술후 등, 쓸개와 전혀 관계가 없는 부위의 수술에 의해 일어나는 경우도 있다.

왜 수술후에 이런 쓸개염이 생기는지는 잘 알려져 있지 않지만 수술후에 쓸개즙이 진해져 쓸개즙의 흐름이 나빠지기 때문으로 추측되고 있다.

증상은 쓸개돌이 있는 쓸개염과 동일하다.

6 외과 영역에서 항생제를 사용하는 방법

외과 영역에서의 항생제는 예방적으로 사용하는 경우와 확실하게 감염소를 목표로 하여 이용하는 경우가 있다.

예방적으로 사용하는 경우, 무엇을 사용하는지에 대해서는 논쟁의 여지가 있고 학생 수준을 넘는 것이므로 의사가 된 후에 공부하기 바란다.

확실한 감염소에 대해서 사용하는 경우에는 주의할 점이 2가지 있다.

그림 98 쓸개길(담도)의 흐름이 나빠지면

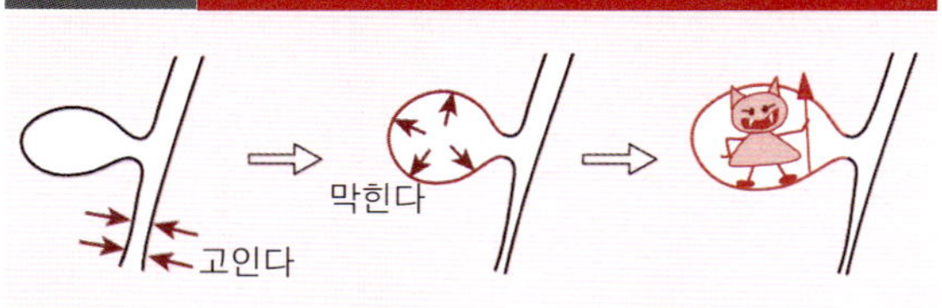

a. 항생제를 사용하기 전에 다른 방법이 없는지 찾아본다

b. 감염소로 이행하기 쉬운 항미생물제를 선택한다

a. 항생제를 사용하기 전에

가령 패혈증이 의심되면 우선 혈관 유치 카테터를 빼야 한다. 그리고 카테터의 끝을 배양해 보고 균이 있는지를 검토한다. 카테터 등의 관이 들어가 있는 경우, 감염되었을 때에는 반드시 뽑은 후에 배양해야 한다.

b. 항미생물제의 선택

장기 이행성(organotropism)이 좋은 항미생물제를 기억해 두는 방법밖에 없다. 구체적으로 어떤 항미생물제를 선택해야 하는지에 대해서는, 깔때기콩팥염(신우신염)이면 요중으로 배설되기 쉬운 것, 쓸개염(담낭염)이라면 쓸개즙으로 배설되기 쉬운 것, 뇌수막염이면 중추신경으로 이행하기 쉬운 것과 같이 우선 장기 이행성을 검토한다. 장기 이행성이 좋은 몇 가지의 항미생물제를 선택한 후에는, 선택한 항미생물제가 원인균에 대하여 감수성이 있는지의 여부를 검토한다. 즉, 장기 이행성과 감수성 양쪽을 고려하여 항미생물제를 선택하는 것이다. 장기 이행성에 관해서는 **표 40**과 **그림 99**를 참고하기 바란다.

표 40 각종 항미생물제의 장기 이행성

1. β-lactam계 항생제
   콩팥 > 간 > 혈청 > 폐
2. macrolide계 항생제
   폐 > 간 > 림프조직 > 젖샘
3. tetracycline계 항생제
   간 > 폐 > 혈청 > 피부
4. chloramphenicol
   간 > 뇌척수액
5. new quinolone계
   콩팥 > 간 > 전립샘 > 폐 > 혈청 > 타액

잠깐! 한 말씀 **chloramphenicol**

chloramphenicol이라고 하면 장티푸스, 파라티푸스에 효과가 있는 약제이다. 장기 이행성의 관점에서 보면 chloramphenicol은 매우 효과적인 약제이다. 왜냐하면, 장티푸스, 파라티푸스의 원인균인 *Salmonella typhi*와 *Salmonella paratyphi*는 쓸개에 잠복하기 때문이다. chloramphenicol로 균을 없애지 못했다면 쓸개를 절제해야 된다. 티푸스의 치료에서 쓸개를 절제하는 것은 '제어할 수 없는 감염증은 절제해 낸다'고 하는 외과 기본자세의 발로인 것이다.

7 정리

외과의는 감염증에 대해서 내과의와 동등하거나 또는 그 이상으로 잘 알고 있어야 한다. 외과의에게 있어서 감염증의 제어는 수술의 일부로서, 이것이 숙달되지 않으면 수술의 성공은 요원한 것이라고 할 수 있다.

외과적 감염증에 대해 정리하면 다음의 3가지 점으로 요약할 수 있다.

- 무엇보다 감염증이 일어나지 않도록 예방하는 것이 중요하다.
- 감염증의 치료는 외과적 처치 없이는 이루어질 수 없다
- 외과수술은 수술후 감염증과의 전쟁이다.

그림 99 항미생물제의 장기 집중성

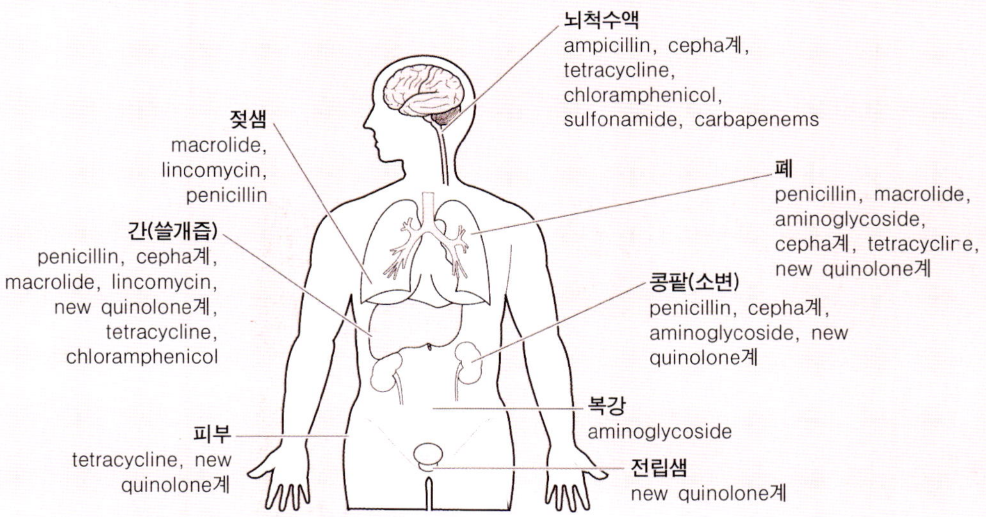

IV 중추신경계 감염증 central nervous system infection

A 중추신경계 감염증 총론

중추신경계의 감염증은 종종 치명적이며 회복되었다고 해도 심각한 후유증을 남기는 경우가 많은 한편, 씻은 듯이 낫는 경우도 있다. 또 치료법이 어느 정도 확립되어 있는 것이 있는 반면, 일단 걸리면 운을 하늘에 맡기는 수밖에 없는 것이 있다.

따라서 조기진단이 매우 중요하고, 또한 치료시기를 놓치지 말아야 한다는 것 또한 중요하다. 진단에 있어 **허리천자**(lumbar puncture)는 매우 중요하며, 허리천자와 뇌척수액(CSF) 검사결과의 판독에 대해서는 시험에서도 자주 출제되는 부분이다. 또한 이 수기가 금기되는 경우도 임상에서는 중요한 부분이다.

먼저, 허리천자, 뇌척수액 검사에 대해서 살펴보겠다.

다음으로는 중추신경계 감염증에 어떤 질환이 있는지 대강 살펴보겠다. 이 중에는 치료되지 않는 질환이 몇 가지 있는데, 그렇다고 해서 신경내과를 너무 어렵게 생각하지 말고 질환의 이름만이라도 기억해 두자. 질환명과 감염미생물을 대응시켜 암기한 다음, 질환의 경과까지 알아두면 가장 완벽하다고 할 수 있다.

그림 100 뇌피막의 단면

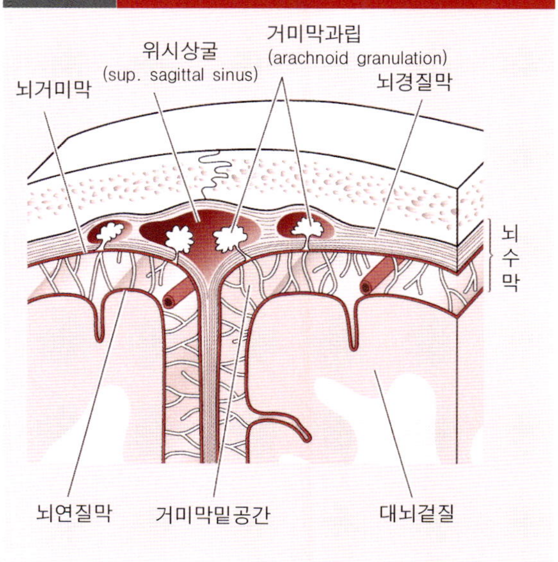

1 뇌염과 수막염의 차이

a. 수막이란 무엇인가?

우선 '수막'이란 무엇인지 살펴보자. **그림** 100과 **그림** 101을 보기 바란다. **그림** 100은 마루 부위의 단면에서 자주 볼 수 있는 그림이다. 두개골의 바로 아래에는 '경질막(dura mater)'이, 그 속에는 '거미막(arachnoid membrane)'이, 그리고 마지막으로 '연질막(piamater)'이 있다. 지금 열거한 3가지의 막, 즉 경질막, 거미막, 연질막을 합하여 '수막'이라고 한다.

'경질막'은 매우 단단한 막으로서 두 장의 막으로 되어 있다. 바깥쪽은 사실 '뼈막(뼈막성 경질막)'이며, 안쪽 즉, '거미막'과 인접해 있는 막은 중추신경계를 보호하기 위한 '경질막(수막성 경질막)'이다.

보통의 상태에서는 이 2장의 막이 붙어 있지만 경질막과 경질막이 합류하는 곳이나 경질막의 끝에 해당하는 곳에서는 2장의 막에 틈이 생겨 그곳에 정맥혈액이 흐른다(**그림 102**).

또 경질막과 경질막이 합류하는 곳을 **'동굴(굴)'**이라고 한다. **'위시상정맥굴'**은 대뇌낫과 마루부위의 경질막이 합류하는 곳에 생긴 공간이며, **'곧은정맥굴'**은 대뇌낫과 소뇌천막이 합류하는 곳에 생긴 공간이고, **'가로정맥굴'**은 소뇌천막과 후두부에서 측두부에 걸쳐 경질막이 합류하는 곳에 생긴 공간이다. 해면정맥굴도 두 장의 경질막에 둘러싸인 공간이다. 정맥굴과 경질막의 관계는 **그림 103**을 보면서 이미지를 떠올려 보기 바란다. 이 그림에서는 오른소뇌천막이 일부 떨어져 나가 있다.

앞에서의 경질막에 대한 설명은 사실 뇌에 한정된 것이다. 뇌에서는 '뼈막성 경질막'과 '수막성 경질막'이 견고하게 결합하여 '경질막'을 형성하고 있지만, 척수에서는 '뼈막성 경질막'은 추골의 뼈막으로서, '수막성 경질막'은 단독으로 척수경질막으로서 기능한다. **그림 101**을 보기 바란다. **'경질막바깥공간'**이라고 되어 있는데, 이것은 뼈막(뇌에서는 경질막의 일부가 되어 있다)과 척수경질막이 분리되었기 때문에 생긴 틈이다. 참고로 말하자면 경질막외 마취는 이 '경질막바깥공간'에 마취약을 주입하는 것이다.

경질막에 관하여 이상과 같은 것을 알고 있으면 뇌의 혈액, 특히 정맥의 흐름에 관하여 잘 이해할 수 있을 것이다.

다음으로 거미막에 대하여 설명하겠다. 다시 한번 **그림 100**을 보기 바란다. 거미막은 거미집 같은 모양의 막으로 경질막 근처에 존재한다. 경질막과 거미막의 사이에는 아주 작지만 '경질막밑공간'이라 불리는 틈이 존재한다. 거미막에서는 결합조직이 삐죽삐죽 튀어나와 연질막과 연결되어 있다. 연질막은 뇌 또는 척수표면에 존재하는 얇은 막이다. 거미막과 연질막의 틈을 **'거미막밑공간'**이라고 한다. 이곳은 뇌척수액으로 채워져 있고, 그 속을 동맥이 주행하고 있다('수조〈cistern〉'라는 용어가 있는데, 이것은 거미막밑공간이 특히 넓은 부위를 가리키는 말이다). 동맥이 끊어지면 출혈을 하게 되는데, 거미막밑

IV

그림 101 **척수피막**

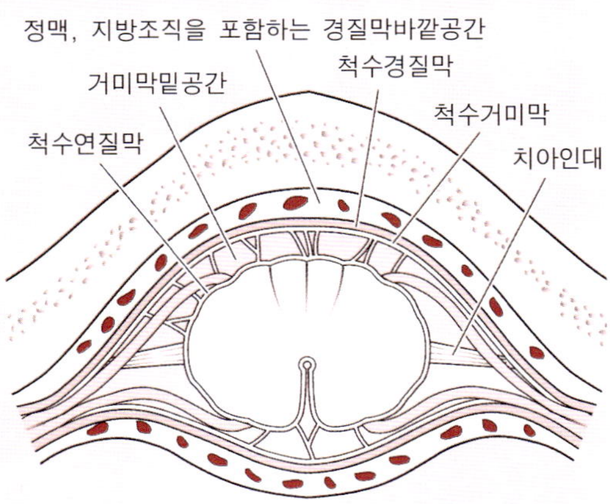

그림 102 **경질막과 경질막이 합류하는 곳**

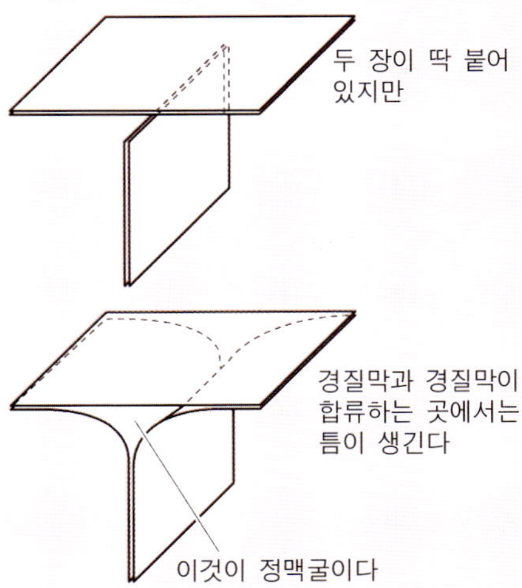

공간을 주행하는 부분에서 끊어지면 **'거미막밑출혈'**이 되고, 뇌실질로 들어온 부분에서 끊어지면 **'뇌출혈'**이 된다. 뇌동맥류는 주로 거미막밑공간을 주행하는 혈관에 생기므로 뇌동맥류가 파열되면 거미막밑출혈이 일어나는 것이다.

b. 뇌염(encephalitis)이란 무엇인가?

뇌실질의 염증을 뇌염이라 한다. 주로 미생물 감염에 의한 것을 말한다. 예를 들어 다발성 경화증(MS)은 뇌실질의 염증이지만, 일반적으로 '뇌염'이라고 하지 않는다.

다발성 경화증은 감염에 의한 염증성 질환이 아니라 '자가면역반응에 의해 일어난 염증성 질환'이기 때문이다.

뇌염에는 뇌실질만 침범당하는 유형과, 뇌수막염에서 이행한 뇌수막뇌염 형태의 유형이 있다.

c. 뇌수막염(meningitis)이란 무엇인가?

앞에서 뇌수막의 구조에 대해 상세하게 설명하였다. 일반적으로 수막염이란 수막 중에서 거미막과 연질막이 미생물에 감염된 것을 말한다. 경질막에 대한 감염은 거의 존재하지 않는다. 또, 뇌수각 단독으로 침범당하는 질환도 거의 존재하지 않으므로 수막염이라고 하면 척수수막이 손상을 입는 것으로 생각하면 된다.

수막염에서 중요한 것은 다음의 2가지 점이다.

① 수막자극 증상을 동반하는 것

② 뇌척수액에 염증소견이 나타나는 것

그럼 이 2가지 점에 대하여 고찰해 보자.

그림 103 경질막정맥굴

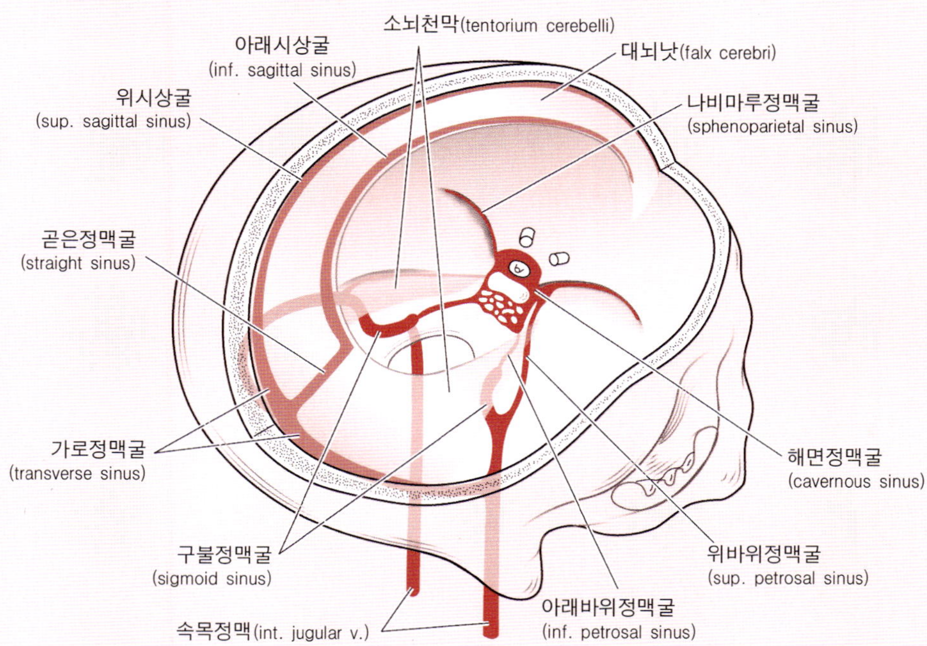

2 수막자극 증상 meningeal irritation symptom

수막자극 증상이란 수막이 자극을 받은 상태에서 나타나는 증상인데, 여기에서 말하는 자극이란 수막에 존재하는 통각 감수부위(통각 감수성 신경이 존재하는 부위)가 자극당하는 것을 말한다. 수막자극 증상에는 두통, 목경직, Kernig 징후, Brudzinski 징후가 있다.

수막자극 증상은 **수막염**과 **거미막밑출혈**에서 나타나는 것이라고 기억하기 바란다.

a. 두통 headache

머리 속에서는 통증을 느끼는 부분이 국한되어 있어 경질막의 일부, 혈관의 일부, 뇌바닥부분의 거미막, 뇌신경, 목신경의 일부만이 통증을 전달한다. 뇌실질에는 통증을 느끼는 부분이 존재하지 않는다. **수막자극 증상에 의한 두통은 경질막, 거미막, 거미막밑공간을 통과하는 신경을 자극함으로써 발생한다.** 자극의 내용은 염증성 물질을 방출하거나 부종에 의한 압박, 견인 등이다.

그림 104 앞굽힘(anteversion)

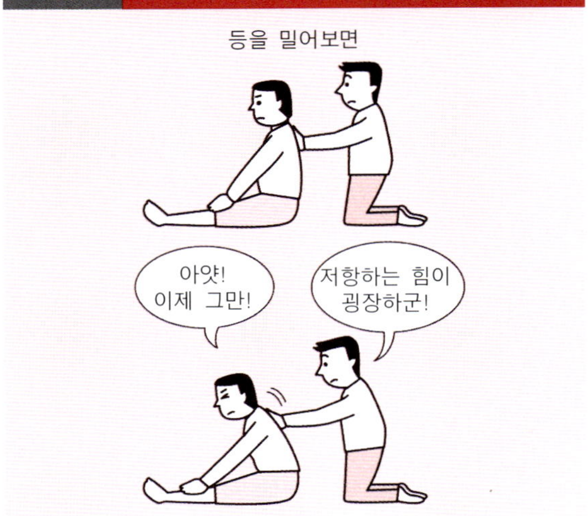

b. 목경직 nuchal rigidity

수막의 염증·거미막밑출혈에 의해 수막이나 목신경은 부종을 일으킴과 동시에 염증성 물질 때문에 통증에 대한 역치가 낮아진다. 이와 같은 상태에서 앞으로 굽히게 하면 부어 오른 수막이나 신경에 신전자극이 전달되어 통증을 중추로 전달함과 동시에 반사적으로 뒤통수나 목덜미의 근육이 수축된다. **이것은 더 이상 수막이나 목신경을 당기지 말라는 방어체계의 발현인 것이다.**

목경직이란 수동적으로 앞으로 굽히게 하였을 때에 저항이 증가하여, 아래턱을 가슴에 붙이는 동작이 곤란해지는 것을 말한다.

수막자극 증상
- 두통
- 목경직
- Kernig 징후
- Brudzinski 징후

다리를 벌린 상태에서 몸을 앞으로 굽혔을 때를 예로 들어 목경직을 생각해 보자. 우선 적당히 몸이 긴장되어 있는 사람을 선택한다. 그 사람의 발을 벌리게 하여 뒤에서 등을 밀면 본인은 아파서 미는 힘에 저항한다. 엉덩관절의 근막 등에 전해지는 신전자극이 통각이 되어 중추로 전해지면 동시에 척수반사가 일어나 더 이상 앞으로 굽힐 수 없도록 길항근이 수축되어 일어나는 현상이라고 볼 수 있다(**그림 104**). 목경직은 이것이 심해진 경우이기 때문에, 조금만 앞으로 굽혀도 목덜미 및 뒤통수 부위의 근육수축을 초래한다.

c. Kernig 징후

허리엉치부위의 수막에 염증이 파급되면 그 부위의 신경근은 자극을 받는다. 이때, 궁둥신경을 신전시켜 신경근을 긴장시키면 통증과 함께 근육수축이 일어난다.

실제로는 **그림 105**와 같이 엉덩관절을 90°로 굽힌 상태에서 무릎관절을 신전시킨다. 이때 135° 이상

신전되지 않는 경우 즉, 아파서 더 이상 뻗을 수 없는 상태, 근육이 당겨서 더 이상 뻗을 수 없는 상태가 Kernig 징후 양성(+)이다.

d. Brudzinski 징후

반듯이 누운 환자의 머리를 앞으로 굽히게 하면 엉덩관절과 무릎관절이 자동적으로 구부려지는 경우를 Brudzinski 징후 양성(+)이라고 한다. 머리를 앞으로 굽히게 하면 목척수가 당겨져 아픈데 그것을 막기 위해 궁둥신경을 이완시킴으로써 통증을 완화하려고 일어나는 반사이다.

3 허리천자 lumbar puncture

허리천자와 뇌척수액 검사(간단히 수액검사라고도 한다)는 뇌수막염을 진단하는데 있어서 필수적인 검사이다. 먼저 허리천자의 수기에 관하여 살펴보고, 이어서 뇌척수액 검사의 결과를 해석하는 방법에 대해서 공부하기로 하자.

a. 수기

허리천자의 수기는 뇌척수액 채취만이 아니고 약제의 주사, 척수조영술(myelography)이나 허리 마취에도 응용되고 있다.

그림 105 수막자극징후

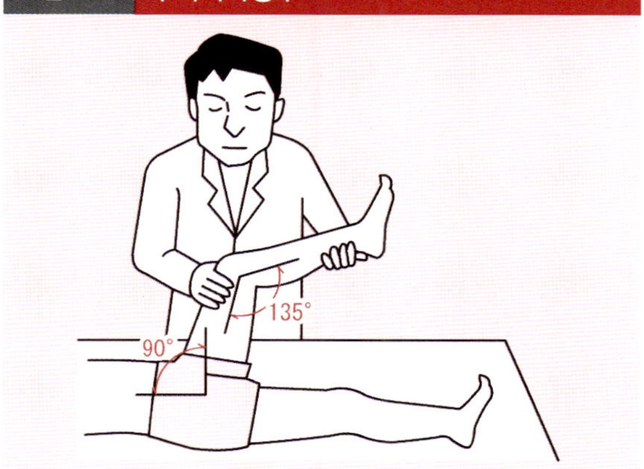

1) 천자침 투입 부위

일반적으로 뇌척수액은 허리천자로 채취한다. 그럼, 허리의 어느 부분에서 채취하는가? 척수와 척주의 관계는 **그림** 106과 같다. 척수의 끝부분은 척수

그림 106 척수와 척주

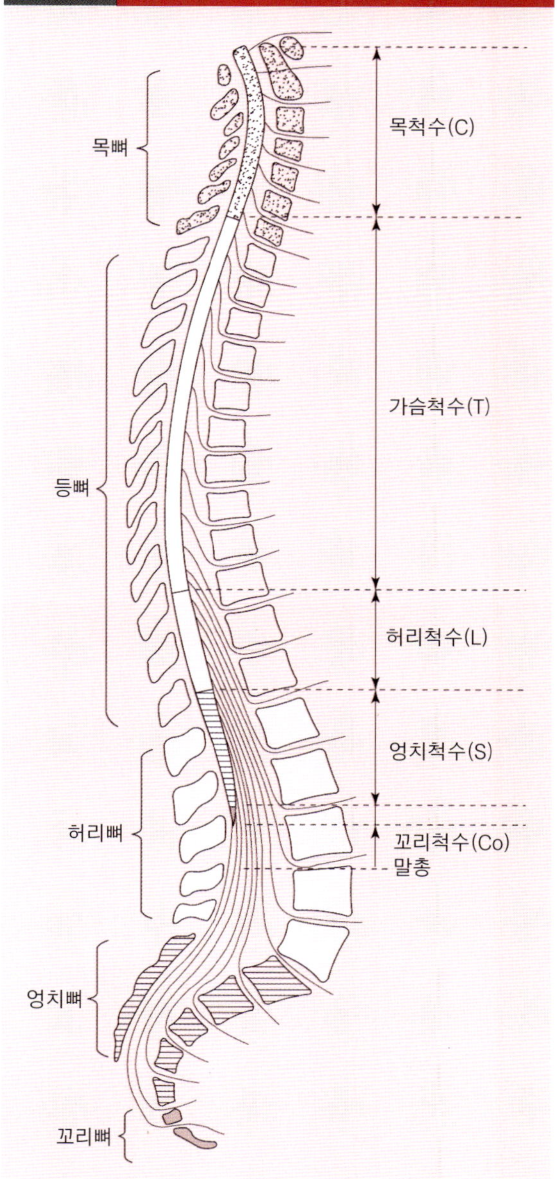

IV

원뿔(conus medullaris)이라고 불리며 높이는 대략 첫째허리뼈 부위가 된다. 척수원뿔 이하의 거미막밑 공간에는 척수가 존재하지 않고 '**말총**(cauda equina)'밖에 없다.

우선, 기본적인 약속사항으로 척수를 바늘로 찌르면 안 된다. 따라서 천자부위는 자동적으로 둘째~셋째 허리뼈사이 이하가 된다. 실제로는 Jacoby line을 기준으로 하는데, 'Jacoby line'(**그림 107**)이란 좌우 엉덩뼈능선(iliac crest) 위모서리를 연결하는 선으로, 이 선은 넷째 허리뼈의 가시돌기를 통과한다. Jacoby line에서 넷째 허리뼈 가시돌기를 계산해서 셋째~넷째 허리뼈 사이에 천자침을 찔러 넣는다.

2) 바늘에서 액이 나오면

곧바로 압력을 측정한다. 압력을 측정한 다음 뇌척수액을 채취한다. 이때 뇌척수액의 상태를 기억해 둔다. 즉 혈액이 섞여 있지 않은지 또는 탁하지 않은지 등이다. 필요량을 채취하였으면 바늘을 뽑는다.

3) 금기

뇌압항진 환자에게 실시하는 것은 금기이다. 수액이 나옴으로써 그것을 보충하기 위해 뇌속에서 수액이 이동하는데, 이 때 급속도로 이동하면, 뇌 헤르니아가 될 우려가 있기 때문이다. 또 허리부분에 욕창이 있는 환자는 욕창부위에서 천자를 하는 것이 금기이다.

그림 107 Jacoby line

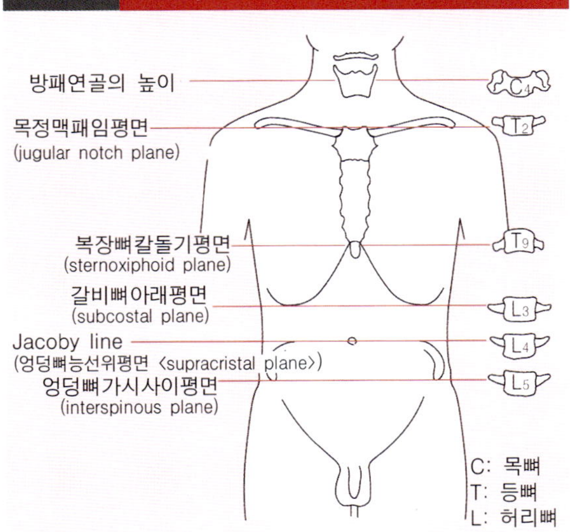

b. 결과 해석

검사실에서 뇌척수액의 검사결과가 나오면 **세포, 단백질, 당**의 3가지 수치는 기본이므로, 이 기준치에 대해서는 숙지해 두어야 한다. 기준치를 외워 두면 나중에 각종 질환에서 무엇이 높아지고 무엇이 낮아지는지를 이해하기가 쉬워진다.

표 42에 대표적인 수막염의 뇌척수액 검사결과를 제시하였다. 감염증은 아니지만 수막암종증이나 다발성 경화증, Guillain-Barré 증후군, 척수종양에 대해서도 제시해 두었다.

1) 외관

정상에서는 물처럼 투명하다. 비정상인 경우에는 노랗게 되거나 탁해지거나 아니면 혈액이 섞이거나 한다.

2) 압력

정상에서의 압력은 60~180mmH_2O이다. 그러나 대개의 질환에서 압력이 상승하므로 압력이 높다는 것만으로 질환을 감별할 수는 없다.

압력이 낮은 경우에는 종양 등에 의해 뇌척수액의 흐름이 막혀 있을 가능성을 고려해야 한다.

압력이 낮으면 척수종양을 고려한다.

3) 세포수

세포수를 혈구 계산판으로 측정하기 때문에 오류의 위험을 줄이기 위해 3번 측정하여, /3의 형태로 보고를 받는 경우가 많다. 그래서 교과서에는 '15/3'이라고 쓰여 있는 경우도 있고 단순히 '5'라고 쓰여 있는 경우도 있다.

세포수는 정상치가 15/3 이하이고, 세포의 종류는

표 42 각종 수막염에 나타나는 수액의 변화

	외관	압력(누운자세) (mmH_2O)	세포수(/3)	단백질(mg/dl)	당(mg/dl)
정상	물처럼 투명	60~180	15 이하	15~45	50~75
바이러스성 수막염	물 같음	100~500	10~1,000 림프구 우위	50~100	50~75
화농성 수막염	혼탁, 화농성	200~1,000 이상	500~10,000… 거의 호중구	50~1,000…	0~20
결핵성 수막염	물 같음, 때로는 노란색	200~600	25~1,000 림프구 우위	50~500	40 이하
cryptococcal meningitis	물 같음, 때로는 노란색	200~600	10~1,000 림프 우위	50~500	40 이하
수막암종증	물 같음 ~ 노란색	정상~상승	0~500	15~500	40 이하인 경우가 많다
다발성 경화증	물처럼 투명	정상	정상~100/3 림프구 우위	정상~가벼운 증가	정상
Guillain-Barré 증후군	물처럼 투명	정상	정상	100~1,000	정상
척수종양	종종 노란색	정상~저하	정상~가벼운 증가	200~600	정상

단핵세포, 즉 림프구이다. 감염증에서는 대개의 경우 세포수가 증가한다. 특히 다핵세포(호중구)의 증가는 '세균성 수막염'을 강하게 시사한다.

- 세포수의 표기 방법에 주의한다.
- 호중구가 증가하면 세균성 수막염(화농성 수막염)이다.

4) 단백질

정상치는 15~45mg/dl 이다. 단백질이 증가할 때에는 대개 세포수도 증가하지만, 단백질만이 증가하고 세포수가 정상인 경우가 있다. 이것을 '**단백세포해리**(albuminocytological dissociation)'라고 하며 대표적 질환은 Guillain-Barré **증후군**이다. 단백질이 저하되는 질환은 없다.

일반적으로 세포와 단백질은 함께 증가한다.

단백세포 해리를 초래하는 질환

Guillain-Barré 증후군만은 기억하자

- Guillain-Barré 증후군
- 당뇨병신경병증(diabetic neuropathy)
- 알코올성 다발신경병증 (alcoholic polyneuropathy)
- 가족적 아밀로이드 다발신경병증 (familial amyloidotic polyneuropathy)
- Déjérine-Sottas병
- 척수종양

말초신경염으로 하나로 묶어서 기억해 두자

5) 당

정상 수치는 혈당의 1/2~2/3이다. 이 때문에 수액검사를 할 때는 그때의 혈당수치를 조사해 둘 필요가 있다. 당이 증가하는 질환은 없으므로 당이 감소하는 질환만 기억하면 된다.

당이 감소하는 질환만 기억하자

바이러스성 수막염에서는 당이 감소하지 않는다

당이 감소하는 질환

- 화농성 수막염
- 결핵성 수막염
- 진균성 수막염
- 암성 수막염

세균이 당을 소비하기 때문에 감소되는 것이다

6) 기타

다음과 같은 키포인트만 있으면 확진할 수 있다.

- 먹물 염색(**그림 109, p.173**)
  : cryptococcal meningitis
- ADA 높은 수치, Cl 낮은 수치 : 결핵성 수막염
- oligoclonal band, myelin basic protein } 다발성 경화증

4 수막염, 뇌염의 일반적인 증상

심한 두통, 발열, 오한 외에 **메스꺼움, 구토**가 나타난다. 진행되면 **의식장애, 경련, 착란** 등이 나타난다.

비교적 양호한 경과를 보이는 것에서부터 치사율이 높은 것까지 있으며, 회복된다고 해도 심각한 후유증이 남을 수 있다.

5 수막염, 뇌염의 경과에 의한 분류

급성, 아급성, 만성의 3가지로 분류한다(**표 43**). 바이러스와 세균은 급성으로 증상이 나타나고, 그 밖의 것은 서서히 나타난다는 것만 기억해 두자.

표 43 수막염·뇌염(수막뇌염)·뇌증
-발병경과에 의한 원인질환의 차이-

급성 발병	a **바이러스성 수막염** b **바이러스성 뇌염(수막뇌염)** c 급성 화농성 수막염 d **자유생활 아메바성 수막뇌염** e 기타
아급성 발병	a **결핵성 수막염** b 크립토콕쿠스 수막염 (cryptococcal meningitis) c 종양성 수막염 d 기타
만성 발병	a **매독성 신경질환** b 크립토콕쿠스 수막염의 일부 c 지연성 바이러스 감염증 d 기타

B 중추신경계 감염증 각론

각론에서 공부할 질환은 다음과 같다.

1. 급성 화농성 수막염
2. 바이러스성 수막염
3. 단순 헤르페스 뇌염
4. 결핵성 수막염
5. 크립토콕쿠스 수막염
6. 신경매독
7. 진행다초점 백색질뇌증(PMLE)
8. 아급성 경화범뇌염(SSPE)

1 급성 화농성 수막염

acute purulent meningitis

세균성 수막염이라고 해도 좋지만, 결핵성 수막염과 명확한 차이를 두기 위하여 이런 이름을 붙였다. 고름사슬알균(화농연쇄구균)의 감염이 많다는 의미는 결코 아니다.

표 44 급성 화농성 수막염의 원인균 -연령에 따른 차이-

연령	주요균	기타
3개월 미만 유아	*E. coli*, GBBS (group B β-hemolytic *Strep.*)	*Myxomycetes*, *P. aeruginosa*, Listeria, Staphylococcus, *S. pneumoniae*
3개월 이상 유아	*H. influenza* *S. pneumoniae*	*N. meningitidis*, Staphylococcus, group B 이외의 streptococcus
성인	*S. pneumoniae* Staphylococcus	*N. meningitidis*
고령자	*S. pneumoniae*	*E.coli*, Listeria, *P. aeruginosa*, *S. aureus*

급성 화농성 수막염(세균성 수막염)의 키포인트는 발병 연령에 따라 원인균이 다르다는 것이다(**표 44**). 수막염균이라는 이름의 균이 있지만, 이름에 비해서는 그다지 높은 빈도로 수막염을 일으키지는 않는다.

2 바이러스성 수막염

viral meningitis

무균성(aseptic) 수막염이라고도 한다. 바이러스성 수막염에는 경과가 양호하며 예후도 좋은 것이 많으나 일부는 수막뇌염으로 이행하여 치명적인 경과를 보이는 것도 있다. 바이러스성 수막염의 키포인트는 다음과 같다.

① **소아에게 많다.**
② **enterovirus**가 원인 바이러스인 경우가 많다(**표 45**).
③ **경과가 대체로 양호해 대증요법**으로 치료되는 경우가 많다.
④ **HSV**인 경우에는 Acyclovir를 사용한다.

Enterovirus 이외에는 HSV type 2, 유행성 이하선염을 일으키는 mumps virus 등이 바이러스성 수

표 45 바이러스성 수막염의 병원별 빈도

병원(질환명)	빈도	%
Coxsackie · Echovirus	689	66.0
Mumps virus	53	5.1
HSV · EBV	21	2.1
Measles virus	15	1.5
Poxvirus	12	1.1
Rubella virus	10	1.0
Influenza virus	9	0.9
Adenovirus	9	0.9
Arbovirus	2	0.2
원인불명(비세균성)	221	21.2

IV

막염의 원인이 된다.

* enterovirus에 대해서는 p.28을 참조할 것. enterovirus는 여름 감기의 원인이므로 바이러스성 수막염이 여름에 많다는 것도 이해할 수 있을 것이다

잠깐! 한 말씀 **수막염균성 수막염**

수막염균(*Neisseria meningitidis*)은 Gram 음성알균(매우 드물다)이다. 수막염균은 'Waterhouse-Friderichsen 증후군'을 동반하는 경우가 있는데, 이것은 수막염균에 의한 패혈증에 속발하는 '출혈성 급성 부신부전'을 말한다.

3 단순 헤르페스 뇌염

herpes simplex encephalitis

급성 바이러스성 뇌염 중에서 가장 흔한 것이다. HSV 1형이 뇌염을 일으키면 매우 심각한 증상이 나타나는 한편 HSV 2형은 양성의 수막염을 일으키는 정도이다.

의심이 되면 바로 Acyclovir를 투여하지만 치사율이 70%에 이르며 설령 살아났다고 해도 심각한 후유증을 남기는 경우가 많다. 치료 개시가 빠를수록 예후가 좋다.

검사소견에서의 키포인트는 **뇌파의 주기성 동기성 방전**이다(**그림** 108). 뇌척수액검사에서는 바이러스성 수막염에 전형적인 소견이 나타난다.

4 결핵성 수막염

tuberculous meningitis

폐결핵의 혈행성 파종인 경우가 많으며 비교적 완만하게 증상이 나타난다. 치사율은 30%이며, 생존했을 경우 30%에서 후유증이 나타난다. 결핵성 수막염이 의심되면 확진 전에 항결핵제를 투여하기 시작한다.

뇌척수액 검사에서 '**ADA의 증가**', '**Cl의 저하**', '채취한 뇌척수액을 방치해 두었더니 **fibrin이 침전되었다**'고 하는 3가지의 핵심포인트를 기억하기 바란다.

그림 108 **단순 헤르페스 뇌염의 뇌파**

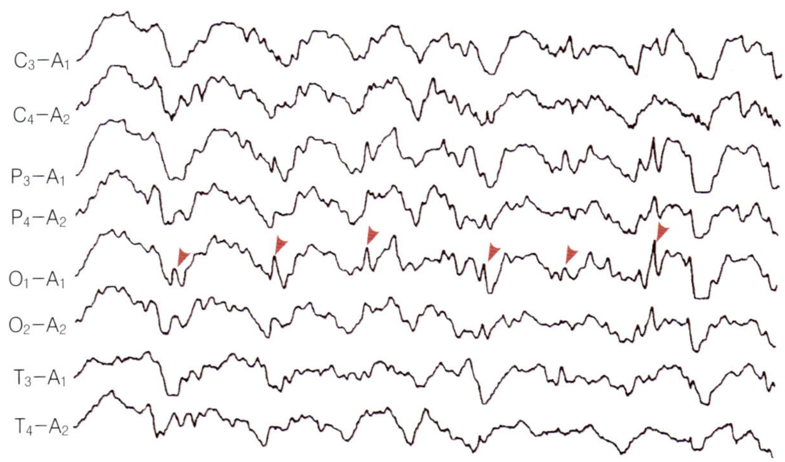

왼쪽 뒤통수엽에 주기성 예파가 출현(▶)

(庄司紘史저 : 『임상신경내과학<제3판>』 平山惠造편, 南山堂, p.286에서 전재)

5 크립토콕쿠스 수막염

cryptococcal meningitis

진균성 수막염 중에서 가장 많은 것이 크립토콕쿠스 수막염으로 결핵성 수막염과 감별하기가 어려운 경우가 많다. 뇌척수액을 **먹물(India ink)**염색하여(**그림 109**) Cryptococcus를 증명할 수 있으면 확진을 내려도 된다.

치료는 확진 후에 실시하며 항진균제를 사용한다.

6 신경매독 neurosyphilis

매독 감염후 3~18개월 이내에 균은 중추신경계를 침범한다. 먼저 수막에 침범하는데, 뇌척수액에 이상을 보일 뿐 다른 증상이 없는 무증후성 신경매독이 되는 경우도 있다.

이어서 중추신경계내의 혈관이 침범당하며(수막혈관형 신경매독), 마지막으로 뇌·척수실질이 침범당한다. 뇌가 침범당하면 진행마비, 척수가 침범당하면 척수매독(tabes dorsalis)이 된다. 척수매독에서는 척수가 변성되어 걸을 수가 없게 된다.

그림 109 **뇌척수액의 먹물염색표본**

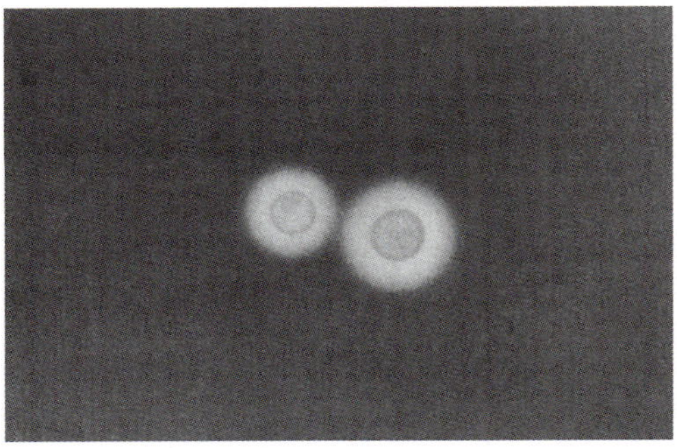

현재는 항생제가 많이 보급되어 거의 볼 수 없는 질환이 되었다. 항생제가 등장하기 이전에는 정신병원 입원 환자의 약 절반은 진행마비 환자였다.

7 진행다초점 백색질뇌증

progressive multifocal leukoencephalopathy : PMLE

papovavirus과(科)의 JC virus에 의해 뇌의 신경아교세포(glial cell)가 감염됨으로써 발생하는 질환이다. JC virus는 많은 사람들에게 불현성 감염을 일으키는데 면역력의 저하시에는 진행다츠점 백색질뇌증을 일으킨다.

예후는 매우 나빠 6개월 이내에 대부분 사망한다.

8 아급성 경화범뇌염

subacute sclerosing panencephalitis : SSPE

아급성이란 명칭이 붙어 있지만, 경과에 따른 분류에서는 만성에 해당한다. 원인 바이러스는 measles virus이다. 일반적인 홍역 감염에서는 감염후 체내에서 virus가 소실되지만, SSPE의 경우에는 뇌에서 지속감염을 일으켜 만성으로 증상이 나타난다. 홍역의 이환 연령은 2세 이하인 경우가 많고, SSPE 발병까지의 기간은 4~11년이 걸린다. 즉 소아, 특히 초등학생기에 나타나는 질환이다. 증상은 **지능·운동 능력이 저하**되고 간대성근경련증(myoclonus)이 현저하게 나타난다. 마지막에는 자리보존하고 누워서 지내다가 사망하게 된다. 발병하고 수개월 내지 수년만에 사망에 이른다. 잘 알려져 있는 뇌파소견은 **주기성 동기성 방전**이다(**그림 110**).

홍역 예방접종이 필요한 이유는 발진이나 발열, 폐염 이외에 SSPE를 일으킬 가능성도 있기 때문이다.

IV

그림 110 아급성 경화범뇌염의 뇌파

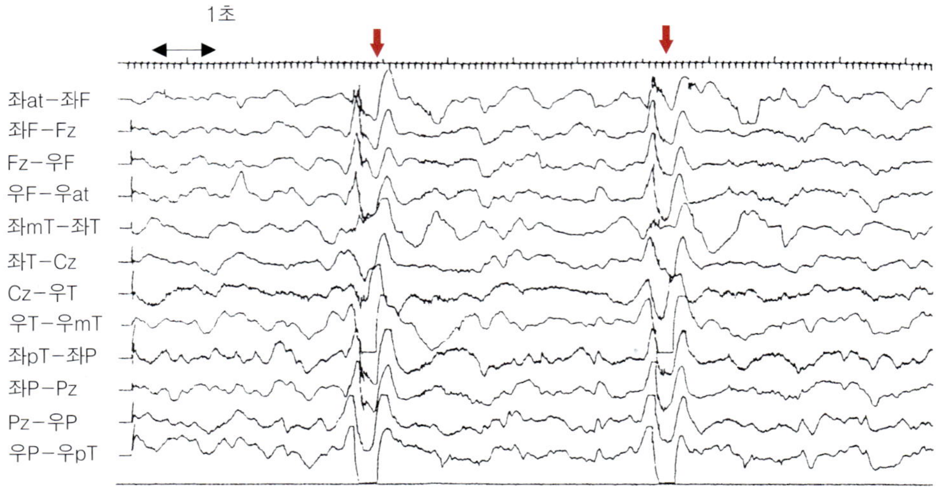

실금, 인식불능, 착의실행증(dressing apraxia), **간대성근경련증**(myoclonus)이 나타나 급속하게 진행된다. 전유도로 동기된 후전위 서파군으로 이루어진 방전이 주기적(주기 4~5초)으로 나타난다(⬇)

(高須俊明저 : 『임상신경내과학〈제3판〉』 〈平山惠造편, 南山堂, p.303〉에서 전재)

IV

V 요로감염증 urinary tract infection

A 요로감염증 총론

요로감염증이란 소변의 통로에 생기는 모든 감염증을 말한다. 기본적으로 방광내는 무균상태로, 특별한 이유가 없는 한 감염증이 발생하지 않는다. 요로감염증에는 어떠한 것이 있으며 왜 요로에 감염증이 생기는 것일까? 그리고 요로감염증을 방치하면 왜 나쁘며, 요로감염증은 왜 여성에게 많은 것일까 등에 대해서 알아보자.

또한 소변검사에 대해서도 바른 지식을 갖도록 하자.

그림 111 **콩팥의 단면**

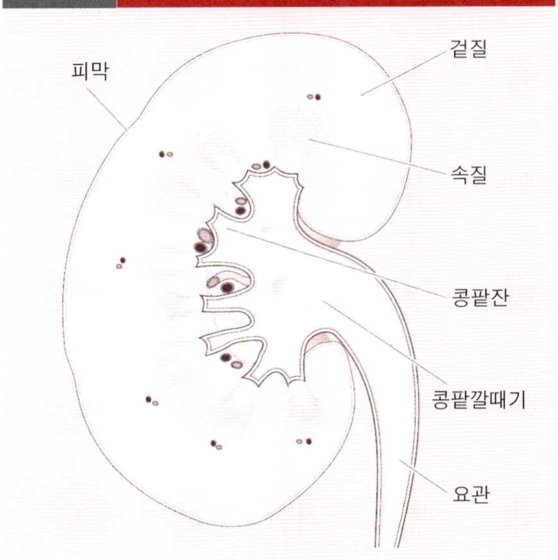

1 요로 urinary tract

a. 요로와 세뇨관의 차이

토리(사구체)에서 여과된 혈장(원뇨)이 세뇨관을 흐른다. 일반적으로 세뇨관은 요로라고 하지 않고, 콩팥잔(신배, renal calyx)부터를 '요로'라고 한다. **그림 111**은 정상 콩팥의 단면도이다. 겉질에 사구체가 존재하고 속질에 세뇨관이 존재한다. 속질에서 농축된 원뇨가 오줌이 되어 콩팥잔이라고 하는 받침접시로 방출된다. 오줌은 콩팥잔으로부터 콩팥깔때기(신우, renal pelvis), 요관(ureter), 방광(bladder), 요도(urethra)의 순서로 흘러간다(**그림 112**).

요로에는 조직학적인 특징이 있다. 요로의 상피는 이행상피(transitional epithelium)로서, 콩팥잔으로부터 요도까지 이행상피로 덮여 있다.

b. 상부 요로와 하부 요로

'상부 요로'는 요관이 방광으로 흘러들어가는 곳인 요관방광 이행부(ureterovesical junction)까지를 가리킨다. '하부 요로'는 방광 이하의 하류를 가리킨다(**그림 112**). 상부 요로에는 성별의 차이가 없지만, 하부 요로는 남성과 여성이 다르다(**그림 113**).

그림 112 **요로**

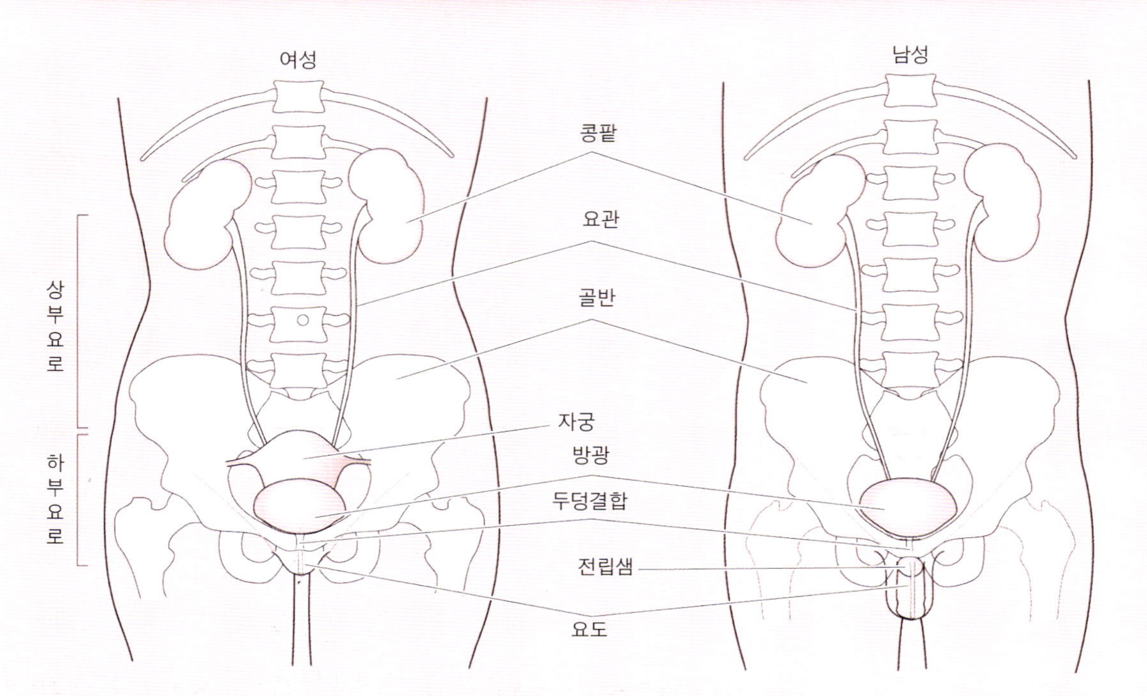

그림 113 **생식기 측면도(왼쪽 : 여성, 오른쪽 : 남성)**

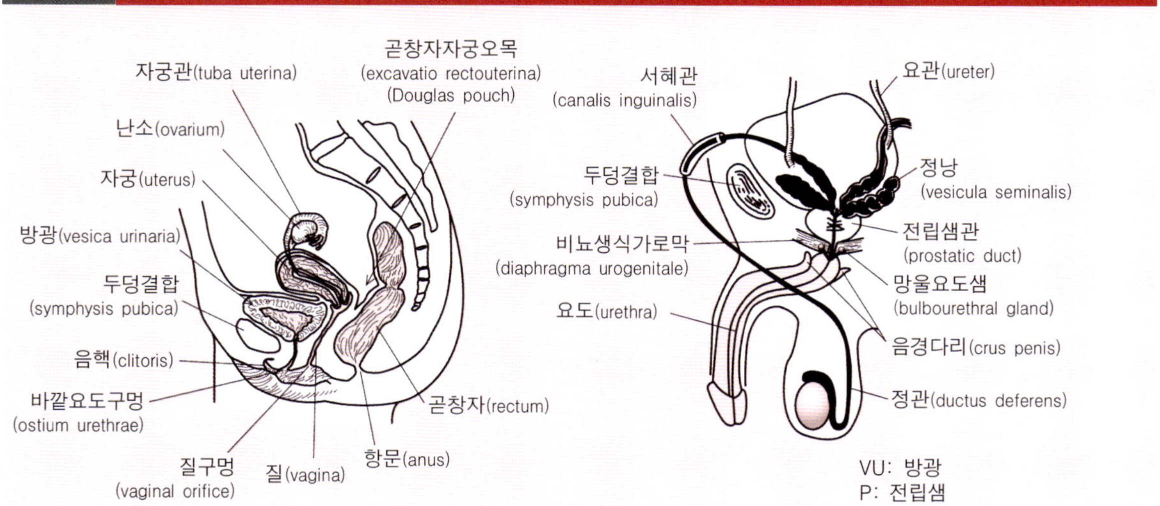

요로감염증의 병태생리를 이해하기 위해서는 하부 요로의 해부학적 특징을 기억해두는 것이 매우 중요하다.

1) 요도의 길이

남성의 요도는 음경의 크기만큼 더 긴 데 비해, 여성은 상당히 짧다. 요도가 짧다는 것은 요도의 입구가 질이나 항문으로부터 가깝다는 의미이다.

2) 전립샘의 존재

남성만이 가지고 있는 조직이다. 전립샘의 존재가 요로감염증에 미치는 영향은 나중에 설명하겠다.

2 요로감염증에 대한 방어기전

a. 오줌(urine)의 흐름

가장 중요한 것은 오줌의 원활한 흐름이다. 콩팥에서 생산된 오줌은 요로를 씻으면서 흘러간다. 요도의 출구에는 상재균이 존재하여 요도를 타고 방광으로의 침입을 노리고 있다. 그러나 오줌의 흐름이 원활하다면 세균은 쉽게 침입할 수가 없다. 오줌의 흐름은 요도구멍을 통한 상재균의 침입을 막음과 동시에 방광내로 침입해 온 세균을 쫓아내는 역할도 한다(**그림 114**). 이 흐름이 막히면 세균이 정착할 가능성이 높아진다.

어떤 사람이 4명의 자원자를 모아 방광내에 10만 개의 세균을 주입하는 실험을 했다. 이들은 방광염에 걸렸을까? 이들이 일상적인 배뇨를 반복하자 3일 후에는 방광내에 있던 세균이 완전히 없어졌다. 따라서 세균이 방광내로 침입했다는 것만으로는 감염이 성립하지 않는다는 것을 알 수 있다. 방광내의 세균을 밖으로 밀어내는 데에 가장 중요한 것은 '오줌의 원활한 흐름' 인 것이다.

오줌의 흐름이 원활하지 않은 상태를 열거해 보면 다음과 같다.

- 방광요관 역류(vesicoureteral reflux)
- 신경성 방광(neurogenic bladder)
- 요로돌증(urolithiasis)
- 요로종양
- 요로에 대한 외부로부터의 압박(전립샘 비대, 아래대정맥뒤요관 등)
- 방광곁주머니(vesical diverticulum) 등

또 요 풍선카테터(balloon catheter)의 유치 등도 감염의 원인이 된다.

그림 114 오줌 흐름의 의미

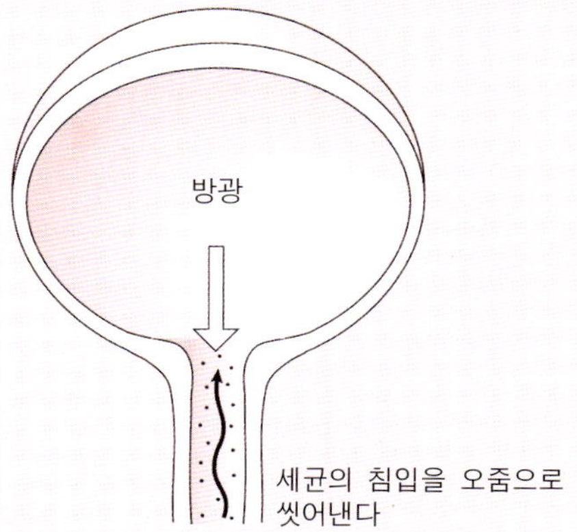

표 46 요로감염증의 분류

1. 기초질환의 유무에 의한 분류
1) 단순성 요로감염증 2) 복합성 요로감염증 a) 유치 카테터가 없는 복합성 요로감염증 b) 유치 카테터가 있는 복합성 요로감염증
2. 임상경과에 의한 분류
1) 급성 요로감염증 2) 만성 요로감염증
3. 감염부위에 따른 분류
1) 깔때기콩팥염(신우신염) 2) 방광염

b. 점액

이행상피의 표면은 점액으로 덮여 있어 세균이 이행상피로 침입하는 것을 막는다. 균이 적을 때에는 점액과 함께 세균을 씻어 내려간다. 점액, 점막은 요로감염의 최전선으로서 여기에서 감염 방어체계가 약해지면 감염이 일어나기 쉬워진다. 흔히 '오줌을 참으면 방광염이 된다'는 말을 하는데, 일부는 맞는 말이다. 오줌을 참으면 방광이 팽창되어 방광벽이 필요 이상으로 늘어나, 혈액순환이 나빠지고 점막의 방어능력이 저하되는 것이다.

3 요로감염증의 분류

요로감염증을 분류하는 데에는 몇 가지 방법이 있다(**표 46**).

a. 기초질환의 유무에 의한 분류

요로에 기초질환이 없는 것을 단순성 요로감염증이라고 한다. 반대로 요로에 기초질환이 있는 것을 복합성 요로감염증이라 한다. 앞의 항목에서 열거한 병태의 요로감염증은 모두 복합성에 해당된다. 복합성 요로감염증은 다시 카테터(catheter)가 유치되어 있는 경우와 그렇지 않은 경우로 나뉜다. 카테터가 유치되어 있는 경우는 치료가 어려워지므로 구분하여 취급한다.

이 분류에 연령의 분포를 추가하여 만든 것이 **그림 115**이다. 이 그림에서 알 수 있는 것은 다음과 같다.

- 여성은 단순성 요로감염증에 걸리기 쉽다.
- 남성은 나이가 들면 복합성 요로감염증에 걸리기 쉬워진다.

그럼 왜 남성은 나이가 들면 복합성 요로감염증에 걸리기 쉬워지는 것일까? **그림 116**을 보면 알 수 있

그림 115 요로감염증에서의 성별·연령별 요로병태분포 증례의 검토(1982~1998년도)

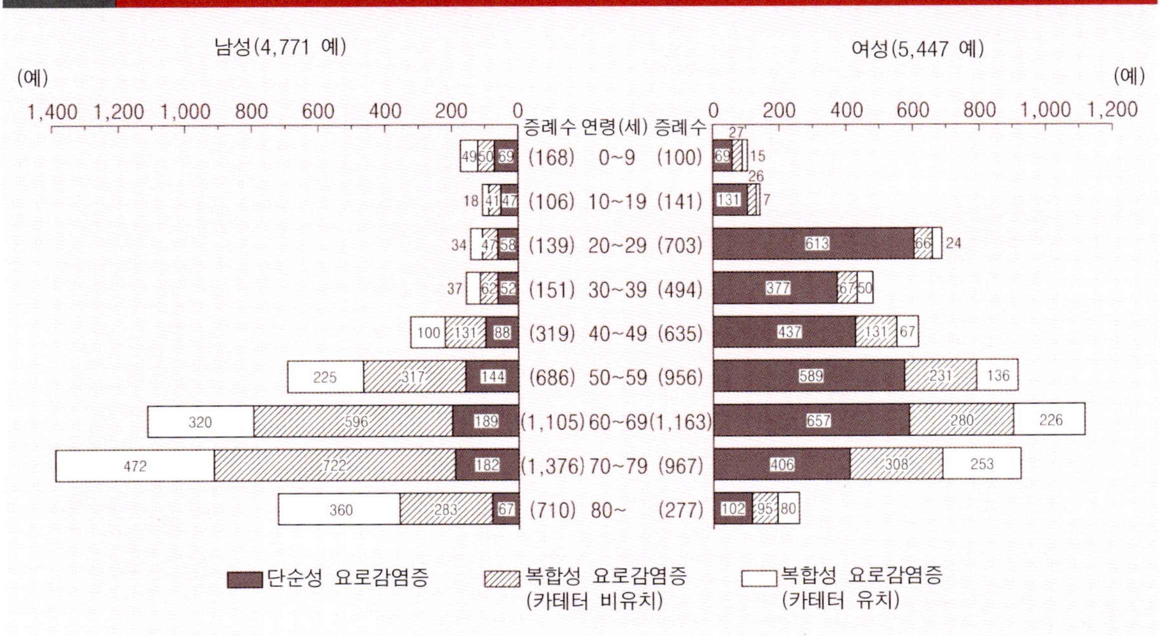

(熊本悅明 외 : 일본화학요법학회, 1999년 6월 발표)

듯이 전립샘비대증은 연령의 증가와 함께 점차 진행되기 때문이다.

b. 임상경과에 의한 분류

급성과 만성으로 나뉜다. 급성 요로감염증에서는 증상을 자각하기 쉬운 반면, 만성 요로감염증에서는 증상을 자각하지 못하는 경우가 많다.

급성 요로감염증은 거의 대부분이 단순성으로, 여성의 급성 방광염이 그 대표적 질환이다.

급성 요로감염증 ≒ 단순성
만성 요로감염증 ≒ 복합성

c. 감염 부위에 의한 분류

앞에서 요로감염증은 요로에 생기는 모든 감염증이라고 정의했지만, 일반적으로 요로감염증이라고 하는 경우에는 깔때기콩팥염(신우신염, pyelonephritis)과 방광염(cystitis)의 2가지를 가리킨다. 요도염(urethritis)이나 전립샘염(prostatitis)은 성기감염증으로 취급되는 경우가 많다.

4 요로감염증 원인균의 특징

그림 117을 살펴보자. 단순성 요로감염증에서는 대부분 *E. coli*가 원인인데 비해, 복합성이고 유치 카테터가 있는 경우에는 *P. aeruginosa*가 원인인 경우가 많다.

숙주 면역능력의 강도는 다음과 같다.

단순성 〉복합성이고 카테터 없음 〉복합성이고 카테터 있음

이것으로 원인균의 변천을 이해할 수 있을 것이다. 단순성 요로감염증은 면역능력이 유지되고 있는 곳을 감염시키려고 하는 것으로, 강한 독성을 가진 *E. coli*가 아니면 감염이 성립되지 않는다. 그에 비해 복합성 요로감염증에서는 약한 독성을 가진 *P. aeruginosa*라도 충분히 감염이 성립되는 것이다.

그림 116 복합성 요로감염증의 연대별 기초질환 비율

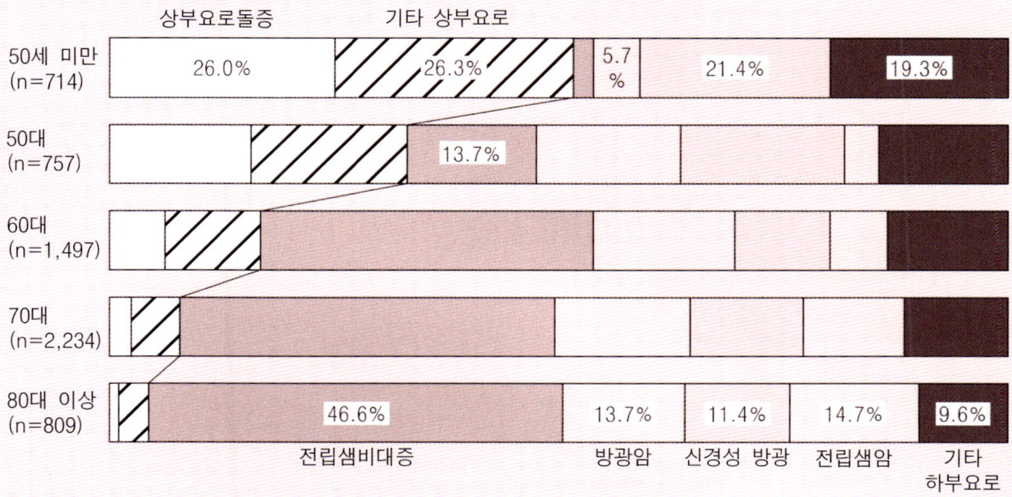

(大森弘之 : 『비뇨기과영역 감염증 Q&A』 熊澤淨一편, 의약저널사, 〈1995, p.23〉에서 전재)

5 소변검사 urinalysis

요중에 세균의 존재가 나타나고, 동시에 백혈구의 존재가 확인되면 요로감염증일 가능성이 높아진다. 소변검사는 요로감염증의 진단에 있어서 중심적인 역할을 한다.

a. 채뇨방법

남성의 경우에는 중간뇨 채취, 여성의 경우에는 카테터 채취가 원칙이다. 소변검사를 시간적 경과에 따라 실시하는 경우에는 채뇨방법을 일정하게 하여 검사결과의 편차를 줄일 필요가 있다. 가장 신뢰성 있는 채뇨방법은 두덩위(suprapubic) 방광천자법이다.

b. 세균과 백혈구를 어떻게 검사하는가?

크게 나누어 2가지의 방법으로 검사한다. 한 가지는 오줌을 농축하여 곧바로 **현미경으로 보는 것**, 또 한 가지는 **배양하여 세균수를 조사하는 것**이다. 전자는 요침전물의 현미경검사이고 후자는 요세균의 정량배양이다.

그림 117 **큐슈대학 비뇨기과에서 발표한 요로감염증 분리균(1999~2000년)**

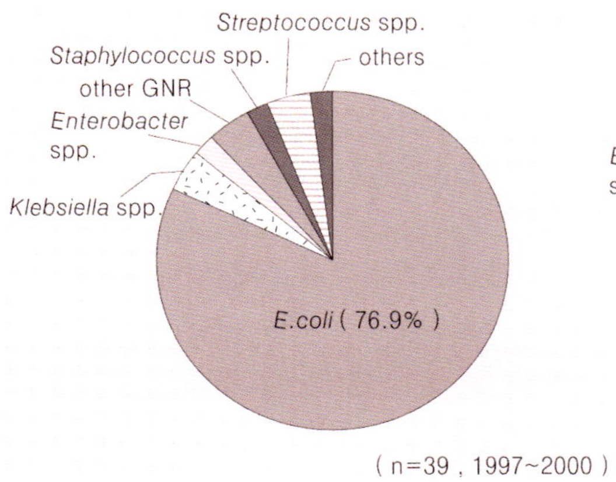

단순성 요로감염증 분리균

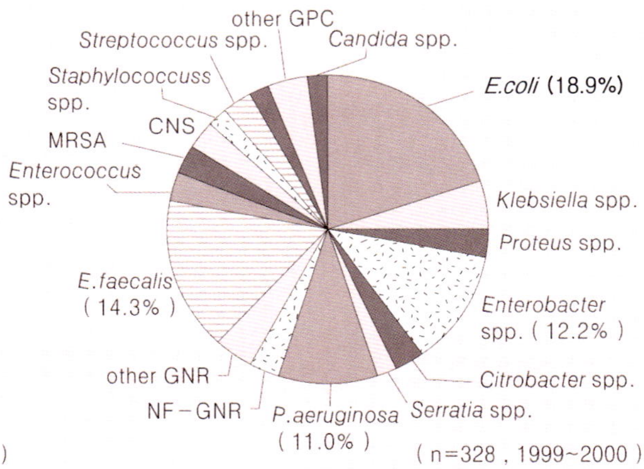

복합성 요로감염증 분리균

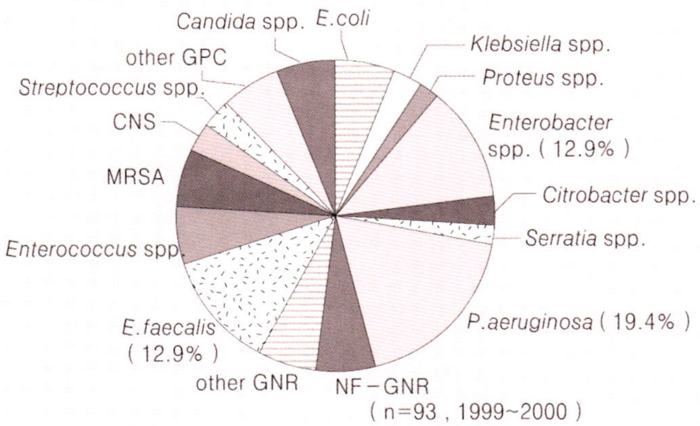

카테터 유치 환자의 요중 분리균

출전 : 『요로성기 감염증의 현상과 치료방침』 서일본비뇨기과 64(8) p.501~512, 2002

1) 요침전물의 현미경검사

오줌 10ml를 1,500회전 10분간 원심분리하여 위쪽의 맑은 액체를 버리고 침전된 것을 현미경으로 검사한다. 400배로 관찰하여 5시야 이상 본 경우의 평균을 구한다.

표 47에 요침전물의 기재방법을 제시하였다. /hpf란, high power field의 약어로서 400배의 배율로 관찰하였을 때 1시야 당 나타나는 백혈구수를 의미이다.

2) 요세균 정량 배양

오줌을 배양하여 세균수를 정량하는 것인데, 상세한 방법은 다음 기회에 공부하자. 여기에서는 **요중 1ml당 10^5개 이상**이라는 것만 기억해 두면 충분하다.

표 47 요침전물 현미경검사에서의 기재방법

백혈구수		세균수	
0~4/hpf	(−)/hpf	0	−
5~9/hpf	(±)/hpf	몇 개의 시야에 산재	±
10~29/hpf	(+)/hpf	각 시야에 나타난다	+
30/hpf~시야의 1/2	(++)/hpf	다수 또는 덩어리 모양으로 산재	++
혈구가 시야의 1/2 이상의 면적을 차지한다	(+++)/hpf	무수히 많다.	+++

잠깐! 한 말씀

농뇨(pyuria)란 무엇인가?

농뇨의 정의는 단순성 요로감염증과 복합성 요로감염증에서 서로 다르다. 단순성 요로감염증의 경우는 1시야에 10개 이상(10/hpf), 복합성 요로감염증의 경우에는 1시야 5개 이상(5/hpf)의 백혈구가 존재할 때에 농뇨라고 정의한다. **표 47**에서 (+)로 표시되어 있는 것이 농뇨에 해당한다.

요중에 세균이 어느 정도 존재하면 원인균으로 볼 수 있는 것일까?

high power field로 현미경 검사를 했을 때 각 시야에 세균이 1개 이상 나타나면 요중 세균이 10^5/ml 이상 존재하는 것으로 간주하여 원인균이라고 볼 수 있다. **표 47**에서 (+)로 표시되어 있는 것이 세균뇨에 해당된다. 요중 1ml당 10^5개 이상이라는 수치(균이 충만<10만 = 10^5>)는 기억해 두기 바란다.

V

B 요로감염증 각론

각론에서는 방광염, 깔때기콩팥염(신우신염), 요도염, 전립샘염(전립선염)에 대해서 설명하겠다. 방광염이나 깔때기콩팥염은 일반내과의가 외래에서 진료하는 경우가 많기 때문에 최소한의 지식은 가지고 있어야 한다.

또 입원환자(기초질환은 문제 삼지 않는다)가 열이 나는 경우에는 요로감염증이 있는지의 여부를 반드시 검사해야 한다.

따라서 요로감염증은 내과의뿐만 모든 과의 의사들이 어느 정도 진단·치료할 수 있어야 한다.

1 방광염 cystitis

급성 단순성 방광염을 중심으로

급성 단순성 방광염(acute uncomplicated cystitis)에 관한 일반적인 지식을 습득하는 것이 이 항목에서의 목표이다. 급성 단순성 방광염의 특징적인 증상, 그리고 어떤 사람이 걸리기 쉬운지에 대해서 알아두기 바란다.

V

a. 방광염의 증상

주된 증상은 **방광자극 증상**(**그림 118**)으로 배뇨에 대한 불쾌감이다. 특히 **배뇨통**, **빈뇨**, **잔뇨감**이 흔히 나타나며 그 외에도 **요혼탁**, **하복부 불쾌감**, **배뇨가 끝날 때 나타나는 혈뇨** 등이 있다.

그림 118 **방광자극증상**

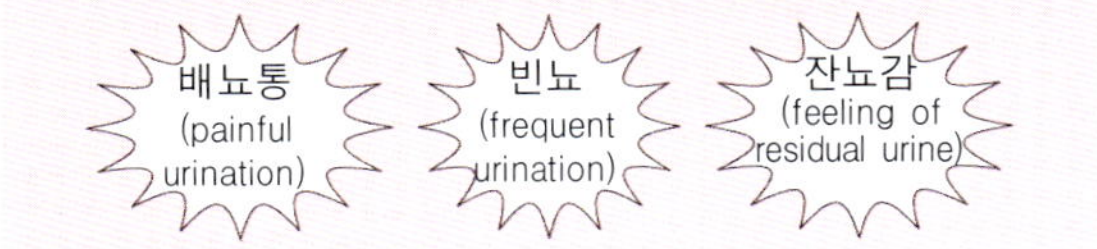

방광염에서 한 가지 더 중요한 것은 '열이 나는 경우가 적다'는 것이다. 보통 38℃ 이상의 열이 나는 경우는 드물다(p.185).

b. 급성 단순성 방광염은 왜 여성에게 많은가?

한 가지는 요도가 짧다는 해부학적 이유이고, 또 한 가지는 성행위이다.

요도구멍(urethral meatus)이 질구멍(vaginal orifice)과 항문에 가깝고, 또한 요도가 짧기 때문에 질내 또는 대장내의 상재세균이 요도를 역행하여 방광으로 침입하는 빈도가 높아진다(**그림 119**). 또, 성행위는 방광염을 일으키기 쉬운 원인이 될 수 있다. 요도를 질쪽에서 마사지하면 요도내의 세균이 방광으로 역행하는 것이 실험에 의해 확인되고 있다. 이 전형적인 사례가 honeymoon cystitis이다(처음으로 성행위를 경험한 여성이 일으키는 방광염). 그렇다고 해서 성행위를 한 여성이 모두 방광염에 걸리는 것은 물론 아니다. 많은 양의 물을 마시고 빨리 배뇨하면 예방할 수 있다.

그림 119 **질, 항문의 균이 요도로 들어간다**

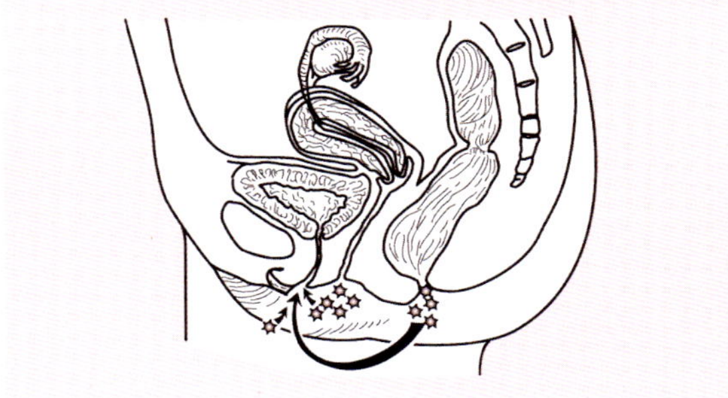

잠깐! 한 말씀 **환자가 열이 나면**

환자에게 열이 나면 여러분은 어떤 감염증을 의심할 것인가? 기초질환을 의심하는 것도 물론 중요하지만, 그 외에 반드시 확인해야 할 부위는 다음의 3가지이다.

- 호흡기
- 담도계
- 요로

또 한 가지 추가한다면 욕창이 있다. 이들 부위를 검사하면 대부분의 경우 열이 나는 원인을 찾아낼 수 있다. 반대로 이들 이외의 부위가 원인인 경우에, 이 3개 또는 4개 부위를 부정할 수 있다면 그 부위가 열이 나는 원인일 가능성이 높다.

c. 급성 단순성 방광염의 치료와 예방

원인균의 80%가 *E. coli* 이고, 10~15%가 coagulase 음성 포도알균이다. 항균제는 요중 이행성이 좋은 것을 선택하는 것이 원칙이나, 대부분의 항균제는 콩팥 배설형이기 때문에 어떤 약이라도 효과가 있다. 항균제의 선택에 관해서는 크게 고민할 필요가 없다.

항균제를 내복하면 2~3일 후에는 증상이 없어지고 4~5일 후에는 요 소견이 정상화된다. 재발하는 예가 상당히 많은데, 다음과 같은 점을 주의하도록 지도한다.

- 배뇨를 참지 않도록 한다.
- 성교 후 10분 내에 배뇨한다.
  성행위에 의해 역행해온 세균을 씻어 내린다.
- 1일 2ℓ 이상의 수분을 섭취한다.
  요량을 증가시켜 씻어낸다. 방광자극증상 때문에 요가 나오지 않도록 물을 마시지 않으려는 사람이 있는데, 이것은 역효과를 부른다.
- 배뇨(변) 후에는 앞에서 뒤로 닦아낸다.
- 외음부를 청결하게 유지한다.

재발이 반복되는 경우에는 기초질환의 유무를 검사한다. 기초질환이 있으면 복합성 방광염이라는 진단을 내린다.

d. 복합성 방광염 complicated cystitis

복합성 방광염은 남성과 여성 모두에게서 나타나는 질환으로, 특히 남성에게는 전립샘비대증이 기초질환으로서 중요하다. 치료에서는 항균제의 투여 이상으로 기초질환의 제거가 중요하다.

유치카테터에 의한 방광염도 복합성 방광염 중의 하나이다. 유치카테터는 가능한 제거하도록 하고 간헐적 자가도뇨로 전환한다.

honeymoon에서 나타나는 징후

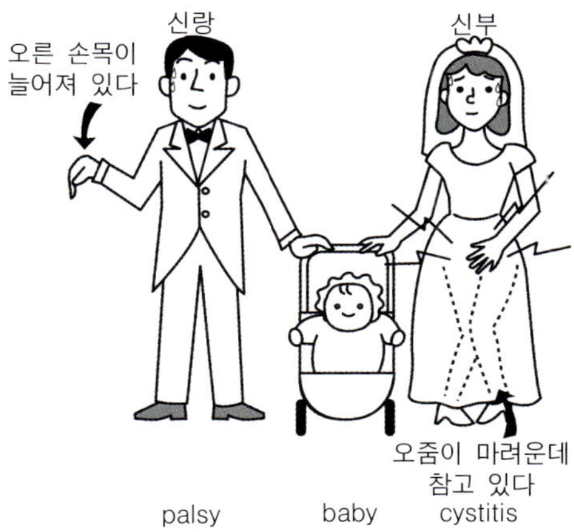
신랑
신부
오른 손목이
늘어져 있다
오줌이 마려운데
참고 있다
palsy
baby
cystitis

♥ honeymoon baby
위험하지는 않지만…….

♥ honeymoon cystitis
앞에서 설명한 바와 같다.

♥ honeymoon palsy
신부에게 팔베개를 해준 채로 잠들어 압박에 의한 혈액 저류성 노신경(radial nerve)마비가 일어난 것이다.

e. 방광염의 요점

방광염의 주된 증상은 배뇨시의 위화감이고 발열은 드물다는 것, 그리고 단순성에는 항균제가 매우 효과적이라는 것을 기억해 두자.

2 깔때기콩팥염/신우신염

깔때기콩팥염(pyelonephritis)이 왜 일어나며, 왜 발열을 동반하는지, 그리고 깔때기콩팥염을 방치하면 어떻게 되는지에 대하여 살펴보자.

a. 급성 깔때기콩팥염의 기전

콩팥깔때기와 콩팥사이질에 세균감염이 일어나는 것이 깔때기콩팥염의 병리이다. 방광의 세균뇨가 역류하여 콩팥깔때기에 도달해서 감염이 일어난다. 일반적으로 급성 깔때기콩팥염의 발생 빈도도 여성 쪽이 높은데, 이것은 방광염이 여성에게 많은 것과 관계가 있다.

가장 중요한 기초질환은 **'방광요관 역류증(vesicoureteral reflux : VUR)'**이다.

그림 120 요관방광 이행부

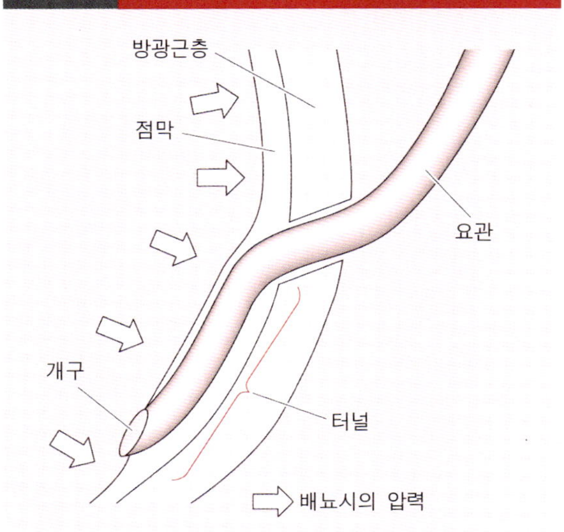

일반적으로 방광내의 소변이 요관을 역류하는 일은 없는데, 이것은 요관 방광 이행부에 역류방지 체계가 존재하기 때문이다. 우선 **그림 120**을 보기 바란다. 요관이 방광근층을 '비스듬하게' 관통한 후, 2cm 정도 점막 아래에 터널을 내어 그곳에서 개구한다. 이 '점막밑 터널'은 매우 중요한 작용을 한다. 배뇨시에는 방광내압이 상승하는데 이 방광내압이 점막밑 요관을 점막 위에서 압박하여 납작하게 짓누른다. 이 때문에 방광내의 오줌이 요관을 역류하는 일은 불가능하다. 소아는 점막밑 요관이 짧기 때문에 역류가 일어나기 쉽다. 실제로 방광요관 역류에 의한 깔때기콩팥염의 빈도는 성인보다 어린이가 높다.

약 1,000명 중 1명의 빈도로 발견되는 방광요관 역류는 어떤 경우에 일어나는 것일까?

선천성인 경우와 후천성인 경우가 있다. 어떤 원인으로 인해 점막밑 터널이 짧아진 선천적인 것과,

잠깐! 한 말씀 **깔때기콩팥염의 단순성과 복합성**

기초질환의 유무로 단순성과 복합성으로 나누는데, 단순성 방광염이 원인으로 깔때기콩팥염이 된 경우는 단순성 깔때기콩팥염으로 취급한다. 그 외에는 복합성으로 취급한다.

그림 121 중복요관

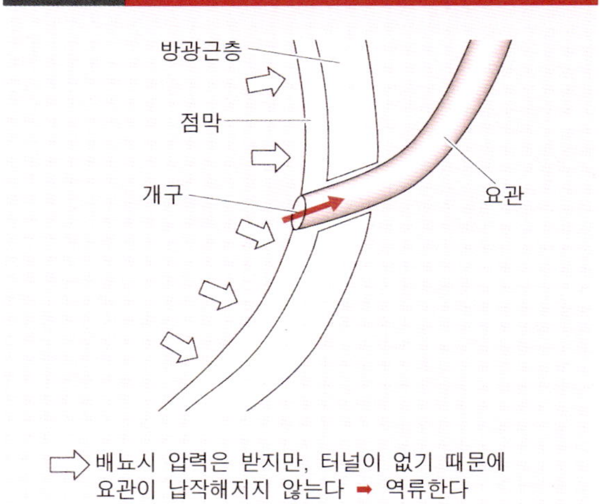

점막에 생긴 병변이 점막밑 터널의 기능을 저하시켜 버린 후천성인 것이 있다. 선천성인 것으로 유명한 것이 요관의 이소성 개구이다. 중복 요관의 한쪽이 방광의 이상한 곳에 개구하면 역류방지 체계를 갖고 있지 않으므로 여기에서 방광요관 역류가 발생한다(**그림 121**). 후천성인 경우는 방광염에 의한 점막부종이나, 전립샘에 의한 방광의 육주형성(trabeculation of bladder)이 원인이다.

b. 급성 깔때기콩팥염(신우신염)의 일반증상

매우 특징적인 증상은 발열이다. 그것도 39~40℃에 달하는 고열을 보이며 오한, 전율을 호소하는 경우가 종종 있다. 더욱이 환부쪽 콩팥 주변에 통증(요통)을 느낀다.

일반증상으로는 발열과 통증을 기억해 두자. 방광염을 동반하는 경우에는 방광자극증상을 동반한다.

c. 급성 깔때기콩팥염의 치료

급성 단순성 깔때기콩팥염의 원인균은 급성 단순성 방광염의 원인균과 매우 유사하다. 즉 80%가 *E. coli*이고, 나머지가 coagulase 음성 포도알균을 비롯한 Gram 양성알균이나 Klebsiella 등의 Gram 음성막대균이다.

기본적으로는 Gram 음성막대균에 효과가 있는 항균제를 선택하면 좋다. 항균제가 확실한 효력을 발휘하는 경우가 많아, 열은 잘 내려간다. 열이 내리면 약의 복용을 중단하는 환자가 많은데, 이 단계에서는 세균이 잔존하고 있는 경우가 많으므로 투약을 중단하면 재발하기 쉽고 만성화된다. 그러므로 열이 내린 후에도 2주일간은 투약을 계속하여 완치시킨다.

잠깐! 한 말씀

감염증과 발열

방광염에서는 발열이 드물게 나타나는데, 왜 급성 깔때기콩팥염에서는 항상 발열이 나타나는지를 생각해 보자. 양쪽 모두 세균감염인 점에는 틀림이 없다. 단순성, 복합성의 차이에 따라 원인균이 다르다는 것이, 이 질문에 대한 답이 될 수는 없다. 그렇다면 해부학적 차이의 영향이라고 생각할 수 있다. 대장균(*E. coli*) 감염증을 예로 들어보자. 방광염의 염증 주체는 점막(이행상피)으로, 여기에서 대장균과 백혈구가 싸움을 벌인다. 싸움에 패한 대장균은 endotoxin을 떼어낸다.

endotoxin은 염증·발열을 야기하는 glycoprotein인데, 방광염의 경우에는 endotoxin이 대부분 요중으로 흘러나오며 혈액중으로는 이행하지 않는다. 한편, 깔때기콩팥염의 경우도 역시 대장균과 백혈구가 싸워, 죽은 대장균으로부터는 endotoxin이 유리된다. 그러나 이 경우에는 콩팥사이질에서 유리된 endotoxin의 일부가 콩팥 모세혈관내로 들어가 혈류를 타고 전신으로 운반된다. 심박출량의 약 1/4이 콩팥으로 흘러들어가므로 콩팥모세혈관의 혈류량이 매우 풍부하여, endotoxin이 혈액중으로 이행하기 쉬운 것이다(**그림 122**).

이렇게 endotoxin이 전신을 도는지의 여부가 발열을 일으키는 기전에 깊이 관여하고 있다고 생각된다. 이상이 방광염과 깔때기콩팥염의 발열에 관한 병태생리의 차이이다.

그림 122 발열의 기전

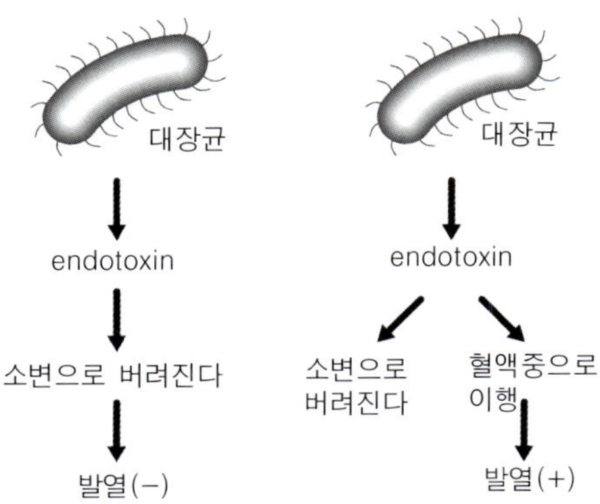

d. 만성 복합성 깔때기콩팥염(신우신염)이 의심될 때

급성 단순성 깔때기콩팥염의 치료를 해도 좀체로 개선되지 않는 경우나 재발 빈도가 높은 경우, 원인균이 2가지 이상으로 다제내성균이 나타나는 경우 등에는 만성 복합성 깔때기콩팥염을 의심해야 한다. 임상증상이 다양하게 나타나는데, 사실은 '증상이 없는 경우'가 가장 많다. 급성 깔때기콩팥염과 같이 고열을 나타내는 경우는 없고, 있다고 해도 미열 정도이며 식욕저하, 요통 등 소위 non-specific symptom이 일반적인 증상이다.

또한 결석, 종양, 전립샘비대증 등 하부요로 폐쇄성 질환, 신경성 방광(diabetic nephropathy 등이 원인으로 일어난다), 방광요관 역류(vesicoureteral reflux : VUR) 등의 요로계 기초질환에 중복해서 일어나는 경우가 많으므로 우선 그런 병변의 유무를 조사해야 한다.

검사로서는 **표 48**에 열거한 것들을 실시한다. 비뇨기과에서 취급하는 거의 모든 질환이 기초질환이 될 수 있다는 것을 알아두기 바란다. 또 방광요관 역류증은 배뇨시 방광조영(VCUG : voiding cystoureterography)을 실시하여 진단한다는 것을 기억하자. 배뇨시에 방광이 수축되면 방광내의 조영제가 요관 쪽으로 역류하는 모습을 볼 수 있다.

표 48 기초질환을 발견하기 위한 검사

검사방법	요로의 기초질환
① 콩팥요관방광단순촬영 (KUB)	콩팥돌증, 요로돌증, 방광돌증, 석회화
② 정맥콩팥깔때기조영술(IVP)	물콩팥증, 콩팥흉터, 요관협착, 중복요관
③ 배뇨요도방광조영술(VCUG)	방광요관 역류현상
④ 요도촬영	전립샘비대증, 요도협착
⑤ 초음파검사, CT, MRI	물콩팥증, 콩팥종양, 콩팥흉터
⑥ 방광요도경	방광종양, 전립샘비대증
⑦ 배뇨기능검사	신경성 방광
⑧ 콩팥신티그래피 (renal scintigraphy), 콩팥동위원소조영상(renogram)	좌우 콩팥기능 차이, 콩팥흉터

e. 만성 깔때기콩팥염을 방치하면 어떻게 되는가?

급성 단순성 깔때기콩팥염은 깨끗이 완치되는 경우가 많지만, 만성 복합성 깔때기콩팥염은 완치되기 힘들다. 기초질환을 제거하기 곤란한 경우가 많기 때문이다. 이러한 경우에는 급성 악화를 어떻게 억제하는지가 치료의 관건이 된다. 급성 악화가 반복되면 콩팥실질의 손상이 진행되어 콩팥기능상실에 이르게 된다. 투석 도입례의 2%가 만성 깔때기콩팥염이라는 것을 고려한다면 결코 간단하게 생각할 수 있는 질환이 아니라는 것을 알 수 있다.

잠깐! 한 말씀 advanced study

① ACB(antibody coated bacteria)

깔때기콩팥염 환자의 요중 세균은 항체에 싸여 있다. 그에 비해 방광염 환자의 요중 세균은 항체에 싸여있지 않다. 항체에 싸여있는 세포를 ACB(antibody coated bacteria)라고 하는데 형광항체법을 이용하여 그 존재를 확인한다. ACB가 양성이면 세균뇨의 원인이 깔때기콩팥염이라는 것을 알 수 있다.

② Fairley method

방광 카테터를 삽입해서 오줌을 전부 빼내어 항생제를 넣은 물로 방광을 잘 씻는다. 씻은 뒤 10분 후부터 10분 간격으로 3회, 오줌을 채취하여 세균정량 배양을 실시한다. 방광염이라면 세척에 의해 균이 제거되므로 배양을 해도 균을 얻을 수 없다. 그에 비해 깔때기콩팥염에서는 방광을 세척한 다음에도 요관으로부터 세균뇨가 흘러들어오므로 배양에 의해 균을 증명할 수 있다. 균이 방광에서 온 것인지, 상부요로에서 온 것인지를 조사하는 검사이다.

③ 요농축력 시험

깔때기콩팥염에서는 일반적으로 요농축력의 장애가 동반되는 경우가 많은 데 비해 방광염에서는 이것이 동반되지 않는다는 점을 이용한 시험이다. 편측성 깔때기콩팥염에서는 편측성으로 요농축력 저하가 나타나므로 진단적 가치가 높은 검사이지만, 요관 카테터를 넣어 각각의 콩팥으로부터 요를 채취해 비교해야 하므로 일반 내과의가 할 수 있는 검사는 아니다.

f. 깔때기콩팥염(신우신염)의 요점

깔때기콩팥염에서는 반드시 발열이 나타난다는 것, 방광요관 역류가 배경에 있는 경우가 많다는 것, 만성 깔때기콩팥염은 콩팥기능상실로 진행될 가능성이 있다는 것을 기억해 두자.

3 요도염 urethritis

요도도 요로의 하나이므로 요도에 생기는 감염증은 요로 감염증으로 취급해야 하지만 일반적으로 요도염은 성기감염증으로 취급한다. 그 이유는 각각의 원인균을 생각해 보면 알 수 있다. 요로 감염증의 원인균은 대장균을 비롯하여 잘 알려져 있는 균이지만, 요도염의 원인균은 Chlamydia나 임균과 같이 잘 알려져 있지 않은 균인 경우가 많다. 그리고 이들 균은 성행위에 의해 감염되므로 STD(sexually transmitted disease) 또는 성기감염증이라는 개념으로 파악하여 요로 감염증과는 별개로 취급하는 것이다.

또 한 가지 견해는 성별에 따른 요도의 차이를 고려하는 방법이다. 여성의 요도는 상당히 짧은 데 비해 남성의 요도는 길다. 따라서 요도는 남성만 가진 것이라고 말해도 과언이 아니므로 요도염 ≒ 남성이 걸리는 병 ≒ 성기감염증이라고 단정해도 된다는 것이다.

a. 원인균

요도에 감염을 일으키는 균으로 대표적인 것이 **Chlamydia**와 **임균**이다. 제2차 세계대전 후에 크게 유행했던 것이 매독과 임질인데, 임질의 원인균은 **임균**(*Neisseria gonorrhoeae*)이다. 성병이라고 하면 매독과 임질을 말하던 시대는 페니실린의 등장으로 막을 내리고, 현재는 β-lactam계 항생제가 효과를 나타내지 못하는 클라미디아(*Chlamydia trachomatis*)의 전성시대가 되었다.

b. 임균성 요도염과 비임균성 요도염

임균성 요도염이란 임균이 원인인 요도염을 말하고, 비임균성 요도염이란 임균 이외의 원인에 의한 요도염을 말한다. 비임균성 요도염의 원인균은 많지만 현 시점에서는 그 대표격인 Chlamydia만 기억해 두면 된다(**그림 123**). 한 가지 강조하고 싶은 것은 항생제를 쉽게 구할 수 있는 현재에도 임균성 요도염은 비교적 흔해서 임균성 : 비임균성 = 1 : 3~4 정도의 빈도로 나타난다는 점이다.

c. 요도염의 증상

임균성 요도염과 비임균성 요도염은 정도의 차이는 있지만 대개 다음과 같은 증상을 보인다. **요도구멍에 염증(발적, 종창)**이 생기고, 배뇨가 힘들어지며(**배뇨통, 불쾌감, 배뇨장애**), **화농성 분비물**이 요도구멍에서 배설되는데 그 정도는 모든 증상에 있어서 임균성 요도염 쪽이 더 심하다.

발열 등의 전신증상을 보이는 경우는 없고 요도에 국한된 소견을 보인다.

d. 요도염의 치료

임균에 대해서는 β-lactam계 항생제가 현저한 효과를 보인다. Chlamydia에 대해서는 β-lactam계 항생제는 효과가 없고 tetracycline이나 macrolide가 좋은 효과를 보인다. new quinolone계 항균제는 양쪽 모두에서 좋은 효과를 보이기 때문에 많이 사용되었지만 내성균이 나타나 종종 문제가 되고 있다.

그림 123 요도염의 분류

임균성 요도염 → **임균**에 의해 발생한다
비임균성 요도염 → **Chlamydia**에 의해 발생하는 경우가 많다.

V

e. 요도염의 요점

- 요도염은 성기감염증이고 STD이다.
- 요도염은 남성의 병이다.
- β-lactam계 항생제가 효과가 있는 임균성 요도염과 β-lactam계 항생제가 효과가 없는 클라미디아성 요도염이 있다.
- 전신증상을 초래하는 경우는 없다.

4 전립샘염 prostatitis

전립샘은 남성에게만 있는 장기이므로 성기감염증으로 취급한다. 전립샘염이란 전립샘의 염증성 질환에 대한 총칭이다. 원인의 대부분은 미생물 감염으로, 일반적으로 전립샘염이라고 하면 이것을 가리킨다(**그림 124**). 증상의 경과에 따라 급성과 만성으로 나뉜다. 급성 전립샘염은 모두 세균성이다. 만성 전립샘염의 30~40%는 세균성이지만 나머지 60~70%는 비세균성이다.

급성 세균성 전립샘염과 만성 전립샘염에 대해서 살펴보자.

a. 급성 세균성 전립샘염

acute bacterial prostatitis

1) 원인균

원인균으로는 *E. coli*가 가장 많으며, 세균은 전립샘액의 흐름에 역행하여 요도로부터 배설관내로 침입한다. 성교가 원인으로 생각되며 30~50대의 청장년층에 나타나는 질환이다.

2) 증상

오한·전율을 동반하는 37℃ **이상의 발열**로 급격하게 발병한다. 보통은 방광염을 동반하기 때문에 **방광자극증상(배뇨통, 빈뇨, 잔뇨감)**도 나타난다. 발열을 나타내는 것은 급성 전립샘염의 특징이므로 반드시 기억하기 바란다.

곧창자 진단에서는 열감이 있고 부어 있어 부드러운 전립샘이 만져진다. 또 압통이 현저하게 나타난다.

3) 검사소견

염증이 요로에 파급되므로 방광염에서 나타났던 요소견이 나타난다. 즉 **세균뇨**와 **농뇨**가 급성 세균성 전립샘염에서도 관찰된다.

'전립샘 마사지'는 균혈증을 유발할 가능성이 높으므로 적극적으로는 사용하지 않는다. **금기**로 취급하는 사람도 있다.

4) 남성에서 '방광자극증상 + 발열'이 나타는 경우

방광자극증상 + 발열의 조합은 방광염에서 깔때기콩팥염으로 이행한 경우에 나타나는데, 남성에게 이 조합이 나타나면 우선 급성 세균성 전립샘염을 의심해야 한다(여성이라면 방광염 + 깔때기콩팥염일 가능성이 매우 높다). 비뇨기과 이외(예를 들면,

그림 124 전립샘염의 분류

- 전립샘염 (넓은 의미)
  - 감염에 의한 것 (좁은 의미)
    - 급성… 모든 세균에 의한 것
    - 만성…
      - 30~40% ……세균성
      - 60~70% ……
        - 비세균성
        - 원인균은 알 수 없지만 감염 소견이 나타난다
  - 기계적 자극, 순환장애 등

내과)에서 깔때기콩팥염 또는 방광염이라고 진단되어 치료를 받고 있는 청장년 남성 환자의 대부분은 급성 세균성 전립샘염이다. 의심되면 곧창자 검사를 해보자. 엄청난 통증이 있으므로 금방 알 수 있다.

5) 치료

주로 new quinolone이나 tetracycline을 사용하지만, 어떤 항균제라도 효과가 있다. *E. coli*에 효과가 있는 약을 선택하기 바란다.

b. 만성 전립샘염

만성 전립샘염은 이름 그대로 만성으로 경과하는 전립샘의 염증이다. 고열을 나타내는 경우는 드물고 **배뇨통, 배부통, 회음부 통증, 하복부 불쾌감** 등, 통증·불쾌감을 중심으로 하는 다양한 증상이 이어진다.

소변검사와 전립샘액의 현미경 검사·배양 그리고 전립샘의 촉진이라는 3가지 방법을 통하여 진단한다. 가장 중요한 것은 전립샘액의 현미경 검사로서 전립샘염의 경우에는 다핵 백혈구, 대식세포, 림프구가 많이 나타난다. 전립샘의 촉진이나 전립샘액의 현미경 검사에서는 세균성인지 비세균성인지가 전혀 구별되지 않으므로 세균배양을 하지만, 일단 항균제를 투여한다. 따라서 이 분류에 너무 신경쓸 필요는 없다.

전립샘액의 채취는 전립샘 마사지를 통해 실시한다. **그림** 125처럼 곧창자로 손가락을 밀어넣어 전립샘을 자극해서 요도로부터 흘러나오는 액체를 1cc 채취한다.

c. 전립샘염의 요점

급성 전립샘염만 공부하면 충분할 것이다. 급성 전립샘염의 원인은 세균이고 증상은 발열과 방광자극증상이다. 방광염+깔때기콩팥염으로 오진하지 않도록 하자. 단, 오진했다고 해도 치료법이 크게 달라지는 것은 아니므로 의사에게는 다행이라고 할 수 있겠다.

그림 125 **전립샘 마사지**

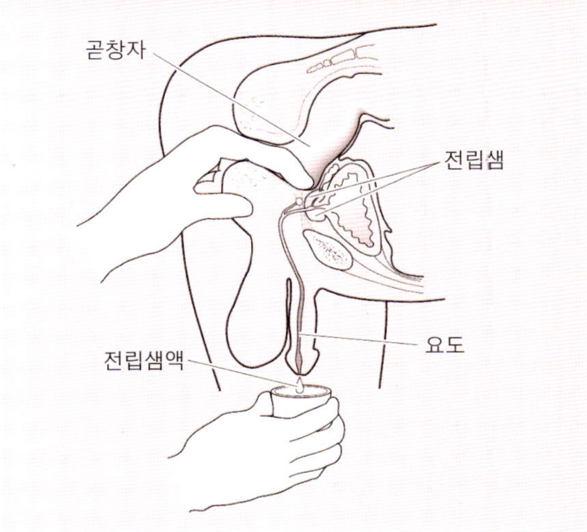

V

VI STD

A STD 총론

1 STD란?

성행위에 의해 감염이 성립되는 감염증을 성감염증이라고 하며, sexually transmitted disease의 머리글자를 따서 STD라고 한다. 예전에는 성기와 성기의 접촉에 의해 발생하는 감염증이라는 의미가 강했으나, 현재는 성행위의 다양화에 따라 반드시 성기에서 성기로 감염되는 것만은 아니다. 또 이성간 뿐만 아니라 동성간의 감염도 증가하는 경향에 있다.

또 성기감염증이라는 용어가 있는데, 이것은 성기에 발생한 감염증을 나타내는 것일 뿐, 성기감염증 = 성감염증(STD)은 아니다. 대부분의 STD는 성기에 증상이 나타나는 성기감염증이지만 그 외에 구강이나 항문주위에 발진이 나타나는 것, 매독이나 바이러스성 간염과 같이 전신성 감염증을 초래하는 것이 있다. STD와 성기감염증의 관계는 **그림 126**과 같다.

시대의 변천에 따라 STD의 대표적인 질환도 달라지는데, 병원미생물에는 다음과 같은 것들이 있다.

- HIV(human immunodeficiency virus)
- Chlamydia(*Chlamydia trachomatis*)
- HSV(herpes simplex virus)
- Trichomonas(*Trichomonas vaginalis*)
- 매독균(*Treponema pallidum*)
- 임균(*Neisseria gonorrhoeae*)
- HPV(human papilloma virus)
- HBV(hepatitis B virus)
- HCV(hepatitis C virus)
- 연성하감균
- 모슬(crab louse)
- 개선(옴)
- 이질아메바

아무런 보충 설명 없이 단순히 STD라고 할 때에는 STD 중에서 성기감염증을 일으키는 것으로 생각하기 바란다.

그림 126 성기감염증과 STD

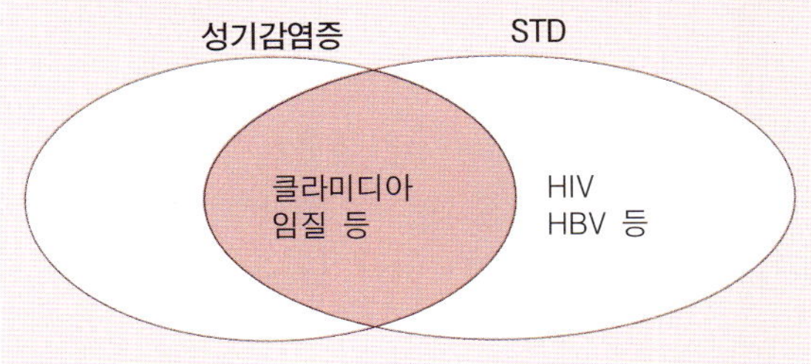

a. STD의 역사

제2차 세계대전이 끝난 무렵의 성병이라고 하면 매독, 임질이 주된 질환이었다. 특히 항생제가 없던 시대에 매독은 불치병이었고, 제4기 증상은 매우 위독한 것이므로 상당히 두려워했었다. 마치 오늘날 우리들이 HIV를 두려워하는 것과 같다. 1948년에 발표된 성병예방법의 대상이 되는 질환은 매독, 임질, 연성하감, 성병림프육아종의 4가지 질환이었다.

최근까지 이 성병예방법은 실시되고 있었는데, 이것은 현대의 STD 사정을 전혀 반영하지 못하여, 항상 비판의 대상이었다.

여기에서 대상이 된 STD는 다음의 5가지 질환이다.

- **성기 클라미디아 감염증**
- **임질성 질환**
- **성기 헤르페스**
- **뾰족콘딜로마**
- **질편모충증(trichomoniasis)**

또, STD의 변천에서 흥미로운 것은 다음 2가지이다.

① **STD의 원인 미생물이 세균에서 바이러스로 옮겨간 점**

② **증후성의 STD에서 무증후성의 STD가 늘어나고 있는 점**

전자는 β-lactam계 항생제(penicillin, cepha계)가 효과를 보이는 세균에서 효과가 없는 미생물로 이동한 약물 치료면에서의 변천이다. 즉 매독·임균의 시대에서 Chlamydia·HIV로의 변천이다. 바이러스에는 항생제가 전혀 효과가 없고 Chlamydia에는 β-lactam계 항생제가 효과가 없다.

후자로 변천했다는 것은 질병을 발견하는 것이 더 어려워졌다는 것을 의미한다. 발견이 늦어져 불임의 원인이 되거나 HIV처럼 자기도 모르는 사이에 생명을 위협하는 등 지금까지는 없었던 양상을 보이게 되었다. STD는 성개방 풍조와 성행위의 다양화 영향을 받아, 매독·임질이라는 two-top 체제로부터 다양한 감염증이 혼재하는 난세의 시대로 돌입했다고 할 수 있다.

b. 예전에 많았던 성병들

매독·임질은 현재에도 자주 볼 수 있는 성병이다. 그에 비해 연성하감, 성병림프육아종은 거의 볼 수 없는 질환이다. 연성하감은 일년에 몇 건의 보고가 있는 정도이다. 성병림프육아종은 1978년 이후 보고가 없다.

예전의 성병예방법의 대상이었던 4가지 질환에 관한 요점을 아래에 정리한다.

1) 매독 (syphilis)

- *Treponema pallidum*
- 1년간 1,400명 정도 보고됨(최근 몇 년간 큰 변화 없음).
- 1기 매독
  초기경결, 경성하감(chancre), 무통성 림프절종창
- 2기 매독
  장미진(roseola), 편평콘딜롬(condyloma lata), 농증, 결절
- 3기 매독
  대동맥염을 비롯한 혈관염, 고무종(gumma)
- 4기 매독
  진행마비(general paresis), 척수매독(tabes dorsalis)
- penicillin이 특효
- 혈청학적 진단
- HIV와의 혼합감염

2) 임질 (gonorrhoea)

- *Neisseria gonorrhoeae*
- 매독에 비해서 아직도 대중적인 질환
- 연간 2,800명 정도 보고됨
- 남성의 요도염
- 여성의 자궁경관염
- 인두염
- 곧창자항문염(직장항문염)
- penicillin 등 항생제가 효과적이다

VI

3) 연성하감 (chancroid)

- *Haemophilus ducreyi*
- 궤양과 통증성 림프절 종창

4) 성병림프육아종 (lymphogranuloma venereum)

- *Chlamydia trachomatis*
- 통증성 림프절 종창

잠깐! 한 말씀

플러스 코스

1. '하감'이란 무엇인가?
음부에 생기는 궤양을 하감이라고 한다.

2. '림프절 종창'이란 무엇인가?
서혜부의 림프절이 부어오르는 것을 말한다.

3. *Chlamydia trachomatis*에는 어떤 종류가 있을까?
*Chlamydia trachomatis*에는 15가지의 혈청형이 존재한다(A, B, Ba, C, D, E, F, G, H, I, J, K, L1, L2, L3).
성병림프육아종 L1, L2, L3
trachoma .... A, B, Ba, C
STD .... B, D~K
위와 같이 혈청형에 따라 걸리는 질환이 달라진다.
여기에서 *Chlamydia*에 대해 간단하게 복습해 두자.
① 세포내 기생세균이라는 것
② β-lactam계 항생제가 효과가 없다는 것

을 기억하기 바란다. 각론에서 다시 한 번 살펴보겠다.

4. 임균에 의한 인두염
성행위가 다양화(oral sex)됨에 따라 인두염을 앓는 여성이 증가하고 있다. 임균 인두염을 앓는 사람으로부터 다른 사람에게로 감염이 계속 퍼져 나간다. 현재 남성의 임질 중 약 30%는 여성 인두를 감염원으로 하고 있다고 한다. 임균과 마찬가지로 *Chlamydia*도 인두염의 감염원이 된다. 이 2가지 균 모두 남성의 인두도 감염시킨다.

2 STD의 역학

a. STD 역학조사

최근 STD 각 질환의 추이를 살펴보자(**그림 127-a**). 이 도표는 남녀 합계의 전체 보고수를 나타내고 있다.

우선 여기에서 성기 클라미디아 감염증이 STD의 약 반수를 차지한다는 사실을 확인하기 바란다. **그림 127-b, c**는 남녀별로 보고 된 숫자를 나타내고 있다. 남성에서 1위는 *Chlamydia*이며, 2위는 80년대까지 1위였던 임균이다. AIDS 박멸 캠페인이 효과를 얻어서인지, 90년대 초에 위의 두 균은 10명 정도까지 줄었지만, 최근에 다시 증가하는 경향을 보인다. 아래의 여성 쪽에 주목하자. 1위는 클라미디아, 이어서 성기헤르페스, 임균감염증과 condyoma acuminatum로 이어진다. 질 트리코모나스(trichomonas)는 현재 극소수로 줄었다.

여기에 매독은 포함되어 있지 않지만, 매독은 이들 5가지 질환에 비하면 훨씬 적은 수이다.

전체적으로 정리해 보면,

- 클라미디아가 가장 많고 임질이 그 다음으로 많다.
- 임질이나 뾰족콘딜로마(condyloma acuminatum)는 남성에게 많다(남성은 배뇨시에 음경, 귀두를 볼 기회가 많으므로 발견이 빠르다).
- 여성의 임질 발생률이 낮아지고 있다(이것은 감염자의 실제 숫자가 감소한 것이 아니라 자각증상이 나타나지 않는 여성이 늘고 있는 것으로 생각된다).

b. 성행위와 감염률

1) 임균

1회의 성교에 의한 감염률은 약 30%이다.

2) HBV

HBe 항원 양성자의 혈중 바이러스 농도는 10^8/ml에 달한다. 정액중의 HBV 농도는 혈액중 농도의 1/1,000~1/10,000이므로 HBe 항원 양성자의 경우 10^5/ml에 달한다. 1회 성교에 의한 감염률은 30%로 높은 수치를 보인다.

3) HCV

HCV 보균자의 혈중 농도는 10^5/ml로 HBV에 비해서 낮다. 성행위에 의한 감염은 거의 없지만 전혀 없다는 것은 아니기 때문에 주의해야 한다.

4) HIV

혈중 농도 10^2/ml로 더욱 낮아진다. 1회의 질성교에 의한 감염률은 0.1%이다.

5) HTLV-1

성인 T세포백혈병(ATL)의 원인균이다. 감염의 기본은 모유를 통한 감염이다. 부부간의 성행위에 의한 감염률은 10년 동안 남편에게서 아내에게가 60%, 아내에게서 남편에게가 0.4%로 나타났다.

3 남성 특유의 STD

남성의 성감염증이라면 **요도염**이 있다. 현재 우리나라에서 가장 유행하고 있는 것이 클라미디아(Chlamydia)나 비임균성 요도염이다. 요도염은 일반적으로 요도구멍에서 탁한 액체가 흘러나오므로(그림 128) 환자 본인이 곧바로 알 수 있어 비교적 조기에 치료를 시작하는 경우가 많다. 남성에게서 여성으로 전염되는 경우는 다음의 2가지 원인에 의해서이다.

- 남성의 요도 원주상피에 감염하는 미생물
- 남성의 정액 속에 존재하는 미생물

전자의 대표가 임균, Chlamydia이고 후자의 대표가 HIV와 HBV이다.

남성 요도염 감염미생물의 빈도는 임균과 Chlamydia를 합친 것(단독감염·혼합감염)이 약 75%를 차지한다. 현재는 '요도염의 원인은 Chlamydia'라고 할 만큼 증가하였다. 원인중 하나로 클라미디아성 요도염은 증상이 가볍고 요도분비물이 장액성이기 때문에 환자 본인이 알아차리기 힘들다는 점을 들

그림 127 성감염증 환자 보고수

질병 \ 연도		2003	2004	2005	2006	2007
매독	1, 2기 매독	582	807	674	1,179	1,321
	선천성 매독	4	10	10	9	7
임질		15,290	10,845	6,135	4,219	2,823
클라미디아 감염증		4,048	5,970	4,245	2,978	2,804
성기 단순포진		670	658	893	1,494	1,491
연성하감		1	0	0	0	0
뾰족콘딜로마		388	382	497	696	825
비임균성 요도염		6,026	4,977	3,500	2,748	1,859

주 1) 본 통계자료는 표본감시체계 운영시작(2001.1.1)이후부터 현재까지 전염병감시체계 자료임(EDI/전염병웹보고)
2) 2001/2002년 통계는 기존 통계와 차이 있음
3) 비임균성 요도염은 남자에 한해 보건소에서만 보고함

수 있다. 그에 비해 임균성 요도염의 요도분비물은 화농성이므로 환자가 깜짝 놀라 곧바로 병원으로 달려갈 가능성이 높기 때문이다.

또 문화적으로 남성들은 여성보다 윤락업소에 출입하는 경우가 많으므로, 모슬이나 옴(**그림 129, 130**) 콘딜로마(condyloma)가 나타나는 경우가 있다.

4 여성 특유의 STD

여기에서는 총론적인 것을 살펴보겠다. 성기감염증에서 손상받는 부위를 표층부터 심부까지 추적해 보면 다음과 같은 순서가 된다.

① 외음부
② 질
③ 자궁경부
④ 자궁내막
⑤ 자궁관
⑥ 난소
⑦ 자궁주위 결합조직(골반내)

각 부위가 어떤 미생물에 감염되어 어떤 증상을 나타내며, 어떤 후유증을 남기는지에 대해서 살펴보자.

그림 128 외요도소견(ATLAS⑧ 참조)

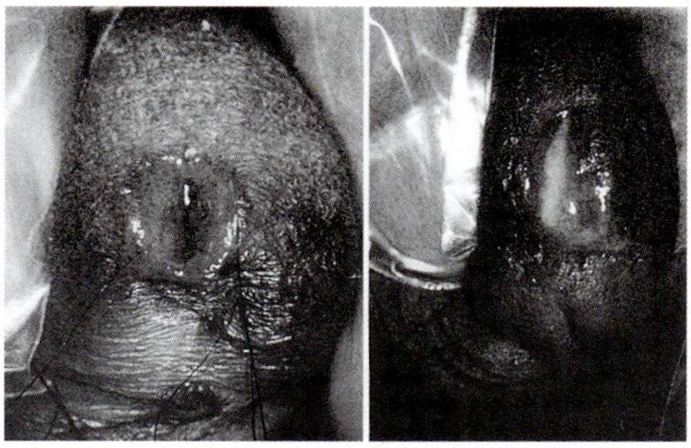

클라미디아성 요도염　　임균성 요도염

(小島弘敬 : 『개업의를 위한 STD』 熊沢淨一編, 南山堂, p.iii, 1999. 허가에 의해 전재)

a. 부위 특이성으로 본 병원미생물의 분포

1) 외음부

단순 헤르페스, 매독, Candida, HPV, 옴진드기, 모슬(*crab louse*), *Haemophilus ducreyi*

2) 질

Candida, Trichomonas, HPV

3) 자궁경부

Chlamydia, 임균, HPV

그림 129 옴의 결절(ATLAS⑨ 참조)

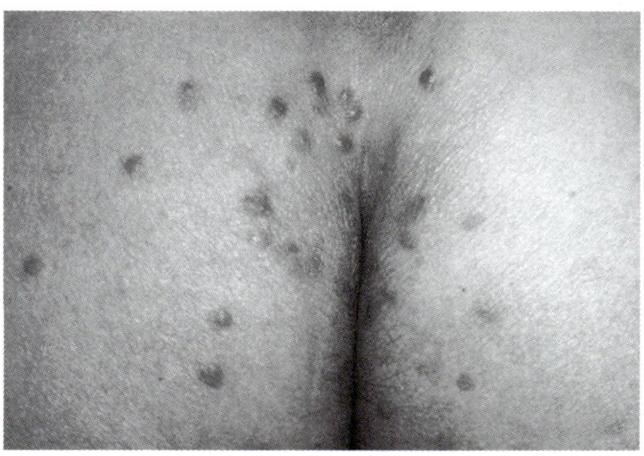

그림 130 옴의 충체·충란(ATLAS⑩ 참조)

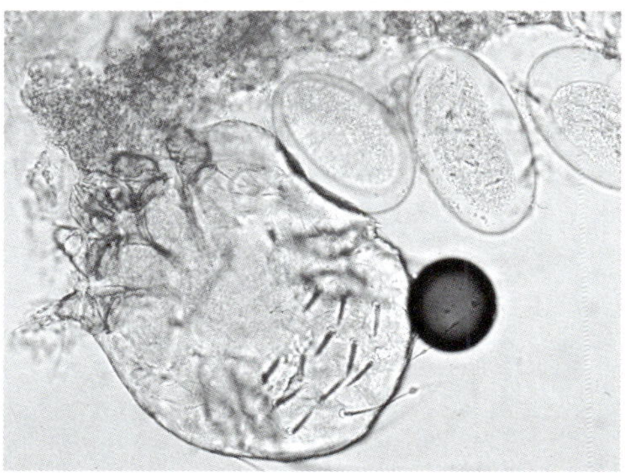

4) 자궁내막

Chlamydia, 임균

5) 자궁관

Chlamydia, 임균

6) 난소

Chlamydia, 임균

7) 자궁주위 결합조직(골반내)

Chlamydia, 임균

STD의 원인미생물은 신체 표면의 얕은 곳에서 깊은 곳으로 진행해 가는데, 얕은 곳에 머무르는 것도 있고, 점점 깊숙한 곳까지 들어가는 것 등 각 미생물이 활동하는 곳은 정해져 있다는 것을 알 수 있다. 여기에서 가장 중요한 것은 **Chlamydia**와 **임균**은 골반내의 깊은 곳까지 침입한다는 사실이다. 위에서 이 2가지가 반복해서 나오는 것에 주목하기 바란다.

b. STD에서 흔히 나타나는 증상(자각증상을 중심으로)

부위별로 살펴보자.

1) 외음부

- 통증 : 궤양에 의한 통증과 서혜림프절의 종창에 의한 통증이 있다. 가벼운 궤양이나 아프지 않은 림프절 종창에는 각각 명칭이 있다(경성하감, 무통성 가래톳)
- 가려움 : Candida나 모슬에서는 너무 가려워 참을 수 없을 정도이다.
- 종창·결절 : 뾰족콘딜로마(condyloma acuminatum)는 아프지도 가렵지도 않다
(약간 가려울 수도 있다)

2) 질

- 질 자극감, 질의 가려움 :
증상이 매우 심하다.
- 분비물의 증가 :
질염의 원인에 따라 분비물에 특징이 있다. 임상 상식이며 시험에서도 자주 출제되는 사항이다.

칸디다질염 ············ **요구르트 형태의 분비물**
악취 (-)
트리코모나스증 ······ **황색·포말상 분비물**
악취 (+)

- 성교시 통증

3) 자궁경부

분비물의 증가, 하복부 통증이 나타나는 경우가 있다.

대부분은 증상이 나타나지 않고 경과한다.

4) 자궁내막

5) 자궁관

6) 난소

7) 자궁주위 결합조직(골반내)

대부분 증상이 나타나지 않지만 증상이 나타나는 경우는 하복부 통증이다. 일부에서는 급성 복증으로까지 진행되기도 한다. 염증 부위가 깊어짐에 따라 복통이 지속성을 나타내며, 골반 복막염으로까지 진행되면 복막자극 증상을 나타낸다.

c. 자각증상 없이 진행하는 병태

앞에서 설명한 각 증상은 일시적인 것으로서, 감염증을 치료하면 증상도 사라진다. 그러나 지금부터 설명하는 병태는 반영구적으로 남는 기능적·해부학적인 손상이다. Chlamydia를 중심으로 설명하겠다.

자궁경관 점막이 Chlamydia에 의해 첫 번째로 감염되면, 며칠 내에 복강내까지 파급된다. 자궁관염이나 자궁내막염이라는 이른바 부속기염이 발생하는데, 대부분 증상이 없기 때문에 치료를 하지 않고 방치하게 된다. Chlamydia에 감염된 점막에서는 염증이 일어나 반흔, 협착, 유착과 같은 영구적으로 남는 변화를 일으키는데, 이것이 불임의 원인이 된다. 자궁관주위 유착, 자궁관폐색증, 고름자궁관, 자궁관수종 등은 Chlamydia나 임균의 감염증에 의한 2차성 병변이라고 할 수 있다.

클라미디아·임균의 성기감염은 불임의 원인이 된다

잠깐! 한 말씀

클라미디아 vs 임균

공통적으로 우선 자궁경관 점막을 감염시킨 후 계속 침입해 들어간다. 임균은 심한 증상을 나타내는 경우가 많고, 클라미디아는 증상을 나타내지 않는 경우가 많다는 것을 기억하기 바란다. 증상의 정도는 남성 요도염에서의 클라미디아와 임균의 관계와 같다.

d. 부속기염에 대하여

골반내 감염증(pelvic inflammatory disease : PID)이라 불리는 질환은 **그림 131**에 열거한 몇 가지 질환의 총칭이다. 명칭을 참조하기 바란다.

여기에서 거론하는 질환의 원인균으로서도 클라미디아와 **임균**은 특히 중요하다.

그림 131 PID의 종류

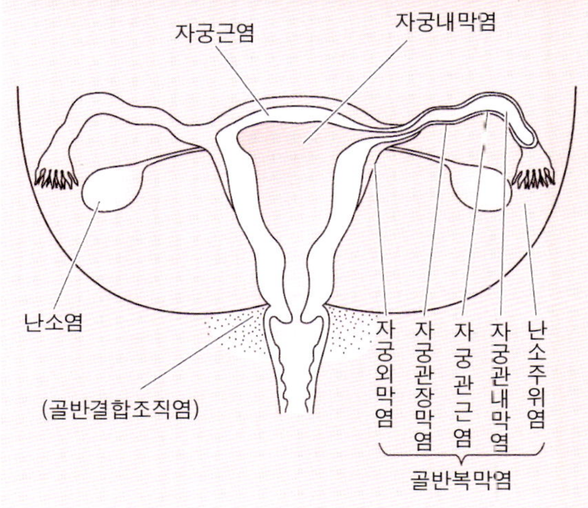

B STD 각론

1 성기 클라미디아 감염증

*Chlamydia trachomatis*를 중심으로 설명하겠다. 앞에서의 설명과 중복되는 내용도 많다.

a. Chlamydia의 생활주기

Chlamydia는 **세포내 기생세균**이다. 세포내에 침입한 후 세포내에서 증식하여 감염세포가 Chlamydia로 가득 차면 세포가 터지는데, 이때 Chlamydia가 한꺼번에 방출됨으로써 인접한 세포를 감염시킨다. 1 cycle이 약 2일이다(**그림 132**). Chlamydia는 원주상피세포(샘상피세포)를 감염시킨다.

b. Chlamydia의 종류

*Chlamydia*속에는 다음 3가지 종류가 있다.

1) *Chlamydia trachomatis*
2) *Chlamydia psittaci*
3) *Chlamydia pneumoniae*

Chlamydia는 3종류 모두 사람에 대해 병원성을 가진다(**표 49**).

각각의 병원성을 살펴보자.

1) *Chlamydia trachomatis*

STD의 원인이 되는 균종이다. 앞에서 설명했던 혈청형으로 분류한다. trachoma(전염성 만성 각결막염), 성기감염증, 성병림프육아종의 병원균이다. 특히 여성의 경우에는 STD 중에서 이것이 가장 많이 보고되고 있고, 남성의 경우도 보고되는 숫자가 해마다 증가하고 있다(**표 50**)

2) *Chlamydia psittaci*

앵무새병의 원인균이다. 앵무새병을 비정형 폐렴(atypical pneumonia)으로 취급하는 사람도 있다.

3) *Chlamydia pneumoniae*

최근 밝혀진 종으로, 폐렴을 비롯한 호흡기 감염증을 일으킨다.

비정형 폐렴의 한 종류이다.

<주목되고 있는 것>

동맥경화나 심근경색, 대동맥해리 등에 이 *Chlamydia pneumoniae*가 관여하고 있는 것이 아닐까 하고 주목을 받고 있다.

VI

그림 132 Chlamydia의 생활주기

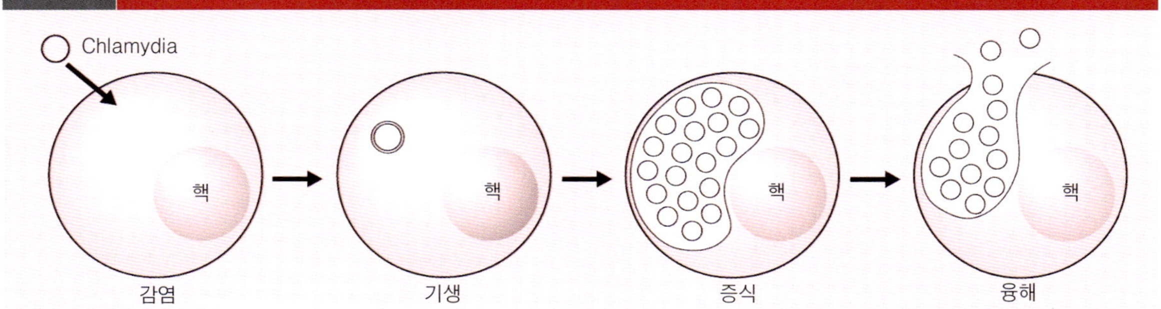

표 49 *Chlamydia* 속

균의 종류	혈청형	숙주	관련 질환
C. trachomatis	A, B, Ba, C	사람	trachoma
	B, D, E, F, J, H, I, J, K	사람	요도염, 부고환염, 전립샘염, 자궁경관염, 자궁관염, PID, 자궁관불임, 자궁외임신, 간주위염(Fitz-Hugh-Curtis 증후군), 봉입체각막결막염
	L1-L3	사람	성병림프육아종(제4성병)
C. pneumoniae		사람	폐렴, 심혈관장애(?)
C. psittaci		사람	폐렴, 결막염
		앵무새, 조류	폐렴, 심막염, 창자염, 결막염
		개	폐렴, 창자염, 결막염, 뇌염
		고양이	폐렴, 결막염
		돼지	폐렴, 심막염, 유산
		염소	폐렴, 창자염
		양	폐렴, 창자염, 유산, 결막염
		소	폐렴, 창자염, 유산, 결막염
		말	폐렴, 창자염, 유산, 뇌염

표 50 성병 성별/연령별 통계

	계		매독 (1,2기 매독)		매독 (선천성매독)		임질		클라미디아 감염증		성기단순포진		연성하감		첨규콘딜롬		비임균성 요도염	
	남	여	남	여	남	여	남	여	남	여	남	여	남	여	남	여	남	여
계	6,628	4,495	559	762	0	0	2,340	483	102	2,702	1,155	336	0	0	613	212	1,859	-
0~4	1	3	0	2	0	0	0	0	0	0	0	1	0	0	1	0	0	-
5~9	0	1	0	0	0	0	0	0	0	0	0	0	0	0	0	1	0	-
10~14	3	7	0	1	0	0	1	1	0	0	1	3	0	0	0	2	1	-
15~19	323	192	5	40	0	0	191	37	2	100	8	6	0	0	10	9	107	-
20~24	828	1,009	53	170	0	0	406	107	9	680	61	18	0	0	64	34	235	-
25~29	1,391	1,135	75	137	0	0	581	139	29	797	149	31	0	0	155	31	402	-
30~34	1,116	632	80	81	0	0	380	66	29	425	173	36	0	0	120	24	334	-
35~39	975	471	43	61	0	0	331	55	16	298	185	28	0	0	101	29	299	-
40~44	711	385	70	65	0	0	178	35	8	234	205	28	0	0	69	23	81	-
45~49	518	299	49	74	0	0	146	25	6	126	149	52	0	0	43	22	125	-
50~54	338	163	78	68	0	0	61	8	2	29	111	38	0	0	20	20	66	-
55~59	205	91	66	37	0	0	29	9	0	4	46	34	0	0	16	7	48	-
60~64	91	41	12	9	0	0	15	0	1	4	28	21	0	0	6	7	29	-
65~	128	66	28	17	0	0	21	1	0	5	39	40	0	0	8	3	32	-

주 1) 본 통계자료는 표본감시체계 운영시작(2001. 1. 1)이후부터 현재까지 전염병감시체계(EDI/전염병웹보고)에 보고된 자료이며, 2006/2007년 통계는 잠정통계로 변동 가능함
2) 2001/2002년 통계는 기존 통계와 차이 있음
3) 비임균성 요도염은 남자에 한해 보건소에서만 보고함

우선 Chlamydia 속에는 3종류가 있다는 것을 확인하고 각각 일으키는 질병을 기억하기 바란다. **표 49**의 굵은 글씨를 외워 두면 충분하다.

클라미디아 감염증은 STD 중에서 가장 많다(STD의 약 반수는 클라미디아 감염증)는 사실을 알아두기 바란다. 또 성병림프육아종은 Chlamydia가 원인이 되는 질환이지만 빈도를 고려할 때 Chlamydia의 대표적 질환은 아니라는 것, 그리고 특수한 혈청형이라는 것을 기억하기 바란다. 또 증상은 확실하게 나타나지 않는 경우가 많다는 점에 주의하기 바란다. 방치하면 염증이 반흔화되어 유착되거나, 자궁관통과장애 등이 발생해 불임의 원인이 된다.

c. Chlamydia에 의한 염증의 진행

성교에 의해 질내로 침입한 Chlamydia는 먼저 자궁경부의 상피세포를 감염시킨다. 이 단계에서 자궁경관염이 발생하는데 Chlamydia의 감염은 여기에서 그치지 않고 더욱 깊숙이 들어간다. 이것을 도식으로 나타내면 **그림 133**과 같다. Chlamydia는 골반장기내 염증의 주역이라는 것을 잘 알 수 있다.

d. 증상

Chlamydia에 감염된 여성은 대부분 증상을 호소하지 않는다. 증상이 없는 경우가 많아 감염을 알아차리지 못하고 방치하는 일이 많기 때문이다. 증상을 호소하는 경우 BEST 3 증상은 다음과 같다.

1위 하복부 통증
2위 분비물
3위 비정상적인 성기출혈

모두 특이적인 증상은 아니지만, 위와 같은 증상을 호소하는 환자가 있으면 가장 먼저 Chlamydia를 의심해야 한다.

e. 치료

세포내에 기생하므로 세포내 이행성이 높은 **tetracycline계 항생제, macrolide계 항생제, new quinolone계 항균제**가 치료의 원칙이다. β-lactam계 항생제는 효과가 없다. 원칙적으로 STD에서는 sexual partner도 동시에 치료해야 함을 잊어서는 안 된다.

그림 133 *Chlamydia trachomatis*의 진행

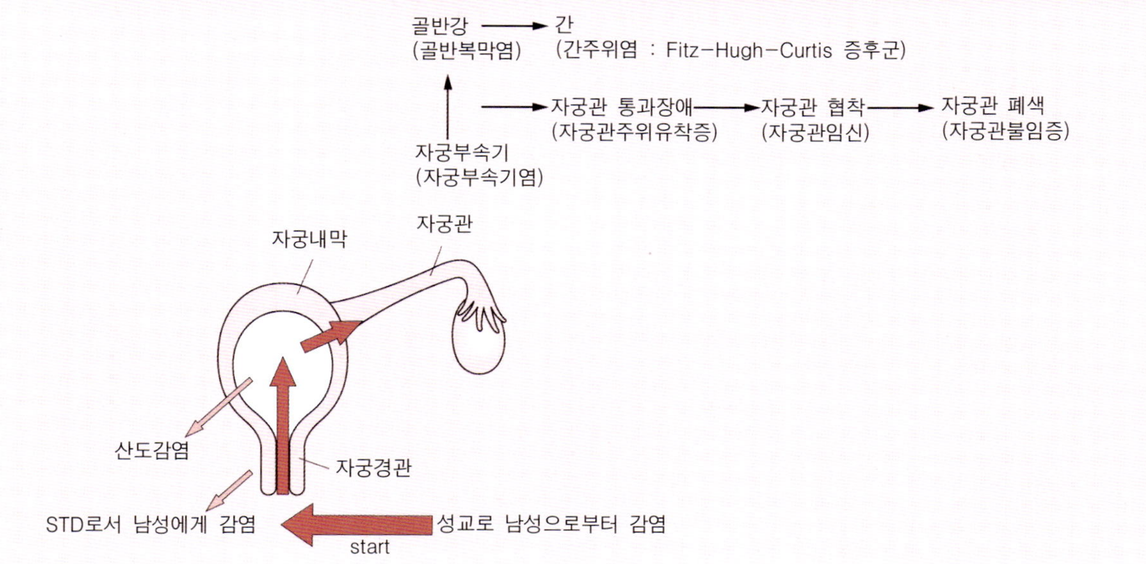

2 성기 헤르페스

a. HSV(herpes simplex virus)의 생활주기

성기를 가장 먼저 감염시킨 HSV는 감염 부위의 지각신경 말단에 침입하여 신경축삭을 통과한 후 천수신경절(후근신경절)에 잠복한다. 피로, 생리중, 수술, 강한 자외선 등으로 면역력이 저하된 상태에서 잠복해 있던 HSV가 활성화되어 축삭을 통해 성기에 도달하여 궤양 등의 증상을 나타내게 된다(**그림 134**).

b. 임상형

HSV 감염증의 임상형(**표 51**)에는 다음의 3가지가 있다.

① 급성형
② 재발형
③ 유발형

급성형은 초감염에서 나타나는 것으로, 감염기회가 확실하다. 증상은 매우 강해서 수막염을 일으킬 정도이다. **재발형**은 초감염 후에 신경절에 잠복한 바이러스가 어떤 원인에 의해 재활성화되어 증상을 나타내는 것을 말한다. 증상은 급성형 만큼 심하지는 않다. **유발형**이란 초감염시 증상이 확실하지 않다가 잠복 후 어떤 원인에 의해 재발하는 형태를 말한다. 환자로서는 처음 자각하는 증상이지만 급성형과는 항체값의 유무로 판단이 가능하다. 즉, 급성형에서는 항체가 아직 음성이지만, 유발형에서는 증상 발현시에 이미 항체가 만들어져 있다.

그림 134 **HSV의 생활주기**

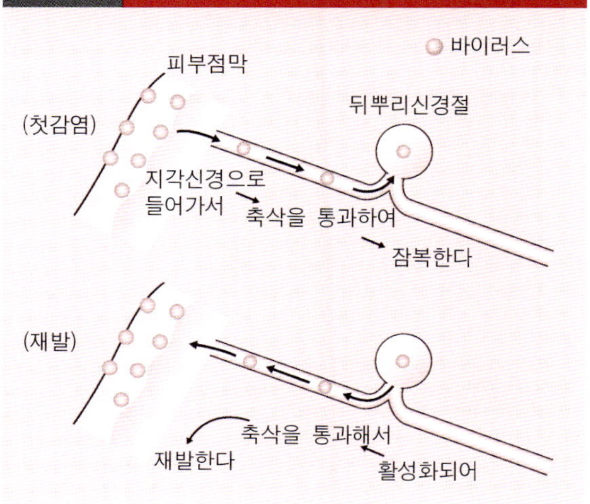

c. HSV-I과 HSV-II

HSV에는 I형과 II형이 있다. 각각 부위 친화성이 있어서, HSV-I은 입술이나 얼굴에, HSV-II는 성기에 친화성이 있다. **표 52**를 참고하기 바란다.

- 초감염은 HSV-I이 많다.
- HSV-I에 감염된 사람은 다시 HSV-II에 감염될 확률이 높다.
- 천수신경절에 잠복하는 능력은 HSV-II 쪽이 높다.

또 성행위의 다양화에 따라 음부에서도 HSV-I이, 입술에서도 HSV-II가 검출되는 경우가 종종 있다.

표 51 성기 헤르페스의 임상형

	증상 출현	감염 기회	유발 인자	증상	병소
급성형	처음	있다	없다	강하다	광범위
재발형	반복된다	없다	있다	약하다	국소
유발형	처음	없다	있다	약~중등도	국소~광범위

표 52 임상형과 HSV의 형태

	HSV-I	HSV-II	계
급성형	171 (59%)	117 (41%)	288
재발형	12 (9%)	129 (91%)	141
유발형	12 (23%)	40 (77%)	52
계	195 (41%)	286 (59%)	481

(川名 尚 저 『신여성 의학대계10 여성과 감염증』 武谷雄二편, 中山書店, 1999, p.133에서 전재)

VI

d. 헤르페스에 걸리면…

그림 135, 136을 보자. 외음부에 궤양 또는 수포성 병변이 나타난다. 환자는 매우 고통스러워하고 통증 때문에 배뇨나 보행이 불편해진다. 남성은 **그림** 137과 같이 된다.

그림 135 **급성형 헤르페스(ATLAS⑪ 참조)**

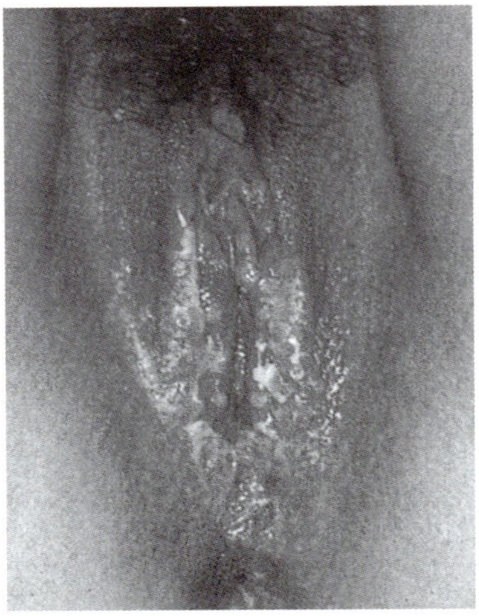

그림 136 **헤르페스(ATLAS⑫ 참조)**

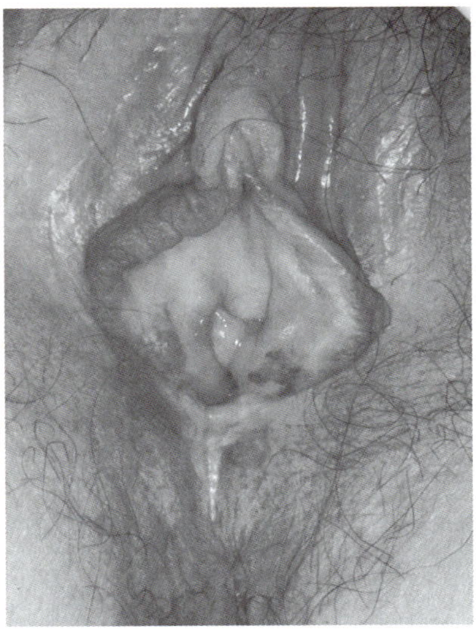

e. 치료

Acyclovir 등의 항바이러스제를 정맥주사 또는 경구투여한다. 아주 경미한 경우에는 항바이러스제를 외용만 하기도 한다. 특효약이므로 기억하기 바란다.

3 질편모충증 Trichomoniasis

질편모충증은 *Trichomonas vaginalis*라는 원충에 의해 발병한다.

a. 질염 vaginitis

질염의 대표적 질환은 다음과 같다.

① 질편모충증
② 칸디다질염
③ 세균성 질염

증상을 중심으로 기억하는 것이 좋다. 특히 **질 분비물의 상태**를 반드시 기억하자. **표** 53을 보기 바란다. 우선 부위를 보면, 질편모충증(trichomoniasis)은 질에만 국한된 것이 거의 대부분인데 비하여, 칸디다증(candidiasis)은 질과 외음부에 동시에 발병하는 경우가 많다. 질편모충증은 성행위와 관련이

그림 137 **외음부 육안소견(첫감염 헤르페스) (ATLAS⑬ 참조)**

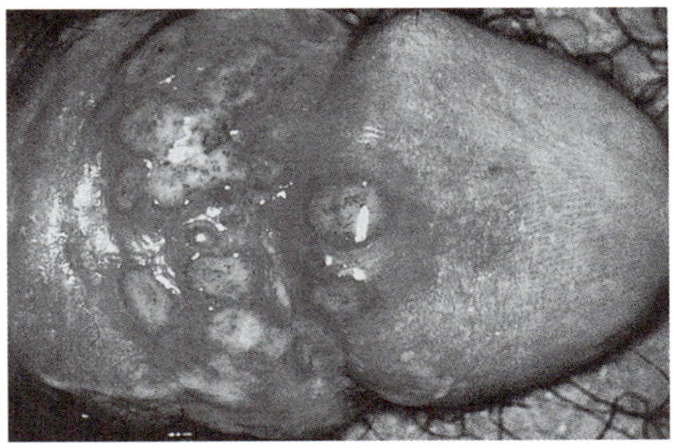

(小島弘敬 저 : 『개업의를 위한 STD』 熊沢淨一편, 南山堂, 1999, p.iii에서 전재)

있어 의심할 여지없이 STD이다. 반면, 칸디다증은 성행위와 그다지 관련이 없다.

Candida는 질내의 상재균으로 질내에 이상 증식하였을 때에만 문제가 되는데, 그러한 이상 증식에 성행위가 일부 관련된다고 알려져 있다. 분비물의 특징과 환자가 주로 호소하는 내용을 정리하면 아래 그림과 같다(**그림 138**).

① 질편모충증

분비물의 양이 가장 많다. 분비물이 거품 형태이고 악취가 매우 심하다.

그림 138 각 질염의 특징

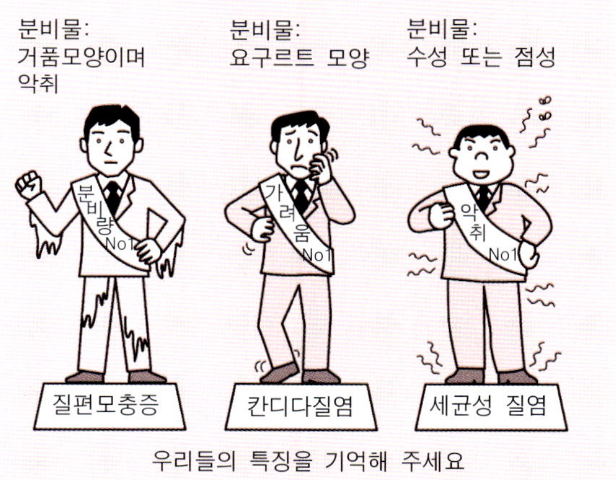

② 칸디다질염

가려운 정도가 가장 심하다. 분비물은 요구르트 형태이다.

직접현미경검사로 진단내릴 수 있다.

③ 세균성 질염

악취가 가장 심하다.

b. 치료

*Trichomonas vaginalis*는 원충이므로 metronidazole를 경구 또는 질내에 투여한다. 질 이외에 방광 등도 감염되므로 질 정제는 경구투여에 비해 효과가 떨어진다.

4 뾰족콘딜로마

condyloma acuminatum

a. 뾰족콘딜로마란?

뾰족콘딜로마란 남녀의 외성기에 많이 발생하는 양성 종양이다. 닭의 볏처럼 표면이 우툴두툴하고 각질화된 독특한 형태를 하고 있다(**그림 139**). 남성에게는 귀두, 관상고랑(sulcus coronarius), 여성에게는 질, 음순, 자궁경부, 회음부에 생긴다. 가려움

VI

표 53 질염

	질편모충증	외음질 칸디다증	세균성 질염
부위	질, 때때로 외음부	질 및 외음부	질
성행위의 관여	매우 확실	약간	?
주된 증상	거품 모양 분비물 악취	**심한 가려움** 분비물	분비물 **악취**(특히 성교 후)
분비물	**황백색** **거품 모양** 점성 다량	**백색** **요구르트 모양** **술지게미 모양**	묽다 점성
원인	원충	진균	세균

이나 통증 등의 자각증상을 보이는 경우는 거의 없다. HPV(human papilloma virus)가 피부, 점막의 상피세포를 감염시키고 감염된 세포는 종양화된다. 감염후 1~6개월 이내에 증상이 나타난다.

b. HPV의 형태

HPV에는 현재 약 80종의 형태가 분류되어 있다. 그 중에서 기억해 두어야 할 것은 형태에 따라 뾰족콘딜로마가 되거나 자궁경부암이 된다는 것이다.

- 6, 11형(양성형)
  → 뾰족콘딜로마의 원인
- 16, 18형(악성형)
  → 자궁경부암, 음경암의 원인

c. 뾰족콘딜로마와 자궁경부암의 관계

대장 폴립이 대장암으로 진행하는 것처럼 뾰족콘딜로마가 자궁경부암으로 진행한다고 생각하는 사람이 있는데 그것은 잘못된 생각이다. 뾰족콘딜로마는 몇 년이 지나도 악성화되지 않는다. 만일 종양이 악성화되었다면 대부분의 경우는 HPV 16형 또는 18형으로 인해 생긴 종양을 뾰족콘딜로마로 오진한 것이다. 또한 악성형의 HPV에 감염되었다고 해도 암 발생으로 연결되는 것은 그 중 1% 정도이다.

d. 치료

외과적 절제, 전기응고, 냉동요법, 레이저 등의 물리적인 치료나 면역요법, 항암제, 외용약 등으로 치료한다.

그림 139 뾰족콘딜로마(condyloma acuminatum) (ATLAS⑭ 참조)

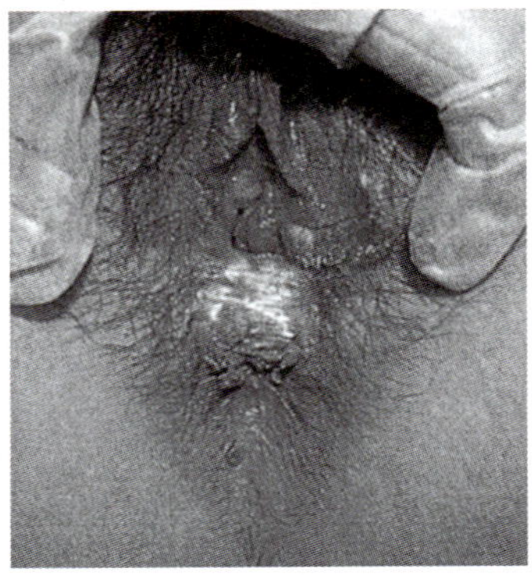

VII 주산기 감염증 perinatal infection

A 주산기와 감염증

주산기 감염증은 산부인과와 소아과에서 취급하는 분야이다. 주산기 감염증의 흐름을 파악하기 바란다. 먼저 개요를 살펴보자.

① 자궁내 감염은 조산의 원인이 된다.

② 모자감염은 다음의 두 가지 유형으로 나눌 수 있다.

태반감염 → 기형아가 태어난다

산도감염 → 신생아가 감염증에 걸린다

③ 모자감염에서 중요한 미생물을 기억하자.

1 임신의 지속과 감염증

조산이란 임신 36주 이내에 출산하는 것을 말한다. 일반적으로 조산아는 미숙한 경우가 많고 주산기 사망의 주요 원인 중 하나가 된다. 또 아기가 생존했다고 해도 특발성 호흡곤란증후군(respiratory distress syndrome), 기관지폐형성이상(bronchopulmonary dysplasia), 두개내출혈(intracranial hemorrhage), 동맥관열림증(patent ductus arteriosus), 미숙아망막병증(retinopathy of prematurity) 등의 이환율이 높아 주산기 의료에서 문제가 되고 있다. 따라서 어떻게 하면 조산을 줄일 수 있는가에 관심이 집중되고 있다.

조산은 여러 가지의 원인이 복합적으로 작용하여 자궁수축과 경관의 성숙화가 촉진되어 일어나는 증후군이다. 그 원인이 되는 것을 빈도순으로 나타낸 것이 표 54이다. 여기에서 주목해야 할 것은 **융모양막염(chorioamnionitis : CAM)**이다. 융모양막염이 조산의 원인이라는 사실을 우선 알아두자.

2 융모막과 양막 chorionic villus and amnion

먼저 융모막과 양막에 관하여 발생학적·해부학적인 것부터 복습해 보자.

표 54 조산(23~36주, 50례)의 원인과 그 비율

원인	비율
• 전치태반, 상위태반조기박리	50%
• **융모양막염**	**38%**
• 면역학적 원인(항인지질항체 증후군 등)	30%
• 경관무력증	16%
• 자궁이상(자궁기형, 양수과다, 자궁근종 등)	14%
• 모체이상(임신중독증, 약물중독 등)	10%
• 외상, 수술	8%
• 태아기형	6%
• 원인불명	4%

(Lettieri L, et al : Am J Obstet Gynecol 1993 ; 168 : 1480~1485에서)

a. 융모의 발생학

수정란이 착상하면(**그림 140-A**) 자궁점막내에 파묻힌다(**그림 140-B**). 수정란의 가장 바깥쪽에 있는 영양막세포층에서 증식한 세포가 바깥쪽을 향해 이동해 간다(**그림 140-C**). 바깥쪽을 향해서 증식한다는 것은 자궁점막내에 영양막세포가 침입한다는 것을 의미한다.

그림 140 융모의 발생

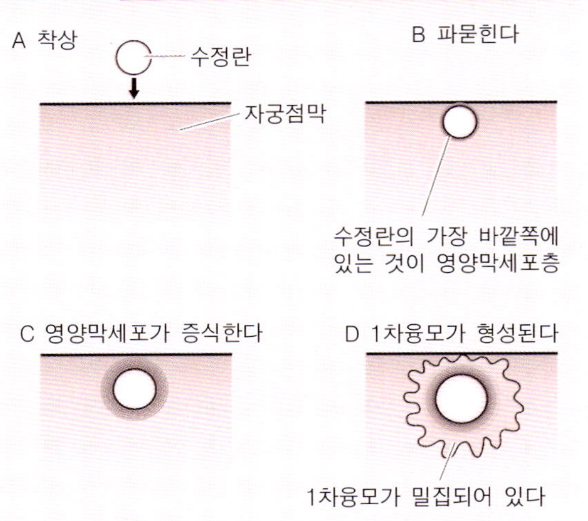

불규칙적으로 침입한 영양막세포(합포체영양막〈syncytiotrophoblast〉이라고 한다)는 매우 활발하게 분지하는데 이것을 1차 융모라고 한다(**그림 140-D**). 1차 융모에 싹이 되는 결합조직이 침입하고(2차 융모라고 한다), 그곳에 태아 유래의 혈관이 침입하여 3차 융모가 형성된다(**그림 141**). 대체로 수정후 셋째 주가 끝날 무렵에는 3차 융모가 형성된다. 아무 설명 없이 융모라고 하는 경우는 이 3차 융모를 가리킨다. **그림 142-A**는 수정후 셋째 주의 모습을 나타내고 있다. 융모막에서 자라는 융모가 바깥쪽을 향해 크리스마스트리처럼 무성해진 것을 볼 수 있다. 시간이 더 지나면 **그림 142-B, C**처럼 된다. 융모막은 영양막세포층이 분화된 것이다.

그림 141 3차 융모까지

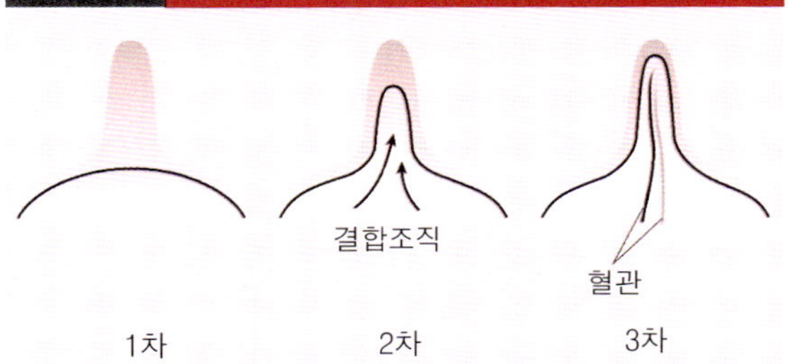

그림 142 임신초기의 자궁

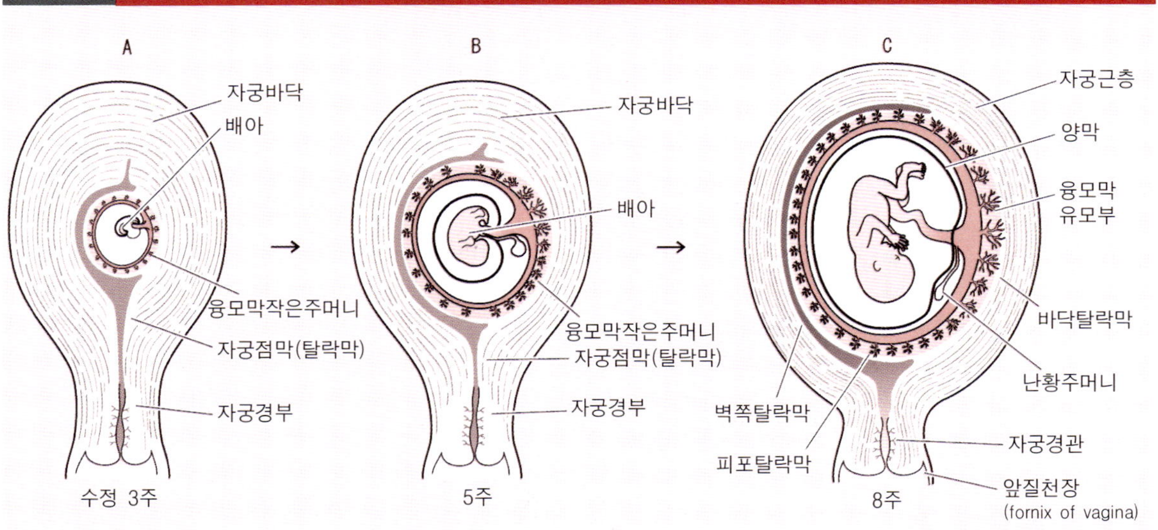

융모 안을 주행하는 혈관은 탯줄에 모여 배꼽동정맥이 된다. 이것을 확대한 것이 **그림** 143이다. 이것은 태반의 확대도이다. 두터워진 자궁점막내에 융모가 존재하고, 이 융모는 혈액이 고여 있는 곳에서 왕성하게 자라고 있는 것을 알 수 있다.

융모막에서 자라는 융모는 처음에는 **그림** 142-A처럼 배아·태아의 주변 전체에 있다가 점차 태반 부분에만 남게 되는데 여기에는 이유가 있다. 처음에 수정란이 자궁점막에 파묻힌다고 했는데 이 상태가 마지막까지 지속되는 것이다.

자궁점막만을 나타내면 **그림** 144와 같아서 태아는 자궁점막에 파묻혀 있는 상태이다. 태아에서 보면 등쪽의 자궁점막(피포탈락막〈capsular decidua〉)은 혈류가 부족하다는 것을 알 수 있다. 처음에는 태아의 등쪽에도 융모가 존재하였지만 혈류가 부족한 곳에는 융모가 자라도 의미가 없기 때문에 융모가 없어져 버리는 것이다. 융모가 소실되어도 막 성분은 남는다. 이것을 융모막 무모부 또는 간단히 융모막이라 한다. **그림** 143은 융모막 유모부이다. 자궁점막에서 유래하는 바닥쪽탈락막(decidua basalia)

그림 144 **임신시의 자궁점막**

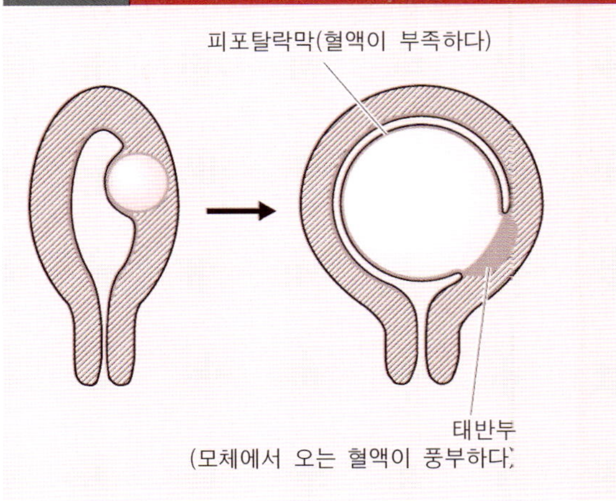

그림 143 **태반 형성시의 태아와 모체 조직의 상호관계**

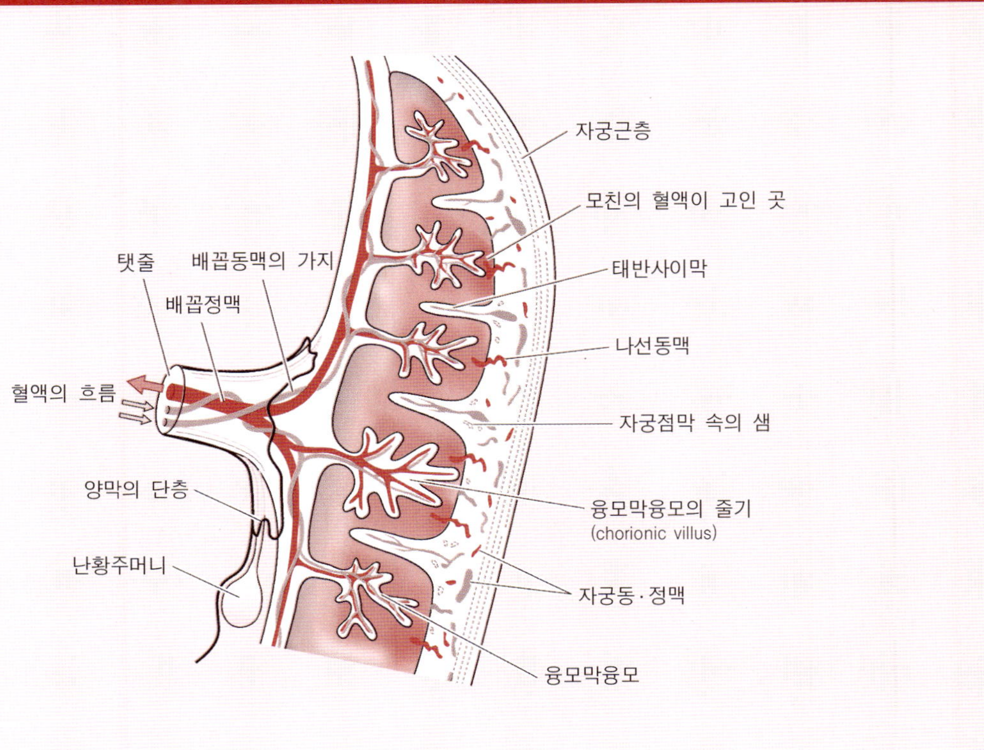

VII

에는 자궁동맥에서 오는 혈류가 풍부하므로 여기에 융모가 가지를 뻗어 태반을 형성한다. 다음으로 융모막과 양막의 관계를 복습해 보자.

b. 양막의 발생학

그림 145를 보면 잘 알 수 있을 것이다. 배아의 등쪽에 존재하는 양막 및 양막공간이 배아 전체를 둘러싼다. 태아는 3장의 막으로 싸여 있는데, 그 3장의 막이란 **양막**, **융모막**, 그리고 자궁점막에서 유래된 **피포탈락막**이다. 그러나 피포탈락막은 위축을 거듭하여 임신 중기에는 없어진다. 양막과 융모막을 합쳐서 **난막**이라 하기도 한다.

태아는 양막과 융모막 2장의 막으로 싸여 있다고 기억하자.

마지막에는 **그림** 146과 같이 된다.

그림 146 **5개월 태아와 그 초막(初膜)의 자궁에 대한 관계**

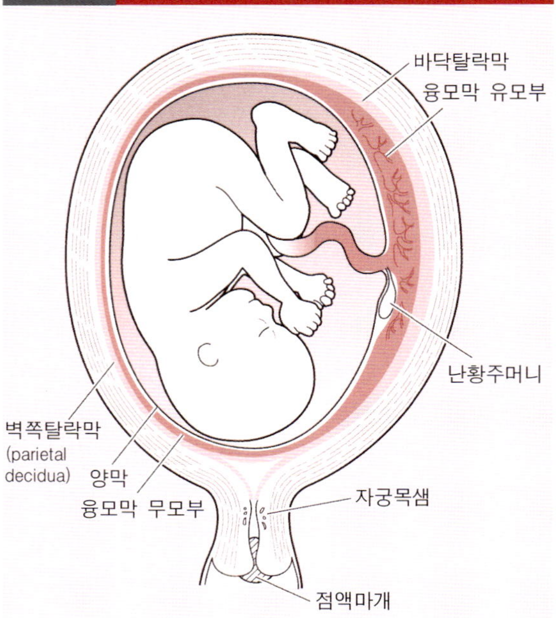

그림 145 **배아와 배외피막(융모막, 양막)의 상호관계의 초기변화**

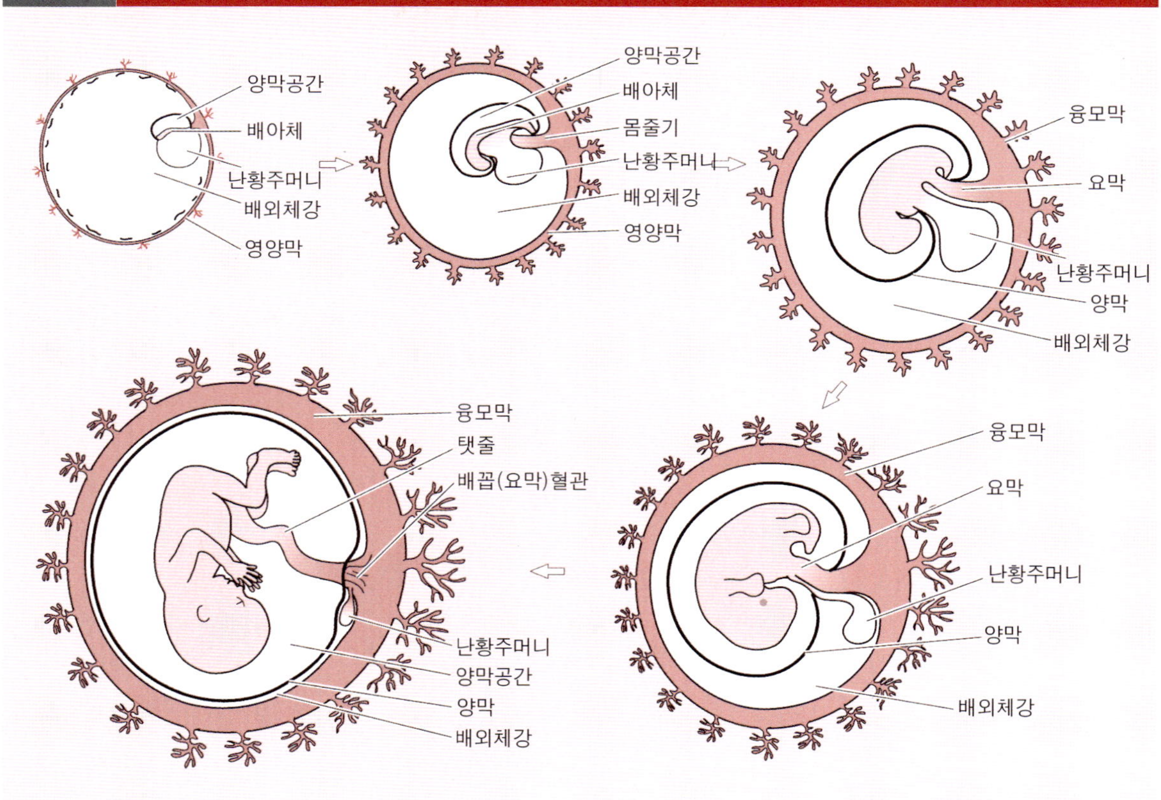

복습

○×로 답하시오.

Q1. 탯줄은 양막에 싸여 있다.

Q2. 태반은 융모막과 자궁점막에서 유래된 조직으로 이루어진다.

Q3. 난황주머니는 양막공간에 존재한다.

Q4. 융모막은 태반 부분에만 존재한다.

Q5. 융모는 태반 부분에만 존재한다.

Q6. 융모에서는 태아의 DNA밖에 얻을 수 없다.

A. 1.○, 2.○, 3.×, 4.×, 5.○, 6.○

3 융모양막염이란 무엇인가?

양수, 융모막, 양막의 감염성 질환을 **융모양막염**이라고 한다. 예전에는 자궁내감염이나 양수감염 등으로 불리었으나 현재는 융모양막염으로 통일되어 있다. 예전에는 자궁내감염이라는 말을 사용했으나 정확하게 말하면 융모양막염이다. 태반감염도 융모양막염으로 취급한다.

융모양막염이 왜 이렇게 주목을 받는가 하면, 융모양막염은 앞에서 설명한 것처럼 조산의 원인이 되기 때문이다. 조산은 미숙아 출생의 가장 큰 요인이다.

여기에서는 다음과 같은 것들에 대해 설명하겠다.

① 융모양막염의 원인은 무엇인가?

② 융모양막염이 되면 왜 절박조산이나 조산기 조기파수(조산기 PROM : premature rupture of membrane)가 발생하는 것일까?

③ 융모양막염에 어떻게 대처할 것인가?

a. 융모양막염의 원인

융모양막염의 원인은 대부분 질이나 자궁경관으로부터의 상행성 감염이다. 병원미생물의 대부분은 세균이다. 조산시 양수의 세균배양으로 10~30%에서 다음과 같은 것들이 검출된다.

- *Ureaplasma urealyticum*
- *Bacteraides*
- *Peptostreptococci*
- *Gardnerella vaginalis*
- *Mycoplasma hominis*

b. 융모양막염이 되면 왜 절박조산이나 조산기 PROM이 발생하는가?

세균감염에 의해 대식세포(macrophage)나 호중구가 국소에 모여든다. 이들 세포는 염증성 cytokine을 방출한다. 염증성 cytokine은 prostaglandin E_2(PGE_2)나 prostaglandin F_2a(PGF_2a)를 유도한다. prostaglandin E_2에는 자궁을 수축시키는 작용이 있고, prostaglandin F_2a에는 황체수축작용이 있어 절박조산을 일으킨다. 또한 interleukin 8(IL-8)이라는 cytokine도 생산하는데 이 cytokine은 경관을 성숙시켜 자궁경관이 열리게 한다. 또 호중구가 방출하는 elastase에 의해 양막 및 융모막의 collagen이 절단되어 막이 부드러워지고 파괴되기 쉬워진다. 이렇게 해서 조산기 PROM이 일어나는 것이다.

c. 융모양막염에 어떻게 대처할 것인가?

융모양막염은 대개 증상이 나타나지 않으므로 조기발견이 어려운 경우가 많다. 그러나 절박조산이나 조산기 PROM이 나타난 경우에는 잠재성 융모양막염의 존재를 염두에 두고 대처해 나가야 한다. 질 안을 청결하게 하고 항생제를 질내투여하거나 경구투여한다. 절박조산의 경우에는 병원에 입원시켜 안정시키고 자궁수축에 대해 β-agonist(ritodrine hydrochloride)를 투여하여 가능한 한 임신을 지속시킨다. 파수된 경우에도 입원시켜 양수의 배양, 항생제의 투여, 진통억제 등을 통해 최대한 임신을 지속시킨다.

잠깐! 한 말씀 시험에 출제되면…

시험에서는 무증후성 융모양막염을 어떻게 진단하는가 하는 고도의 문제는 출제될 가능성이 낮다. 그보다는 증후성 융모양막염이 장문 문제 등에서 출제되거나 또는 치료에 저항하는 조산에 있어 분만 여부를 묻는 문제가 출제될 가능성이 높다.

치료의 방침은 다음과 같다.

- 무증후성 융모양막염은 입원관리로 가능한 한 임신을 지속시킨다.
- 증후성 융모양막염에서는 임신을 지속시키기보다는 분만시키는 방향으로 대처한다.

진통을 억제해도 분만으로 진행되는 경우나 태아가사(asphyxia)의 가능성이 있는 경우, **표 55**에 있는 것처럼 융모양막염의 증상이 나타나는 경우 또는 불현성 융모양막염이 증상을 나타내는 경우(발열, CRP의 현저한 증가 등)에는 분만을 진행시킨다.

4 융모양막염의 요점

① 자궁내 감염이나 양수 감염을 요즈음은 융모양막염이라고 한다.

② 융모양막염 → 조산 → 미숙아 출생

③ 대부분 질·자궁경관으로부터의 상행성 세균감염

④ 증후성 융모양막염에 동반되는 절박조산, 조산기 PROM인 경우에는 분만을 진행시킨다

표 55 융모양막염의 특징

- 발열 : 37.5℃ 이상
- 빠른맥 : 100bpm 이상
- 태아 심박수 : 180bpm 이상
- CRP : 2.0mg/dl 이상
- 백혈구 증가 : 1,800/mm^3 이상
- 양수세균 배양 : 양성
- 양수감염 표지(IL-8, IL-6, elastase) : 양성
- 자궁벽 압통 : 양성
- 양수 악취 : 양성
- 자연 파수 : 있음

VII

B 모자감염 총론

1 감염경로

임신에 의해 산모로부터 아기에게 감염되는 것을 모자감염 또는 **수직감염**이라고 한다. 모자감염에는 크게 3가지의 경로가 있다(**그림 147**). **태반감염**은 분만 개시 이전에 아기에게 감염증이 발생되어 있기 때문에, 출생시에 이미 기형이나 감염의 증상을 가지고 있다. **산도감염**은 분만시 아기가 산도를 통과하는 사이에 자궁경관이나 질에 존재하는 미생물에 노출됨으로써 발생한다. **모유감염**은 모유 속에 포함되어 있는 미생물을 아기가 먹음으로써 발생한다.

이 분류에 포함되지 않는 감염 양식이 몇 가지 더 있다.

자궁경관이나 질의 미생물이 상행성으로 침입하여 자궁내감염(정확하게는 융모양막염)을 일으켜 분만 개시 이전에 아기에게 감염시키는 유형도 있다. PROM에 의한 자궁내감염과 그에 이어지는 아기의 감염은 틀림없이 여기에 속하지만, 이것은 태반감염이라 하지 않고 산도감염의 아형으로서 취급한다.

산도감염에서 기억해야 할 대표적인 미생물에 HBV가 있는데 앞에서 설명한 산도감염과는 양식이 다르다. HBV는 경관이나 질에 기생하고 있는 것이 아니다. **HBV의 산도감염은 주로 분만시의 출혈이 원인**으로 생각된다.

표 56은 각 감염경로에서 모자감염을 일으키는 병원미생물을 열거한 것이다. 굵은 글씨는 꼭 기억해 두기 바란다.

그림 147 **모체감염의 경로**

① 태반감염 — 분만 개시전
② 산도감염 — 분만중
③ 모유감염 — 분만후

2 태반감염의 특징

태반감염은 바이러스에 의한 것이 많으며 그 경과는 대부분 다음과 같다.

바이러스의 초감염 → 바이러스혈증 → 태반에 도달 → 태반에서 증식한 후 탯줄을 통해 아기에게 감염된다.

바이러스 이외의 미생물로서는 toxoplasma와 매독을 들 수 있다.

초감염이라는 것도 중요한 포인트이다. 초감염의 경우에는 모체 혈중에 항체가 존재하지 않으므로 바이러스가 태반을 통과하기 쉽다.

바이러스에 재감염되거나 재활성화되는 경우에는 혈중 바이러스에 항체가 결합되므로 태반을 통과하기가 어려워진다. 병태로는 다음과 같은 것들이 나타난다.

표 56 모자감염을 일으키는 병원미생물

태반감염	Rubella virus, HSV, **CMV**, **VZV**, HIV, HTLV-I, **human** parvovirus, Listeria, Mycobacterium, Tuberculosis, ***Treponema pallidum***, Toxoplasma
산도감염	**임질**, Candida, **HIV**, CMV, **HBV**, **herpes**, Chlamydia, GBBS 등
상행감염	**CMV**, **HSV**, Coxsackie virus B, Echo virus, **HBV**, HIV, GBBS, Staphylococcus, *E. coli*, *Mycobacterium tuberculosis*, *Chlamydia trachomatis*, *Candida*
모유감염	CMV, HIV, **HTLV-I**

VII

- 유산
- 사산
- 자궁내 태아발육 지연
  (intrauterine growth retardation : IUGR)
- 기형

잠깐! 한 말씀 **태반감염 기억하기**

'태반감염을 일으키는 질환은?'이라는 문제를 접했을 때에는 다음과 같은 두 가지 방법으로 풀도록 하자. 첫 번째는 선천성 ×××증이라는 이름의 질환을 생각하는 것이고, 두 번째는 TORCH 증후군을 생각하는 것이다.

선천성 ×××증(표 57)이라는 형태의 감염증은 태반감염에 의한 태아의 감염증이며 TORCH 증후군(표 58)도 마찬가지로 태반감염에 의한 태아의 감염증이다. TORCH 증후군이란 태반감염을 일으키는 질환의 총칭으로, 각 미생물의 머리글자를 조합한 것이다.

표 57 선천성 ×××증

- 선천성 풍진증후군
- 선천성 세포거대포함병(cytomegalovirus)
- 선천성 수두증후군(VZV)
- 선천성 홍역
- 선천성 톡소포자충증(toxoplasmosis)
- 선천 매독

표 58 TORCH 증후군

T : Toxoplasma
O : Others
VZV
human parvovirus B19
Measles virus
Mumps virus
매독
기타
R : Rubella virus : 풍진
C : Cytomegalovirus
H : Herpes simplex virus

3 산도감염의 특징

산도감염이 일어났어도 막 태어난 신생아에게는 어떤 이상도 나타나지 않는다. 이것이 태반감염과의 큰 차이이다. 태반감염이 일어난 신생아는 출생시에 이미 기형을 비롯한 어떤 이상을 보인다.

산도감염의 치료에서 중요한 점은 앞으로 어떤 일이 일어날지 미리 예상해 두는 것이다.

산도감염에서 특히 주의할 것은 다음의 5가지 질환이다.

a. Herpes simplex virus
b. HBV
c. Chlamydia
d. GBBS
e. Candidiasis

a. Herpes simplex virus

산도감염 후의 신생아 헤르페스에 의한 사망률은 30%로 높다는 점과 성기 헤르페스(특히 초감염형)가 동반된 임신부는 제왕절개를 해야 한다는 2가지 점을 기억해야 한다.

b. HBV

지금은 수혈에 의한 HBV 감염이 없어져, 모자감염이 HBV의 전파경로로서 가장 중요한 자리를 차지하게 되었다. HBV 보균자인 모친으로부터 태아에게 전파되는 것을 차단하면, HBV 보균자가 완전히 없어질 것이라고 생각하여 시작한 것이 B형 간염 수직감염 예방사업이다. 이 사업은 2002년 7월부터 시행되었다.

c. Chlamydia

*Chlamydia*의 산도감염에 의해 신생아 결막염과 신생아 폐렴이 발생한다. 따라서 임신중에 자궁경관

에 *Chlamydia*가 있는지 검사하면 신생아에게 결막염, 폐렴이 발생할 것인지의 여부를 예상할 수 있다.

d. GBBS (group B β-hemolytic Streptococcus)

*Streptococcus agalactiae*는 β 용혈성으로, 혈청형에서는 B군으로 분류된다(p.138). 임신부의 대부분이 GBBS를 보유하고 있지만 신생아 GBBS 감염증의 발생률은 분만 1,000례에 대해서 1례(1/1000)로 아주 낮다. 신생아 GBBS 감염증은 발생 빈도는 낮지만 일단 발병하면 그 진행이 빠르고 사망률도 높다.

e. Candidiasis

아구창(thrush) : 신생아·영유아에게서 보이는 구강내 candidiasis(oral candidiasis)이다. 일반적으로는 불결한 유두 등을 통해 감염되지만, 산도감염도 원인 중 하나이다. 구강점막에 하얀색으로 융기하는 것(위막)인데, 이것을 벗기려 하면 출혈이 일어난다. 중증화되면 젖을 먹을 수 없다. 장기간 계속되면 면역결핍을 의심해야 한다. 또 이 증상이 나타날 경우에는 BCG 등의 예방접종은 피하는 것이 좋다.

4 모유감염의 특징

모유를 통해 감염되는 것은 역시 'HTLV-I'(성인 T세포백혈병 바이러스)로서 성인 T세포백혈병 등의 원인이 된다. 일본에서는 큐슈에 감염자가 많아, 100만명이 감염되어 있을 것으로 추정하고 있다. 그러나 매년 발병하는 사람은 약 1,000명이므로 통계적으로 보면, 감염자 1,000명 중 1명이 발병하는 셈이다. 반대로 말하면 감염자의 대다수는 일생동안 발병하지 않는다는 것이다.

5 백신에 대하여

백신은 본래 미감염 바이러스에 대한 항체를 생산하여, 면역력을 강화시킬 목적으로 투여한다. 여기에는 불활성 백신과 생백신이 있는데, 후자의 경우 태아감염을 일으킬 위험이 있다.

따라서 생백신은 임신부에게 **금기**이다. 이것만은 꼭 기억하기 바란다.

잠깐! 한 말씀 **신생아○○○증**

앞에서 선천성×××증이면 태반감염이라고 설명하였다. 이와 마찬가지로 신생아○○○증이라고 하면 「그 병원미생물은 산도를 통해 감염되었다」는 것을 알 수 있다.

표 59 신생아○○○증

신생아 헤르페스
신생아 수두
신생아 결막염(Chlamydia)
신생아 폐렴(Chlamydia)
신생아 GBBS 감염증

VII

C 모자감염 각론 핵심단어를 정리해 보자

	감염경로	산모에 대한 영향	태아·신생아에 대한 영향	예방·치료
풍진	모두 태반감염 첫감염시에 일어난다	없다	선천성 풍진증후군을 비롯한 기형 • 눈증상(백내장, 녹내장, 색소성 망막증) • 선천성 심질환 • 청각장애 등	유아, 초등학생, 중학생에 대한 철저한 백신접종
CMV	태반, 산도, 모유 등 모든 감염경로가 존재	없다	태반감염에 의한 태내감염으로 아기에게 위험한 증상이 나타난다 산도·모유감염에서는 대부분이 불현성 태내감염의 90%는 불현성이고, 10% 이하는 증후성이다 증후성의 경우, • 선천성 세포거대포함병 간지라비대, 황달, 작은머리증, 망막맥락막염 (retino choroiditis), 두개내 석회화 • 자궁내 태아발육지연(IUGR) • 정신운동 발달지연 등	ganciclovir가 치료제로 있지만 유효성은 검토중인 단계
HSV	태반감염, 산도감염 (산도감염이 대부분)	성기 헤르페스	TORCH 증후군의 하나이지만 태반감염에 의한 기형의 보고는 거의 없어서, 전세계에서 20례 이하 HSV에서는 오히려 산도감염에 의한 신생아 헤르페스가 중요 피부증상만 있는 것(경증), 중추신경증상만 있는 것(후유증이 남는다), 전신증상을 보이는 것 (거의 사망) 등 3가지 유형이 있다 신생아 헤르페스의 약 30%는 사망	임산부에 성기 헤르페스가 나타나면 제왕절개를 한다. 임산부에 대한 Acyclovir의 투여는 아직 확립되어 있지 않다.
HBV	3가지 경로가 모두 가능하지만 가장 많은 것은 산도감염	없다	자궁내 발육지연이나 기형은 발생하지 않는다 전격간염이 되는 경우는 극히 드물다 보균자가 되는 것이 역학적으로 문제	항HBs사람면역글로불린(HBIG)을 출생시와 생후 2개월에 한 번씩 근육주사하고, 다시 HB백신을 생후 2개월부터 접종
human parvo virus B19	태반 첫감염시	없다	모체감염 중 태아에 영향을 주는 것은 약 10% 태아수종, 태아사망, 신생아사망, 사산이 일어난다 • 태아수종 바이러스감염에 의해 중증의 빈혈이 일어난다 장기의 저산소증 심장기능상실 hemosiderin 침착에 의한 간기능장애 → 태아에게 수종이 일어남	아직 확립되어 있지 않다.
HTLV-I	모유감염이 대부분	없다	기형이나 자궁내 발육지연은 일어나지 않는다 보균자가 되는 것이 문제이다	모유를 먹이지 않는다 (그러나 이것도 확립된 것은 아니다)

VII

	감염경로	산모에 대한 영향	태아·신생아에 대한 영향	예방·치료
HIV	어떤 감염경로도 가능하다	없다	태어나는 아기의 10~40%에서 감염 성립 기형, 자궁내 발육지연에 관해서는 확실히 밝혀져 있지 않다 어린이 AIDS의 85~90%가 모자감염에 의해 발생한다	앞으로의 과제
VZV	태반감염과 산도감염 (산도가 수두에 접촉함으로써 감염)	임신부의 수두 이환 빈도는 1~5/10,000명(수두 이환 임신부의 10%가 폐렴을 일으키고 폐렴에 의한 사망률은 20%)이고, 임산부의 띠헤르페스 이환 빈도는 1.5/10,000명 (띠헤르페스 임신부에게는 합병증이 나타나지 않는다)	유산·사산·기형이 동반할 빈도는 증가하지 않는다 모체가 임신 20주 이내에 수두에 감염되었을 경우에는 →선천성 수두증후군 : 사지형성 부전, 뇌장애 등 출생전 21~5일의 감염에서는 →아기의 약 25%에서 수두 발병 출생전 4일~출생후 2일의 감염에서는 →중증 수두, 사망률이 30%	항체가 음성인 사람에 대하여 임신전에 수두 생백신을 접종한다. 치료로서 Acyclovir를 투여하지만 효과는 확립되어 있지 않다.
클라미디아 (*Chlamydia trachomatis*)	산도감염	절박조산, 조산, 만기 저출생체중아 출산에 관여(융모양막염이 발생한다)	신생아 결막염: 생후 5일경부터 눈꺼풀 결막염이 나타난다 신생아 폐렴: 생후 2개월 정도 지나서 증상이 나타나는 경우가 많다.	임신초기·후기에 자궁경관에서 *C.trachomatis* 항원검사를 하여 존재의 유무를 확인해 두는 것이 중요하다. 발병하면 macrolide계 항생제를 투여하다.
GBBS	산도감염	없다	신생아 GBBS 감염증 • 폐렴 • 패혈증 • 수막염 발병하면 사망률이 높은 것이 특징 그러나 임신부가 보균하고 있다고 해도 발생빈도는 극히 낮다	배양을 하여 임신부가 보균하고 있는지의 여부를 파악한다. 경우에 따라서는, penicillin G를 분만전·분만시에 투여한다.
매독	태반감염	없다	선천성 매독 • Hutchinson's tooth • 실질성 각막염 • 난청 • 안장코(saddle nose) • 중추신경장애 등 유산(매독 미치료의 경우 30%) 신생아 매독	penicillin을 비롯한 β-lactam계 항생제로 치료한다.
toxoplasma	태반감염, 첫감염시	없다	유산, 사산 선천성 톡소포자충증(toxoplasmosis) • 망막맥락막염(retinochoroiditis) • 수두증 • 뇌석회화 • 정신운동 발달지연 생존하더라도 대부분 후유증이 남는다	임신부의 조기진단·조기치료. 유럽이나 서양의 여러 나라에서는 임신검진이 이루어지고 있다.

INDEX

A

B

C

D

E

F

G

H

I

감염학 *Part* 2

인 쇄 | 2008년 4월 10일
발 행 | 2008년 4월 20일

총 감 수 | 村川裕二
역 자 | 연세대학교 의과대학 김준명
관동대학교 의과대학 이꽃실

발 행 인 | 김정찬
발 행 처 | 도서출판 정담
주 소 | 서울특별시 송파구 가락동 10-2 동원빌딩 4층
전 화 | 02-443-2683, 2791
팩 스 | 02-430-7370
홈페이지 | www.jdb.co.kr
등 록 | 제 22-135호
정 가 | 20,000원

ISBN 978-89-8085-403-5